DIE GROSSE GU NÄHRWERT KALORIEN TABELLE

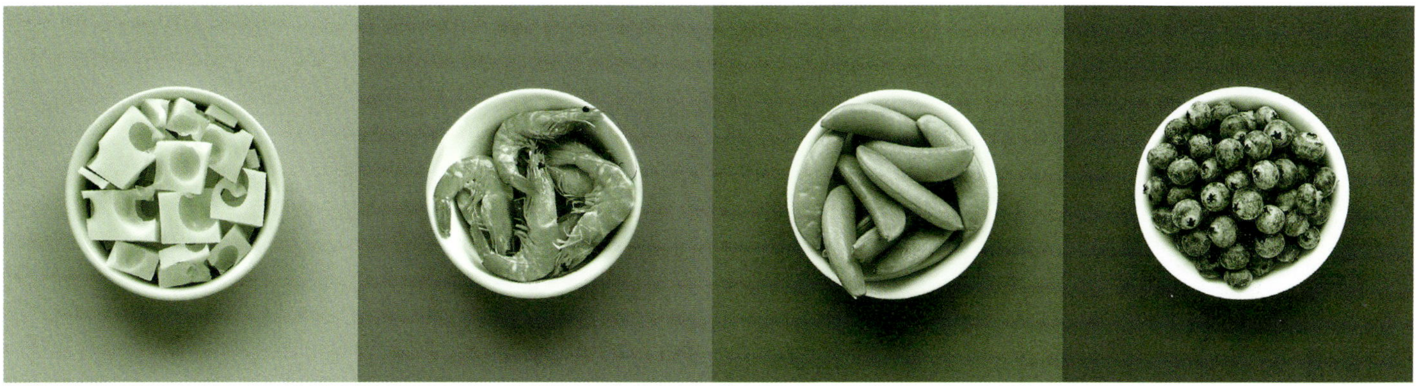

Univ.-Prof. Dr. Ibrahim Elmadfa
Studium der Lebensmitteltechnologie und Ernährungswissenschaft. Promotion und Habilitation im Fach »Ernährung des Menschen«; für dieses Fach Professur an der Universität Gießen bis 1990. Danach Lehr- und Forschungsarbeit, seit 2012 emeritierter Professor der Ernährungswissenschaften an der Universität Wien.

Dr. Alexa Leonie Meyer
Studium der Ernährungswissenschaften an der Universität Wien, Promotion 2006, seither als Mitarbeiterin von Prof. Elmadfa an zahlreichen Fachpublikationen beteiligt.

Prof. Dr. rer. nat. Erich Muskat
Studium der Pharmazie und der Lebensmittelchemie in Marburg und Gießen. 1974 Habilitation im Fachbereich Ernährungswissenschaften. Lehrbeauftragter und Honorarprofessor an der Universität Gießen. Chemiedirektor a. D. am Staatlichen Untersuchungsamt Mittelhessen, Gießen. Seit über 50 Jahren Dozent an der staatlichen Diätschule des Universitätsklinikums Gießen für die Fächer Lebensmittelkunde, -recht und -chemie.

Dipl. oec. troph. Doris Fritzsche
Studium der Ernährungswissenschaften an der Universität Gießen, danach wissenschaftliche Mitarbeiterin von Prof. I. Elmadfa. Mitautorin zahlreicher GU-Ratgeber. Fünf Jahre Ernährungsberaterin in einer diabetologischen Schwerpunktpraxis. Arbeitet selbstständig in Ernährungstherapie und Weiterbildung.

An der GROSSEN GU NÄHRWERT-KALORIEN-TABELLE haben als Autoren mitgewirkt: Hans-Dietrich Cremer 1977–1994 und Waltraute Aign 1977–2018.

GRÄFE UND UNZER Verlag
Leserservice
Postfach 86 03 13
81630 München
E-Mail:
leserservice@graefe-und-unzer.de

Telefon: 00800 / 72 37 33 33*
Telefax: 00800 / 50 12 05 44*
Mo–Do: 9.00 – 17.00 Uhr
Fr: 9.00 – 16.00 Uhr
(gebührenfrei in D, A, CH)*

Inhalt

Einleitung

Erfahrene Ernährungswissenschaftler und Ernährungsfachkräfte der Universitäten Wien und Gießen haben mit diesem **Nährwert-Tabellenbuch** eine unentbehrliche Hilfe für alle geschaffen, die mit Ernährungsfragen zu tun haben, ob beruflich – wie Diätassistenten, Ernährungsberater, Ernährungswissenschaftler, Ärzte und Küchenleiter –, ob als Patienten, die eine Diät einhalten müssen, oder ob einfach als ernährungsbewusste Menschen. Die GROSSE GU NÄHRWERT-KALORIEN-TABELLE bietet wertvolle Informationen über alle wichtigen Inhaltsstoffe unserer Nahrung und enthält eine Vielzahl von Sondertabellen sowie eine Einführung in die zeitgemäße Ernährung für Gesunde und Stoffwechselkranke.

Richtige Ernährung – wichtiger denn je

Welch zentrale Rolle eine ausgewogene Ernährung für die Leistungsfähigkeit, die Gesundheitsförderung und die Vorbeugung gegen chronische Erkrankungen spielt, weiß jeder, der sich um eine gesunde Lebensweise bemüht. Warum fällt es aber vielen Menschen so schwer, sich richtig zu ernähren?
Ihrem naturgegebenen Instinkt dafür, wann man zu essen aufhören sollte oder welche Nährstoffe dem Körper gerade fehlen, folgen die wenigsten Menschen. Deshalb brauchen sie Informationen darüber, wie eine gesund erhaltende Kost beschaffen sein sollte, welche Nährstoffe sie enthalten muss und welche Lebensmitteln diese Nährstoffe enthalten.
Fehlernährung ist eines der am schwierigsten zu lösenden Probleme für die Menschen in aller Welt und tritt in ganz verschiedenen Formen auf: als Mangel- und Unterernährung vor allem in den Entwicklungsländern, als Überernährung und partielle Mangelernährung (versteckter Hunger) in Industrieländern – verursacht dadurch, dass wichtige Nährstoffe vorübergehend oder auf Dauer fehlen.

Chronische Krankheiten oft ernährungsbedingt

Für den Normalverbraucher in den westlichen Industrieländern steht heute längst nicht mehr die Frage nach der ausreichenden Versorgung im Vordergrund. Sein Problem ist es vielmehr, aus der Vielfalt des Lebensmittelangebots eine richtige und sinnvolle Auswahl zu treffen.
Dass die Konsumenten in ihrem Ernährungsverhalten dieser Forderung nicht nachkommen, geht deutlich aus den »Ernährungsberichten« der Deutschen Gesellschaft für Ernährung für das Jahr 2016 sowie aus dem »Gesundheitsbericht« des Bundesministeriums für Jugend, Familie und Gesundheit hervor:
»Richtige Ernährung ist eine wichtige Voraussetzung für Gesundheit und Leistungsfähigkeit. Viele chronische Krankheiten sind durch falsche Ernährung verursacht oder mitbedingt. Nach Schätzungen der Wissenschaftler ist jeder dritte Todesfall in der Bundesrepublik Deutschland auf eine von der Ernährung abhängige Krankheit zurückzuführen. Fehlernährung muss heute als Ursache beziehungsweise Mitursache für eine deutliche Zunahme von Krankheiten des Stoffwechsels, des Herz-Kreislauf-Systems, des Magen-Darm-Bereichs sowie des Kauapparats angesehen werden.«
Durch eine ausgewogene Ernährung ist es möglich, vielen Krankheiten vorzubeugen oder deren Verlauf günstig zu beeinflussen.

Was ist eine ausgewogene Ernährung?

Unsere Antwort auf diese Frage nennt bewusst nicht einzelne Kostformen, sie fordert bewusst nicht »naturbelassene« oder »wenig behandelte« Nahrung, sondern ist ernährungswissenschaftlich formuliert:

> Eine Ernährung ist dann ausgewogen, wenn sie den Energiebedarf des Menschen deckt, nicht zu reichlich, aber auch nicht mangelhaft ist, wenn sie alle wichtigen Nährstoffe in optimaler Menge und ausgewogenem Verhältnis enthält und so weit wie möglich frei ist von schädlichen Stoffen.

Ob die Nahrungszufuhr, also die Kalorienaufnahme, dem Energiebedarf entspricht, lässt sich leicht am Körpergewicht ablesen: Bei Übergewicht ist die Energiezufuhr größer als der Energiebedarf.
Über den Bedarf an Nährstoffen – also an Eiweiß, Fett, Kohlenhydraten sowie den meisten Vitaminen und Mineralstoffen – haben wir aufgrund der ernährungswissenschaftlichen Forschung der letzten 100 Jahre mehr oder weniger klare Vorstellungen. Ihre Empfehlungen für die Deckung des Energie- und Nährstoffbedarfs hat die Deutsche Gesellschaft für Ernährung zusammen mit den entsprechenden Fachgesellschaften in Österreich und der Schweiz zuletzt 2018 überarbeitet. Eine Zusammenfassung enthält die Tabelle »Referenzwerte für die Nährstoffzufuhr« (siehe Seite 77 bis 79).

Die Inhaltsstoffe der Nahrung kennen

Langfristig kann ein Mensch sich nur dann ausgewogen ernähren, wenn er weiß, welche Nährstoffe seine Lebensmittel enthalten, und wenn er deren Bedeutung für den »Betrieb« des Organismus kennt. Die **richtige Auswahl** sich ergänzender Lebensmittel, eine **kurze Lagerung** sowie eine **schonende Zubereitung** gewährleisten eine ausreichende und bedarfsdeckende Aufnahme der lebenswichtigen Nahrungsbestandteile und machen eine zusätzliche Einnahme konzentrierter und hochdosierter Nährstoffe überflüssig.
Das Risiko hoher Cholesterin- oder Harnsäurewerte des Bluts kann man minimieren, indem man sich vorwiegend von pflanzlichen Produkten ernährt. Die Zufuhr von unerwünschten Zusatzstoffen ist leicht einzudämmen, indem man Fertigprodukten nur eine Nebenrolle in der Ernährung einräumt.

> Empfohlen werden vorwiegend pflanzliche Lebensmittel (weniger Fleisch): Gemüse und Obst, häufig als Frischkost, Getreideprodukte, überwiegend in Form von Vollkornerzeugnissen, sowie fettarme Milchprodukte.

Immer mehr und öfter wird außer Haus gegessen, und die zunehmende Berufstätigkeit lässt Männern wie Frauen immer weniger Zeit fürs Kochen. Vor allem deshalb umfasst die Ernährung in den westlichen Industrieländern immer mehr Fertigprodukte. Deshalb beinhaltet die GROSSE GU NÄHRWERT-KALORIEN-TABELLE auch die Nährwerte ausgewählter Fertiggerichte und -produkte.

Woher stammen die Nährwertdaten?
Die Grundlage für die in der GROSSEN GU NÄHRWERT-KALORIEN-TABELLE aufgeführten Daten sind Tabellen und Nachschlagewerke, die Sie auf Seite 120 aufgeführt finden. Einer Reihe von Werten liegen eigene Analysedaten sowie unveröffentlichte Analyseergebnisse von Fachinstituten zugrunde.

Die angegebenen Daten sind Durchschnittswerte. Sie erlauben die orientierende Einschätzung von Lebensmitteln als Quellen einer Vielzahl von Inhaltsstoffen, obwohl biologische Unterschiede der Lebensmittel selbst sowie die Verschiedenheit von Klima und Bodenbeschaffenheit, Anbaumethoden, Haltung und Fütterung deutliche Schwankungen mit sich bringen.

Werte für den Gehalt an Eiweiß und Fetten sowie für den Wassergehalt liegen für praktisch sämtliche Lebensmittel vor. Die Daten für verwertbare Kohlenhydrate und Ballaststoffe sind neueren Quellen entnommen und basieren auf Analysedaten. Mineralstoffe und Vitamine sind nicht immer aufgeführt.

Informationen zum Gebrauch der Tabellen
Der Begriff »verzehrbarer Anteil« bedeutet, dass der Abfall, der bei der Zubereitung entsteht, bereits abgezogen ist. Die Reihenfolge der Lebensmittelgruppen orientiert sich an der auf Seite 69 abgebildeten Lebensmittelpyramide. Für die Berechnung des Energiegehalts der Produkte werden je Gramm Fett 9 kcal (entsprechend 37 kJ), für Kohlenhydrate und Eiweiß je Gramm 4 kcal (beziehungsweise 17 kJ) zugrunde gelegt. Ballaststoffe tragen durchschnittlich nur 2 kcal bzw. 8 kJ je Gramm an Energie bei. Organische Säuren wie Milchsäure, Essigsäure und Fruchtsäuren sowie Zuckeraustauschstoffe wie Sorbit oder Xylit sind nicht aufgeführt. Sie sind aber bei der Ermittlung des Gesamtenergiegehalts berücksichtigt, da sie im Körper je Gramm Süßstoff 3 kcal (= 13 kJ) beziehungsweise 2,4 kcal (= 10,4 kJ) liefern. Deshalb übersteigen die Brennwerte der betroffenen Lebensmittel die Summe des Energiegehalts der darin enthaltenen Hauptnährstoffe.

Bei den Nährwertangaben je 100 g Lebensmittel ergibt sich bei getrockneten und bei vielen verarbeiteten Lebensmitteln durch die Herstellung im Vergleich zum Rohgewicht eine scheinbare Vermehrung der Inhaltsstoffe. Diese erklärt sich bei der einheitlichen Angabe je 100 g aus dem Wasserverlust bei der Trocknung sowie aus verschiedenen Zubereitungsarten wie Frittieren. Beispiel rohe Kartoffeln und Pommes frites: Man benötigt mehr als 250 g rohe Kartoffeln, um 100 g Pommes frites herzustellen. Der Wasserverlust führt dabei zwar zu einer Konzentrierung der Inhaltsstoffe, die Verarbeitung und Erhitzung bringt aber reale Nährstoffverluste mit sich.

Vitaminverluste durch die Zubereitung
Die Vitamingehalte in den Tabellen auf Seite 6 bis 57 und 80 bis 85 beziehen sich, soweit nichts anderes angegeben ist, auf den verzehrbaren Teil des rohen Lebensmittels. Die Verarbeitung in der Küche wie Waschen, Zerkleinern, Garen und Warmhalten der Lebensmittel verursacht Vitaminverluste, die durch den Einfluss von Wasser, Sauerstoff, Licht und Hitze bedingt sind. Der Grad dieser Verluste variiert je nach Vitamin, Lebensmittel und Zubereitungsart sehr stark und sollte daher bei der Aufstellung von Kostplänen berücksichtigt werden.
Bei den »Referenzwerten für die Nährstoffzufuhr« (siehe Seite 77 bis 79) sind Mittelwerte für einen Zuschlag zum Ausgleich der Zubereitungsverluste eingerechnet. Diese Mittelwerte beruhen auf allen verbrauchten Lebensmitteln bei landesüblicher Ernährungsweise und schonender Zubereitung. Sie stellen den Faktor dar, um den die empfohlene Vitaminzufuhr bei der Benutzung von Tabellen korrigiert werden muss.

Zuschlag für die Empfehlungen zur Vitaminzufuhr zum Ausgleich von Vitaminverlusten:

Vitamin A	+ 20 %	Vitamin B_6	+ 20 %
Vitamin E	+ 10 %	Folsäure	+ 35 %
Vitamin B_1	+ 30 %	Vitamin B_{12}	+ 12 %
Vitamin B_2	+ 20 %	Vitamin C	+ 30 %

Symbole, Abkürzungen, Begriffe

*	=	keine Daten verfügbar
+	=	Inhaltsstoff nur in Spuren nachweisbar
(0)	=	analytisch und ernährungsphysiologisch zu vernachlässigende Menge
<1	=	weniger als 1
>1	=	mehr als 1
≤1	=	1 oder weniger
≥1	=	1 oder mehr
D/A/CH	=	Länderkennzeichnung für Deutschland (D), Österreich (A) und die Schweiz (CH)
i. D.	=	im Durchschnitt
i. Tr.	=	in der Trockenmasse (zum Beispiel bei Fettangaben für Käse)
kcal	=	Kilokalorie (1 kcal = 4,184 kJ)
kJ	=	Kilojoule
MJ	=	Megajoule (1 MJ = 1000 kJ)
mg	=	Milligramm (1 mg = 0,001 g)
µg	=	Mikrogramm (1 µg = 0,001 mg)
MUFS	=	mehrfach ungesättigte Fettsäuren, auch Polyensäuren
Retinol-Äquivalent (µg)	=	wirkungsgleich mit 1 µg Vitamin A oder 6 µg Beta-Carotin
Tocopherol-Äquivalent (mg)	=	wirkungsgleich mit 1 mg Vitamin E
Tr.-Pr.	=	Trockenprodukt

GETREIDE UND GETREIDEPRODUKTE

Lebensmittel (Gehalt je 100 g des verzehrbaren Anteils)	ENERGIE		HAUPTNÄHRSTOFFE							MINERALSTOFFE	
			Eiweiß (Protein)	Fett gesamt	Fett MUFS	Kohlenhydrate verwertbar	Kohlenhydrate unverwertbar (Ballaststoffe)	Wasser	Cholesterin	Natrium	Kalium
	kcal	kJ	g	g	g	g	g	g	mg	mg	mg
Amaranth	370	1547	14,6	8,8	4,1	56,8	10,3	7,2	(0)	25	484
Buchweizen, Grütze	337	1411	8,1	1,6	0,6	72,6	3,2	13,2	(0)	1	218
Korn, geschält	336	1406	9,1	1,7	0,6	71	3,7	12,8	(0)	2	392
Vollmehl	354	1481	11,7	2,7	1,1	70,7	3,7	14,1	(0)	1	380
Dinkel (Grünkern), Korn	324	1354	11,6	2,7	1,2	63,2	8,8	12,5	(0)	3	447
Mehl	332	1390	9,7	2,6	1,2	77	8,4	10	(0)	3	349
Gerste, Graupen	338	1415	10,4	1,4	0,2	71	4,6	12,2	(0)	5	250
Korn, entspelzt	314	1313	10,4	2,1	1,3	63,3	9,8	12,7	(0)	18	444
Mehl, Vollkorn	348	1454	10,6	1,9	0,2	72	5	12,8	(0)	5	458
Getreide, Sprossen, roh, i. D.	68	286	3,2	0,4	0,2	13	2,5	80,4	(0)	1	100
Hafer, Flocken (Vollkorn)	348	1455	12,5	7	2,6	58,7	10	13	(0)	5	397
Flocken (Instant)	350	1481	13,3	6,8	2,4	61	8,7	13,4	(0)	5	373
Kleieflocken	321	1352	19	8,5	3	42,2	18	9,5	(0)	8	700
Korn, entspelzt	326	1365	9,9	7,1	2,9	55,7	9,7	13	(0)	8	355
Hirse, Korn, entspelzt	350	1462	9,8	3,9	1,9	68,8	3,8	12,5	(0)	3	173
Kamut, Khorasanweizen, Korn	329	1403	14,6	2,0	0,4	60,0	11,3	10,5	(0)	5	415
Mais, Grieß (Polenta)	339	1419	8,8	1,1	+	73,5	5	11	(0)	1	80
Korn	323	1351	8,5	3,8	1,7	64,2	9,7	12,5	(0)	6	294
Popcorn	368	1539	12,7	5	2	68	10	4	(0)	3	240
Vollmehl	323	1355	8,3	2,8	1,4	66,3	9,4	12	(0)	1	120
Quinoa (Reismelde), weiß	335	1400	13,8	5	2,6	58,5	6,6	12,6	(0)	10	804
Reis, Korn, Naturreis, entspelzt	345	1443	7,2	2,2	0,8	74,1	2,2	13,1	(0)	10	238
Mehl	352	1471	7,2	0,7	0,1	79,1	2	12,3	(0)	4	104
poliert, parboiled, roh	344	1438	6,8	0,6	0,2	77,7	1,4	12	(0)	6	92
poliert, roh	349	1459	7,4	0,6	0,2	78,4	1,4	12,9	(0)	4	109
Wildreis	338	1434	7	2	0,7	73	3	13	(0)	10	150
Roggen, Keime, getrocknet	400	1672	42	11,2	5,3	32,7	12	12	(0)	10	400
Flocken	307	1286	12	1,7	0,8	61	10	15,3	(0)	2	450
Korn	293	1227	8,8	1,7	0,8	60,7	13,2	13,7	(0)	4	510
Mehl, Type 815	321	1341	6,9	1	0,3	71	6,5	14,3	(0)	1	170
Mehl, Type 997	312	1303	6,9	1,1	0,3	68	8,6	14,6	(0)	1	285
Mehl, Type 1150	319	1333	8,9	1,3	0,4	67,8	8	13,6	(0)	1	297
Speisekleie	176	736	18	4,3	*	16,3	47,5	14	(0)	*	*
Vollkornmehl/Backschrot, Type 1800	293	1225	10,8	1,5	0,4	59	13,9	14,3	(0)	2	490

* = keine Daten verfügbar + = nur in Spuren nachweisbar (0) = Gehalt zu vernachlässigen

Calcium	Phosphor	Magnesium	Eisen	VITAMINE							Lebensmittel (Gehalt je 100 g des verzehrbaren Anteils)
				A (Retinol-Äquivalent)	E (Tocopherol-Äquivalent)	B_1 (Thiamin)	B_2 (Riboflavin)	Niacin	B_6 (Pyridoxin)	C (Ascorbinsäure)	
mg	mg	mg	mg	µg	mg	mg	mg	mg	mg	mg	
214	582	308	9	3	1,4	0,8	0,19	1,1	0,4	0	Amaranth
12	150	48	2	0	1,2	0,28	0,08	2,9	0,4	0	Buchweizen, Grütze
21	320	142	3,5	0	0,8	0,24	0,15	2,9	0,58	0	Korn, geschält
33	263	50	2	0	2,1	0,58	0,15	2,9	0,58	0	Vollmehl
22	411	130	4,2	0	0,3	0,3	0,1	1,5	0,3	0	Dinkel (Grünkern), Korn
24	384	114	3	0	1,4	0,42	0,1	1,5	0,3	0	Mehl
18	205	65	2,8	0	0,2	0,09	0,08	3,1	0,22	0	Gerste, Graupen
38	342	114	2,8	+	0,6	0,43	0,18	4,8	0,56	0	Korn, entspelzt
39	390	155	3	0	0,2	0,16	0,08	5,5	0,33	0	Mehl, Vollkorn
11	100	50	0,8	0	0,3	0,12	0,04	2,4	0,11	0	Getreide, Sprossen, roh, i. D.
57	470	140	5,1	0	1,2	0,55	0,15	1	0,16	0	Hafer, Flocken (Vollkorn)
51	441	131	4	0	1,2	0,55	0,15	1	0,94	0	Flocken (Instant)
100	811	280	7,8	0	2	0,85	0,13	+	0,15	0	Kleieflocken
80	342	129	5,8	0	0,8	0,67	0,17	2,4	0,96	+	Korn, entspelzt
10	275	123	6,9	0	0,4	0,43	0,11	1,8	0,52	0	Hirse, Korn, entspelzt
20	309	138	3,7	80	0,8	0,4	0,08	6,5	0,11	+	Kamut, Khorasanweizen, Korn
4	73	20	1	120	0,7	0,15	0,05	0,5	0,15	0	Mais, Grieß (Polenta)
8	213	91	1,5	185	2	0,36	0,2	1,5	0,4	0	Korn
11	281	81	1,7	80	2,9	0,3	0,12	1,2	0,22	0	Popcorn
18	281	47	2,3	50	1,5	0,44	0,13	2	0,06	0	Vollmehl
80	328	276	8	3	1,4	0,17	0,11	0,5	0,44	0	Quinoa (Reismelde)
16	282	119	3,2	0	0,7	0,41	0,09	5,2	0,28	0	Reis, Korn, Naturreis, entspelzt
7	90	23	0,4	0	1	0,06	0,03	1,4	0,2	0	Mehl
24	94	28	2,9	0	0,3	0,44	0,03	3,5	0,4	0	poliert, parboiled, roh
6	114	32	0,8	0	0,2	0,06	0,03	1,3	0,15	0	poliert, roh
25	325	120	2	0	1	0,4	0,09	1,3	0,65	0	Wildreis
40	1000	110	9	340	12,6	1	0,84	2,3	1,8	0	Roggen, Keime, getrocknet
30	350	120	4	2	1,8	0,35	0,2	1,8	0,3	0	Flocken
37	336	91	2,8	2	2	0,35	0,17	1,8	0,23	0	Korn
22	126	26	2,1	0	0,5	0,18	0,09	0,6	0,11	0	Mehl, Type 815
25	200	46	1,9	0	1,3	0,19	0,11	0,8	0,2	0	Mehl, Type 997
28	196	50	2,1	41	0,9	0,22	0,11	1,1	0,35	0	Mehl, Type 1150
*	*	*	*	*	*	*	*	*	*	0	Speisekleie
32	354	93	3,7	1	1,6	0,3	0,14	1,9	0,3	0	Vollkornmehl/Backschrot, Type 1800

* = keine Daten verfügbar + = nur in Spuren nachweisbar (0) = Gehalt zu vernachlässigen

GETREIDE UND GETREIDEPRODUKTE

Lebensmittel (Gehalt je 100 g des verzehrbaren Anteils)	ENERGIE		HAUPTNÄHRSTOFFE							MINERALSTOFFE	
			Eiweiß (Protein)	Fett gesamt	Fett MUFS	Kohlenhydrate verwertbar	Kohlenhydrate unverwertbar (Ballaststoffe)	Wasser	Cholesterin	Natrium	Kalium
	kcal	kJ	g	g	g	g	g	g	mg	mg	mg
Weizen, Grieß	328	1373	10,8	1	0,4	69	7,1	13,1	(0)	1	112
Keime, getrocknet	312	1304	26,6	9,2	4	30,6	17,7	11,7	(0)	5	993
Kleie	262	1068	14,9	4,7	2,3	17,7	45,1	11,5	(0)	2	1352
Korn	297	1241	10,6	1,8	0,8	59,5	13,3	12,8	(0)	8	381
Mehl, Type 405	335	1403	10,6	1	0,4	71	4	14,1	(0)	2	108
Mehl, Type 550	337	1409	10,9	1,1	0,4	70,8	4,1	13,7	(0)	2	146
Mehl, Type 1050	331	1383	11,6	1,8	0,7	67	5,2	13,7	(0)	2	203
Vollkornmehl/Backschrot, Type 1700	302	1262	12,1	2	0,8	59,7	11,7	12,6	(0)	2	378
Stärkemehle											
Kartoffelstärke	336	1405	0,6	0,1	+	83,1	+	15,5	(0)	7	15
Maisstärke	346	1448	0,4	0,1	+	85,9	+	12,6	(0)	3	7
Puddingpulver	377	1600	0,6	0,7	0,4	92	0,5	5	(0)	320	60
Reisstärke	343	1436	0,8	0	+	85	+	13,8	(0)	61	8
Weizenstärke	347	1451	0,4	0,1	+	86,1	+	12,3	(0)	2	16
Backmehle und -teige											
BACKMISCHUNGEN											
nach Anweisung verzehrfertig zubereitet											
Biskuit, leicht	320	1339	7	4	0,4	64	1,8	25	27	11	64
Gewürzkuchen	390	1640	5	15	1,5	58	1,4	22	74	99	133
Hefeteig	303	1268	8	7	0,7	52	2,3	33	58	323	119
Marmorkuchen	381	1593	5,2	15,9	1,6	52	1,6	27	141	141	105
Nusskuchen	417	1745	7,5	23,8	2,3	43,2	2,1	22,6	122,4	157	185
Rührteig	430	1805	7	19	1,9	58	1,7	16	117,1	201	120
Sachertorte	365	1535	6,6	17,5	2	42,4	1,5	32,4	161,7	44	263
Zitronenkuchen	360	1510	5	12	1,2	58	*	25	*	*	*
BACKTEIGE UND DAUERBACKWAREN											
tiefgefroren, backfertig											
Apfelstrudel	230	970	3	12	1,2	28	2,1	57	29,2	192	127
Apfeltaschen	268	1121	4	8	0,8	45	*	47	*	1	*
Blätterteig	375	1575	5	25	2,5	33	1,5	37	92	451	48
Hefeteig	270	1135	7	6	0,6	47	2,4	40	23	333	118
Käsekuchen	230	965	9	8	0,8	30	*	53	*	*	*
Mohnkuchen	355	1490	9	17	1,7	42	3,5	32	175	30	162

* = keine Daten verfügbar + = nur in Spuren nachweisbar (0) = Gehalt zu vernachlässigen

				VITAMINE							
Calcium	Phosphor	Magnesium	Eisen	A (Retinol-Äquivalent)	E (Tocopherol-Äquivalent)	B_1 (Thiamin)	B_2 (Riboflavin)	Niacin	B_6 (Pyridoxin)	C (Ascorbinsäure)	**Lebensmittel** (Gehalt je 100 g des verzehrbaren Anteils)
mg	mg	mg	mg	µg	mg	mg	mg	mg	mg	mg	
17	87	30	1	+	0,8	0,12	0,04	1,3	0,09	0	Weizen, Grieß
49	1100	285	8,5	10	24,7	2	0,72	4,5	0,49	0	Keime, getrocknet
67	1143	490	16	+	2,7	0,65	0,51	17,7	0,73	0	Kleie
33	341	97	3,3	3	1,4	0,46	0,11	5,1	0,27	0	Korn
15	74	20	1,5	+	0,3	0,06	0,03	0,7	0,18	0	Mehl, Type 405
16	108	10	1,1	+	0,3	0,11	0,08	0,5	0,1	0	Mehl, Type 550
24	208	53	2,2	+	1,4	0,43	0,07	1,4	0,24	0	Mehl, Type 1050
28	350	130	4,7	+	2,1	0,47	0,17	4,8	0,46	0	Vollkornmehl/Backschrot, Type 1700
											Stärkemehle
35	7	6	1,8	0	(0)	+	+	0,1	0,01	0	Kartoffelstärke
0	30	2	0,5	0	(0)	+	0,01	+	+	0	Maisstärke
15	30	7	1,4	0	(0)	0	0	0	0	0	Puddingpulver
20	10	20	+	0	(0)	0	0	+	0	0	Reisstärke
0	20	+	0	0	(0)	0	0	+	0	0	Weizenstärke
											Backmehle und -teige
											BACKMISCHUNGEN
											nach Anweisung verzehrfertig zubereitet
14	49	10	1	14	0,2	0,03	0,04	0,3	0,08	2,9	Biskuit, leicht
61	132	22	1,2	135	2,5	0,04	0,11	0,3	0,07	+	Gewürzkuchen
41	93	17	1,1	95	0,5	0,08	0,14	0,8	0,13	+	Hefeteig
39	163	15	1,2	209	1	0,03	0,08	0,3	0,06	+	Marmorkuchen
100	217	34	1,1	62	4,4	0,06	0,12	0,2	0,06	1	Nusskuchen
51	207	12	1,1	159	0,8	0,04	0,08	0,2	0,08	+	Rührteig
33	144	50	2,4	155	1	0,04	0,13	0,3	0,05	+	Sachertorte
*	*	*	*	*	*	*	*	*	*	*	Zitronenkuchen
											BACKTEIGE UND DAUERBACKWAREN
											tiefgefroren, backfertig
19	29	9	0,7	66	1,1	0,04	0,03	0,2	0,04	5	Apfelstrudel
*	*	*	*	*	*	*	*	*	*	*	Apfeltaschen
15	38	10	0,6	251	0,9	0,03	0,02	0,3	0,07	+	Blätterteig
45	82	17	1	62	0,4	0,07	0,12	0,8	0,13	+	Hefeteig
*	*	*	*	*	*	*	*	*	*	*	Käsekuchen
276	224	62	2,3	219	1,4	0,1	0,1	0,2	0,08	+	Mohnkuchen

* = keine Daten verfügbar   + = nur in Spuren nachweisbar   (0) = Gehalt zu vernachlässigen

GETREIDE UND GETREIDEPRODUKTE

Lebensmittel (Gehalt je 100 g des verzehrbaren Anteils)	ENERGIE		HAUPTNÄHRSTOFFE							MINERALSTOFFE	
			Eiweiß (Protein)	Fett gesamt	Fett MUFS	Kohlenhydrate verwertbar	Kohlenhydrate unverwertbar (Ballaststoffe)	Wasser	Cholesterin	Natrium	Kalium
	kcal	kJ	g	g	g	g	g	g	mg	mg	mg
Pizzateig	258	1078	7,1	6,4	0,6	43	2,8	43,5	4	191	122
Backwaren											
BROTE											
Baguette	260	1086	7,9	0,7	0,4	55,4	3	30	0	418	130
Croissant	393	1636	5,7	25,8	3,9	34,2	1,2	31,7	80	300	100
Grahambrot	199	833	7,8	1	0,6	39,7	8,4	41,5	(0)	430	209
Knäckebrot	318	1328	10	1,5	0,3	66	14	6,2	(0)	463	436
Laugenbrezel/-brötchen	226	945	7,1	1,8	0,5	45,3	1,9	42	+	1750	100
Mehrkornbrot	216	904	7,6	1,6	0,8	42,8	9	37	+	523	290
Pumpernickel	185	772	7,4	1	0,5	36,5	9,3	45	(0)	370	338
Roggenbrot	219	915	6,7	1	0,5	45,7	6,5	40	(0)	523	244
Roggenmischbrot	212	888	6,9	1,1	0,6	43,7	6,2	41	(0)	537	185
Roggenmischbrot mit Kleie	207	866	6,3	1,5	0,6	42,1	7,4	40,7	(0)	511	223
Roggenschrot- und Vollkornbrot	195	817	7,3	1,2	0,6	38,8	8,1	43	(0)	527	291
Vollkornbrot mit Sonnenblumenkernen	231	965	9	3,9	2,1	39,9	5	40	0	590	250
Weißbrot	236	986	8,2	1,2	0,7	48	3	39	(0)	540	130
Weizenbrötchen (Semmel)	274	1146	8,7	1,9	0,3	55,5	3	29,5	(0)	553	130
Weizenmischbrot	224	937	6,7	1,1	0,7	47,7	4,6	40	(0)	553	177
Weizenschrot- und Vollkornbrot	204	854	7,8	1	0,4	41	8,4	43	(0)	448	220
Weizentoastbrot	262	1175	7,4	4,5	0,6	48	3,6	36	(0)	551	160
Weizenvollkorntoast	199	843	7,5	1	+	40,7	7,4	42,6	(0)	462	210
FEIN- UND DAUERBACKWAREN											
Apfelkuchen	203	850	2,7	7,5	1,9	31,2	1,9	56	22	80	100
Berliner Pfannkuchen	317	1326	8,7	11,8	0,8	44	1,3	33	125	240	110
Biskuit (Löffel-)	407	1703	8,5	5	0,5	82	+	4	281	49	144
Butterkeks	422	1766	8	10	1	75	3	4	80	387	139
Butterkuchen	366	1531	6,1	16,8	0,9	47,6	1,3	28	44	10	110
Früchtebrot	289	1211	6,7	8,6	3,5	46,3	14	23	21,6	10	740
Gewürzkuchen	335	1403	6,5	12,5	2,7	49,2	1	30	93	130	130
Hefegebäck, einfach	249	1043	8,5	6,6	0,7	39	3	42	26,1	31	139
Kleingebäck	515	2155	6,7	26,7	2,7	62	+	4	62	266	257
Kräcker	450	1883	11	14	1,4	70	+	4	0	977	141
Mandelmakronen	376	1573	5	24	4	35	6	30	1	59	430
Müslikeks	443	1854	8	19	1,9	60	8	5	0	200	349

* = keine Daten verfügbar + = nur in Spuren nachweisbar (0) = Gehalt zu vernachlässigen

Calcium mg	Phosphor mg	Magnesium mg	Eisen mg	VITAMINE A (Retinol-Äquivalent) µg	E (Tocopherol-Äquivalent) mg	B_1 (Thiamin) mg	B_2 (Riboflavin) mg	Niacin mg	B_6 (Pyridoxin) mg	C (Ascorbinsäure) mg	Lebensmittel (Gehalt je 100 g des verzehrbaren Anteils)
46	87	18	1,2	36	0,7	0,07	0,11	0,9	0,13	2	Pizzateig
											Backwaren
											BROTE
18	105	19	1,2	4	0,3	0,06	0,05	0,8	0,09	0	Baguette
80	80	20	1	120	1	0,06	0,05	1,5	0,1	0	Croissant
42	244	42	1,6	1	0,3	0,21	0,11	2,5	0,24	0	Grahambrot
55	301	68	4,7	6	4	0,2	0,18	1,1	0,3	0	Knäckebrot
17	98	18	0,9	11	0,4	0,08	0,09	1,8	0,07	0	Laugenbrezel/-brötchen
27	270	70	2,2	1	1	0,13	0,12	1,5	0,19	0	Mehrkornbrot
55	147	80	2,4	1	1	0,05	0,08	1,2	0,1	0	Pumpernickel
29	118	35	2,5	0	1,1	0,18	0,12	0,9	0,2	0	Roggenbrot
47	136	30	1,3	0	0,7	0,18	0,08	1	0,12	0	Roggenmischbrot
27	295	86	3,2	1	1,1	0,2	0,11	2,1	0,18	0	Roggenmischbrot mit Kleie
37	198	54	2	80	1,2	0,18	0,15	0,6	0,3	0	Roggenschrot- und Vollkornbrot
35	298	106	2,8	1	0,7	0,21	0,1	4,9	0,25	0	Vollkornbrot mit Sonnenblumenkernen
58	90	24	0,7	4	0,6	0,09	0,06	1	0,02	0	Weißbrot
27	102	30	1,2	4	0,4	0,1	0,03	1	0,04	0	Weizenbrötchen (Semmel)
36	127	40	1,7	0	0,6	0,14	0,07	1,2	0,09	0	Weizenmischbrot
31	196	60	2	1	0,8	0,23	0,15	3,3	0,08	0	Weizenschrot- und Vollkornbrot
58	90	24	1	20	0,7	0,08	0,05	1	0,11	0	Weizentoastbrot
31	204	60	2	+	2,3	0,25	0,15	3,3	0,08	0	Weizenvollkorntoast
											FEIN- UND DAUERBACKWAREN
55	66	9	0,6	50	1,6	0,03	0,04	0,7	0,04	5	Apfelkuchen
37	109	17	1,3	80	0,6	0,06	0,12	2,3	0,1	+	Berliner Pfannkuchen
31	184	9	1,3	87	1,5	0,04	0,14	0,2	0,06	0	Biskuit (Löffel-)
47	109	23	1,8	135	0,8	0,04	0,09	0,5	0,08	+	Butterkeks
41	80	18	0,9	80	1	0,05	0,09	1,7	0,07	+	Butterkuchen
98	220	96	3,3	70	3,5	0,11	0,1	2,9	0,2	35	Früchtebrot
102	133	19	1,1	90	1,8	0,04	0,11	1,6	0,06	+	Gewürzkuchen
35	71	17	0,9	49	0,5	0,04	0,08	0,6	0,07	1	Hefegebäck, einfach
136	245	43	1,6	173	0,8	0,14	0,19	0,6	0,18	1	Kleingebäck
64	458	15	1,6	16	0,8	0,09	0,07	0,5	0,08	+	Kräcker
115	209	94	1,9	4	12	0,08	0,39	1,3	0,03	+	Mandelmakronen
66	380	136	3,7	2	13,3	0,24	0,14	3,7	0,26	1	Müslikeks

∗ = keine Daten verfügbar + = nur in Spuren nachweisbar (0) = Gehalt zu vernachlässigen

Lebensmittel (Gehalt je 100 g des verzehrbaren Anteils)	ENERGIE		HAUPTNÄHRSTOFFE							MINERALSTOFFE	
			Eiweiß (Protein)	Fett gesamt	Fett MUFS	Kohlenhydrate verwertbar	Kohlenhydrate unverwertbar (Ballaststoffe)	Wasser	Cholesterin	Natrium	Kalium
	kcal	kJ	g	g	g	g	g	g	mg	mg	mg
Nusskuchen	436	1824	6,6	29,1	2,1	36,9	2	24	39	190	200
Obstkuchen	176	736	3,9	3,5	0,4	32,2	2,6	57	26	10	10
Obsttortenboden	349	1460	8	5	0,5	68	3	15	*	*	*
Russisch Brot	388	1624	6,6	1	0,1	88,2	+	3	0	45	296
Sahnetorte	365	1527	5	25	3	30	*	40	32,5	71	99
Salzstangen	347	1553	9,7	0,5	0,2	76	+	9	0	1790	124
Tortenboden	346	1448	6,5	5,2	*	68,3	1,4	17,8	*	*	*
Vollkornkeks	440	1841	10	20	0,2	55	10	4	0	333	317
Vollkornzwieback	364	1523	17	8	0,8	56	10	8	0	226	704
Waffelmischung	472	1975	5	20	0,9	68	0,8	4	131,3	62	57
Weihnachtsstollen	346	1449	5,8	13	1,7	51,5	4,1	25	61,7	17	226
Zwieback	368	1541	10	4	0,4	73,1	3,5	8,5	0	265	160
Frühstückszerealien											
(siehe auch Seite 61)											
Cornflakes, angereichert	372	1580	7,7	0,9	+	84	3	6	(0)	700	120
Früchtemüsli, ohne Zucker	363	1518	10,7	8,8	2,7	60,2	7,7	12	(0)	55	580
Kleieflocken, gezuckert	243	1017	12	3	0,2	42	33	3	(0)	8	1000
Müslimischung, Trockenprodukt	394	1648	9	10	+	67	5,5	10	(0)	15	420
Schokomüsli	399	1668	10	11,5	4,2	63,8	7	5	(0)	155	350
Teigwaren											
Eierteigwaren (Nudeln), roh	354	1480	12,3	2,8	0,9	69,9	3,4	10,7	86	17	219
Nudeln, eifrei, roh	362	1513	12,5	1,2	0,8	75,2	3,4	10	(0)	16	160
Tortellini, verzehrfertig	149	628	6,3	3,5	0,4	23	1,7	64,5	60	400	75
Vollkornnudeln, roh	322	1366	13	3,6	1,4	60	9	19	(0)	32	165
Verschiedenes											
Bäckerhefe	78	325	16,7	1,2	+	0	6,9	73	0	34	640
Backpulver	100	427	0,1	0	0	25	0	6	0	11800	50
Gelatine	338	1412	84,2	0,1	+	0	0	14	(0)	32	22
Paniermehl	349	1460	13	1	0,1	72	5,3	6,8	0	400	130
Vollkorn	322	1366	13	2	*	63	*	*	*	*	*
Senf	102	425	5,9	6,3	+	5,3	1	78	0	1307	130
Trockenbackhefe	285	1212	36	1,5	+	32	21	5	0	50	2000

* = keine Daten verfügbar   + = nur in Spuren nachweisbar   (0) = Gehalt zu vernachlässigen

Calcium	Phosphor	Magnesium	Eisen	VITAMINE A (Retinol-Äquivalent)	E (Tocopherol-Äquivalent)	B_1 (Thiamin)	B_2 (Riboflavin)	Niacin	B_6 (Pyridoxin)	C (Ascorbinsäure)	**Lebensmittel** (Gehalt je 100 g des verzehrbaren Anteils)
mg	mg	mg	mg	µg	mg	mg	mg	mg	mg	mg	
254	252	47	1,4	110	6,9	0,12	0,09	1,9	0,17	+	Nusskuchen
22	51	11	0,8	30	0,5	0,04	0,07	1,2	0,06	7	Obstkuchen
*	*	*	*	*	*	*	*	*	*	*	Obsttortenboden
73	48	33	2,1	1	0,1	0,03	0,14	0,3	0,05	1	Russisch Brot
55	122	13	0,7	110	*	0,03	0,12	0,2	0,06	1	Sahnetorte
147	130	0	0,7	0	0,4	0,01	0,04	0,7	0	0	Salzstangen
*	*	*	*	*	*	*	*	*	*	*	Tortenboden
40	368	86	4,3	8	15,5	0,64	0,82	7	0,25	+	Vollkornkeks
73	470	178	6,2	1	4,8	0,57	0,63	6,7	0,32	0	Vollkornzwieback
25	85	7	0,8	118	1,6	0,03	0,08	0,2	0,05	+	Waffelmischung
58	105	29	2	142	2,2	0,09	0,16	1	0,12	1	Weihnachtsstollen
40	132	16	1,5	0	0,2	0,13	0,07	1,5	0,08	0	Zwieback
											Frühstückszerealien
											(siehe auch Seite 61)
13	59	14	7,9	28	0,18	1,2	1,3	15	1,7	15	Cornflakes, angereichert
70	325	120	3,6	38	1,2	0,53	0,12	0,1	0,22	+	Früchtemüsli, ohne Zucker
70	1000	145	7,3	0	12	1,4	1,6	17	6	75	Kleieflocken, gezuckert
75	140	65	3	27	3,4	0,25	0,15	2,3	0,17	+	Müslimischung, Trockenprodukt
66	340	130	4,3	26	1,5	0,35	0,17	0,2	0,12	+	Schokomüsli
											Teigwaren
23	153	42	3	60	0,2	0,17	0,07	2	0,06	0	Eierteigwaren (Nudeln), roh
22	165	*	1,5	0	0,3	0,09	0,06	2	0,17	0	Nudeln, eifrei, roh
18	70	10	1,5	50	0,3	0,05	0,1	1,9	0,08	4	Tortellini, verzehrfertig
25	358	53	3,8	0	0,3	0,31	0,13	3,1	0,2	0	Vollkornnudeln, roh
											Verschiedenes
23	479	28	3,5	+	0,1	1,4	2,3	17,4	0,68	+	Bäckerhefe
1100	8430	9	0	0	0	0	0	0	0	0	Backpulver
11	0	11	0	0	0	0	0	0	5,8	0	Gelatine
50	100	23	1,2	0	0,4	0,2	0,05	0,8	0,11	0	Paniermehl
*	*	*	*	*	*	*	*	*	*	*	Vollkorn
124	134	48	1,8	5	0	0	0,2	4,9	0,07	0	Senf
80	1200	230	20	0	0	2,3	4,5	42	2	0	Trockenbackhefe

* = keine Daten verfügbar + = nur in Spuren nachweisbar (0) = Gehalt zu vernachlässigen

Lebensmittel (Gehalt je 100 g des verzehrbaren Anteils)	ENERGIE		HAUPTNÄHRSTOFFE							MINERALSTOFFE	
			Eiweiß (Protein)	Fett gesamt	Fett MUFS	Kohlenhydrate verwertbar	Kohlenhydrate unverwertbar (Ballaststoffe)	Wasser	Cholesterin	Natrium	Kalium
	kcal	kJ	g	g	g	g	g	g	mg	mg	mg
Obst und Obstprodukte											
Acerola	16	66	0,2	0,2	0,1	2,6	2	89	0	3	83
Konzentrat	261	1093	5,6	2,7	1,1	57	0	1,5	0	210	2330
Saft	22	92	0,3	0,3	0,1	4,5	0	94,3	0	3	72
Ananas	56	232	0,5	0,2	0,1	12,4	1	84,7	0	2	172
in Dosen	66	277	0,4	0,2	+	15,2	1	82	0	1	123
Saft	53	220	0,4	0,1	0,1	12	+	85,6	0	1	149
Apfel	54	225	0,3	0,6	0,3	11,4	2	84,4	0	3	122
getrocknet (geschwefelt)	255	1067	1,4	1,6	1	57	10,1	24,5	0	10	622
Konfitüre	258	1080	0,1	0,1	0,1	64	0,7	35	0	15	49
Mus	79	328	0,2	0,4	0,2	19,2	2	84,3	0	2	114
Saft	57	208	0,1	+	+	11,7	+	88	0	2	109
Apfelsine (Orange)	42	177	1	0,2	0,1	8,3	1,6	85,9	0	1	165
Konfitüre	259	1085	0,4	0	+	63,6	0,5	38,7	0	11	53
Saft, frisch gepresst	46	192	0,7	0,2	0,1	9,4	0,2	88,2	0	1	143
Saft, ungesüßte Handelsware	44	185	0,7	0,2	0,1	9,4	*	87,6	0	1	142
Saftkonzentrat	212	885	2,4	1,5	0,4	47,1	0	36,8	0	43	674
Aprikose (Marille)	43	180	0,9	0,1	0	8,5	1,5	86,3	0	2	280
getrocknet	240	1003	5	0,5	0,1	47,9	17,3	17	0	11	1370
in Dosen	71	298	0,6	0,1	+	17	2	80,5	0	13	171
Konfitüre	248	1037	0,3	0,1	+	60,6	0,6	36,9	0	5	75
Nektar, ca. 40 % Fruchtanteil	60	250	0,3	0,1	+	14,4	0	84,6	0	+	151
Avocado	221	923	1,9	23,5	1,8	0,4	6,3	66	0	3	487
Backobst	246	1045	2,9	0,9	0,5	20	9	22	0	10	900
Banane, reif	88	369	1,2	0,2	0,1	20	1,8	73,9	0	1	382
getrocknet	326	1362	4,4	0,8	0,2	75,2	12	7,6	0	4	1477
Birne	55	231	0,5	0,3	0,1	12,4	3,3	84,3	0	2	128
getrocknet (geschwefelt)	213	890	3,1	1,8	0,6	46	13,5	33	0	7	573
in Dosen	67	281	0,3	0,2	+	16	2	80,4	0	4	65
Nektar, ca. 40 % Fruchtanteil	55	228	0,3	0,2	+	12,9	0,5	86,2	0	1	39
Brombeeren	44	183	1,2	1	0,6	6,2	3,2	84,6	0	2	180
Konfitüre	259	1084	0,5	0,4	0,2	63,1	1,2	34	0	6	42
Saft	38	158	0,3	0,6	0,5	7,8	0	90,9	0	1	170
Cherimoya (Anone)	63	264	1,5	0,3	0,1	13,6	1	74	0	8	250
Clementine	39	67	0,9	+	0	8,7	1,5	87,5	0	4	130

* = keine Daten verfügbar + = nur in Spuren nachweisbar (0) = Gehalt zu vernachlässigen

Calcium mg	Phosphor mg	Magnesium mg	Eisen mg	VITAMINE A (Retinol-Äquivalent) µg	E (Tocopherol-Äquivalent) mg	B_1 (Thiamin) mg	B_2 (Riboflavin) mg	Niacin mg	B_6 (Pyridoxin) mg	C (Ascorbinsäure) mg	Lebensmittel (Gehalt je 100 g des verzehrbaren Anteils)
											Obst und Obstprodukte
12	17	12	0,2	28	0,3	0,02	0,06	0,4	0,1	1700	Acerola
1	212	+	+	407	4,2	0,5	0,7	5,7	0,12	17000	Konzentrat
10	9	12	0,5	28	0,3	0,02	0,06	0,4	0,01	1000	Saft
16	9	17	0,4	10	0,1	0,08	0,03	0,2	0,08	20	Ananas
16	6	17	0,2	3	0,1	0,08	0,02	0,2	0,07	7	in Dosen
12	9	12	0,7	8	0,1	0,05	0,02	0,2	0,1	9	Saft
7	12	6	0,5	6	0,5	0,04	0,03	0,3	0,1	12	Apfel
31	51	32	1,2	32	1,8	0,1	0,11	0,8	0,16	11	getrocknet (geschwefelt)
10	3	2	0,4	2	0,1	+	+	+	0,1	+	Konfitüre
4	6	10	0,4	6	0,5	0,01	0,02	0,1	0,06	2	Mus
7	8	4	0,3	7	0,5	0,02	0,03	0,3	0,1	1	Saft
42	22	14	0,4	13	0,3	0,09	0,04	0,4	0,1	50	Apfelsine (Orange)
32	5	5	0,3	3	+	0,01	0,01	+	0,01	4	Konfitüre
11	16	12	0,2	12	0,2	0,07	0,02	0,4	0,05	52	Saft, frisch gepresst
13	17	12	0,3	1	0,7	0,06	0,01	0,3	0,13	42	Saft, ungesüßte Handelsware
34	86	83	1,3	101	1,5	0,4	0,1	1,7	0,3	237	Saftkonzentrat
17	22	9	0,6	280	0,5	0,04	0,05	0,7	0,07	10	Aprikose (Marille)
82	111	50	4,4	5800	2,7	0,01	0,11	3,3	0,17	12	getrocknet
11	15	9	0,7	131	0,3	0,02	0,02	0,5	0,05	4	in Dosen
8	11	4	0,4	55	0,1	0,01	0,02	0,1	0,01	11	Konfitüre
9	12	5	0,2	105	0,2	0,01	0,01	0,2	0,02	3	Nektar, ca. 40 % Fruchtanteil
10	38	29	0,6	12	1,3	0,08	0,15	1,1	0,5	13	Avocado
50	75	40	2,5	250	1	0,1	0,11	*	0,15	10	Backobst
8	27	31	0,3	8,5	0,3	0,05	0,06	0,7	0,37	11	Banane, reif
32	104	110	2,8	13	0,7	0,2	0,2	2,8	0,9	7	getrocknet
9	13	8	0,2	2	0,4	0,03	0,04	0,2	0,02	5	Birne
35	48	34	1,3	12	1,5	0,01	0,18	0,6	0,04	28	getrocknet (geschwefelt)
6	8	4	0,4	2	0,2	0,01	0,02	0,1	0,01	2	in Dosen
3	5	4	0,1	+	0,2	+	0,02	+	0,01	+	Nektar, ca. 40 % Fruchtanteil
44	30	30	0,9	45	0,7	0,03	0,04	0,4	0,05	17	Brombeeren
17	14	11	0,5	9	0,1	+	0,02	+	0,01	+	Konfitüre
12	12	31	0,9	46	0,8	0,02	0,03	0,3	0,04	10	Saft
15	40	25	0,6	1	0,5	0,09	0,11	1	0,1	15	Cherimoya (Anone)
30	18	10	0,2	50	0,3	0,09	0,04	0,2	0,05	54	Clementine

* = keine Daten verfügbar + = nur in Spuren nachweisbar (0) = Gehalt zu vernachlässigen

OBST UND OBSTPRODUKTE

Lebensmittel (Gehalt je 100 g des verzehrbaren Anteils)	ENERGIE kcal	ENERGIE kJ	HAUPTNÄHRSTOFFE Eiweiß (Protein) g	Fett gesamt g	Fett MUFS g	Kohlenhydrate verwertbar g	Kohlenhydrate unverwertbar (Ballaststoffe) g	Wasser g	Cholesterin mg	MINERALSTOFFE Natrium mg	Kalium mg
Cranberrys, roh	46	192	0,4	0,1	0,1	7,6	4,6	87,1	0	2	85
Dattel, getrocknet	277	1160	2	0,5	0,2	65,2	9	22,3	0	35	649
Ebereschenfrüchte (Vogelbeeren)	85	356	1,5	2	1,2	18	2,4	71,7	0	+	234
Erdbeeren	32	134	0,8	0,4	0,2	5,5	1,6	89,9	0	2	147
in Dosen	77	320	0,6	0,2	0,1	18,1	1	78,2	0	8	96
Konfitüre	256	1072	0,3	0,2	0,1	62,6	0,5	35	0	5	62
tiefgefroren	33	137	0,8	0,4	0,2	6,5	2	89,7	0	2	156
Feige	61	256	1,3	0,5	0,2	12,9	2	81	0	2	248
getrocknet	247	1032	3,9	1,3	1	54	12,9	24	0	37	850
kandiert	296	1238	3,5	0,2	0,1	70	6	27	0	68	145
Granatapfel	74	311	0,7	0,6	0,2	16,7	2,2	79	0	2	238
Grapefruit (Pampelmuse)	38	158	0,6	0,2	0,1	7,4	1,6	88,9	0	2	148
Saft	36	152	0,6	0,1	+	7,2	0,1	89,8	0	1	142
Saft, gesüßt	58	241	0,5	0,1	+	13,7	*	85,3	0	+	149
Saft, ungesüßte Handelsware	47	197	0,5	0,1	+	10,1	*	89,2	0	1	149
Guave	34	142	0,9	0,5	0,2	5,8	5,2	83,5	0	4	290
in Dosen, mit Sirup	65	273	0,6	0,3	0,1	15,7	4	77,6	0	7	120
Hagebutten	94	393	3,6	0,6	0,4	16,2	23,7	50	0	124	291
Fleisch und Schale	89	373	2	0,7	0,2	18,7	4	75,8	0	55	228
Konfitüre	252	1056	0,5	0,2	0,1	62,3	2	34,5	0	5	165
Heidelbeeren (Blaubeeren)	37	154	0,7	0,6	0,4	6,1	4,9	84,2	0	1	78
in Dosen, gesüßt, Gesamtinhalt	73	307	0,9	0,5	0,3	16	3	76,8	0	4	59
in Dosen, ungesüßt, Gesamtinhalt	24	98	0,4	0,4	0,3	3,9	2,2	90	0	1	27
Konfitüre	257	1077	0,3	+	+	63,6	2	36	0	0	64
Kulturheidelbeeren	83	349	0,7	0,5	*	19	5	73,8	0	*	80
tiefgefroren, ungesüßt	83	349	0,7	0,5	0,4	19	5	73,8	0	1	70
Himbeeren	33	140	1,3	0,3	0,2	4,8	4,7	84,5	0	1	200
Gelee	242	1011	+	+	+	59,9	+	38	0	*	72
in Dosen, gesüßt	70	249	0,7	0,3	0,2	16	4	80	0	7	92
in Dosen, ungesüßt	26	108	0,7	0,1	+	5,5	4,5	88,3	0	1	114
Konfitüre	251	1051	0,5	0,3	0,1	60,9	1,2	34	0	7	56
Saft, frisch gepresst	28	118	0,3	0	+	5,5	0	91	0	3	153
Sirup	263	1101	+	0	+	65,8	(0)	31,3	0	2	90
Holunderbeeren, schwarze	54	228	2,6	1,7	0,3	6,5	6,5	82,1	0	1	303
Saft	38	160	2	0,4	0,3	6,8	0	86,5	0	1	288

* = keine Daten verfügbar   + = nur in Spuren nachweisbar   (0) = Gehalt zu vernachlässigen

Calcium mg	Phosphor mg	Magnesium mg	Eisen mg	VITAMINE A (Retinol-Äquivalent) µg	E (Tocopherol-Äquivalent) mg	B_1 (Thiamin) mg	B_2 (Riboflavin) mg	Niacin mg	B_6 (Pyridoxin) mg	C (Ascorbinsäure) mg	Lebensmittel (Gehalt je 100 g des verzehrbaren Anteils)
8	13	6	0,3	3	1,2	0,01	0,02	0,10	0,06	13,3	Cranberrys, roh
61	60	50	1,9	25	0,2	0,04	0,09	2	0,13	2	Dattel, getrocknet
42	33	17	2	408	0,5	0,03	0,06	0,2	0,05	98	Ebereschenfrüchte (Vogelbeeren)
24	26	15	1	3	0,1	0,03	0,06	0,6	0,06	62	Erdbeeren
7	25	22	1,9	3	+	0,01	0,03	0,3	0,03	30	in Dosen
9	10	6	0,5	2	+	0,01	0,01	0,3	0,01	9	Konfitüre
24	25	15	1	13	0,2	0,03	0,06	0,6	0,06	60	tiefgefroren
54	32	20	0,6	8	0,5	0,05	0,05	0,4	0,1	3	Feige
190	108	70	3,2	8	2	0,11	0,1	1	0,12	2	getrocknet
26	16	10	0,7	3	0,2	0,03	+	0,1	0,04	1	kandiert
8	17	3	0,5	7	0,2	0,05	0,02	0,3	0,11	7	Granatapfel
24	16	10	0,2	1,9	0,3	0,05	0,03	0,2	0,03	44	Grapefruit (Pampelmuse)
10	13	9	0,2	1	0,3	0,04	0,02	0,2	0,01	40	Saft
8	13	7	0,4	*	*	0,03	0,02	0,2	0,01	35	Saft, gesüßt
8	13	8	0,5	*	*	0,03	0,02	0,2	0,01	35	Saft, ungesüßte Handelsware
17	31	13	0,7	119	0,4	0,03	0,04	1,1	0,14	273	Guave
8	11	6	0,4	20	0,2	0,04	0,03	0,9	0,06	180	in Dosen, mit Sirup
257	258	104	0,5	800	4,2	0,06	0,07	0,5	0,05	1250	Hagebutten
98	101	42	0,2	260	0,3	0,04	0,04	0,3	0,03	1500	Fleisch und Schale
71	57	24	0,3	74	0,1	0,01	0,01	0,1	0,01	51	Konfitüre
10	13	2	0,9	5,7	2,7	0,02	0,02	0,4	0,06	22	Heidelbeeren (Blaubeeren)
12	16	4	2,6	2	1,7	0,01	0,02	0,4	0,02	8	in Dosen, gesüßt, Gesamtinhalt
11	6	1	0,3	2	0,9	0,01	0,01	0,2	0,02	12	in Dosen, ungesüßt, Gesamtinhalt
5	14	1	0,5	1	0,4	+	+	+	0,01	1	Konfitüre
15	13	6	1	10	*	0,03	0,06	0,5	*	14	Kulturheidelbeeren
10	11	2	0,8	10	1,9	0,03	0,06	0,5	0,06	7	tiefgefroren, ungesüßt
40	44	30	1	4	0,9	0,03	0,07	0,3	0,08	25	Himbeeren
*	5	*	*	*	*	*	*	*	*	*	Gelee
18	13	13	1,8	3	0,8	0,01	0,06	0,3	0,04	5	in Dosen, gesüßt
15	15	11	0,6	4	0,4	0,01	0,04	0,5	0,02	9	in Dosen, ungesüßt
15	16	11	0,6	1	0,2	+	+	+	0,01	3	Konfitüre
18	13	16	2,6	10	1	0,03	0,04	0,3	0,06	25	Saft, frisch gepresst
16	15	7	2	24	7,5	0,06	+	0,2	0,03	16	Sirup
37	57	30	1,6	60	1	0,07	0,07	1,5	0,25	18	Holunderbeeren, schwarze
5	45	31	1,6	61	1	0,03	0,06	0,4	0,09	26	Saft

* = keine Daten verfügbar   + = nur in Spuren nachweisbar   (0) = Gehalt zu vernachlässigen

OBST UND OBSTPRODUKTE

Lebensmittel (Gehalt je 100 g des verzehrbaren Anteils)	ENERGIE kcal	ENERGIE kJ	HAUPTNÄHRSTOFFE Eiweiß (Protein) g	Fett gesamt g	Fett MUFS g	Kohlenhydrate verwertbar g	Kohlenhydrate unverwertbar (Ballaststoffe) g	Wasser g	Cholesterin mg	MINERALSTOFFE Natrium mg	Kalium mg
Honigmelone[b]	54	228	0,9	0,1	0	12,4	0,7	85,4	0	20	330
Johannisbeeren (Ribisel), rot	33	136	1,1	0,2	0,1	4,8	3,5	84,7	0	1	257
rot, Konfitüre	257	1073	0,5	0,2	0,1	62,2	2,1	35	0	14	83
rot, Nektar	61	224	0,4	+	+	12,4	0	85,6	0	+	110
schwarz	39	164	1,3	0,2	0,1	6,1	6,8	81,3	0	1	310
schwarz, Nektar	64	236	0,4	+	+	13	0	85,3	0	5	98
Kaki	70	293	0,6	0,3	0,1	16	2,5	81	0	4	170
Kaktusfeige	38	160	0,8	0,7	0,2	7,1	5	85	0	4	90
Kapstachelbeeren (Physalis)	53	226	1,1	0,4	0,3	13,1	4,8	79,6	0	1	293
Karambole (Sternfrucht)	31	128	1,0	0,3	0,2	3,9	2,8	91,4	0	2	133
Kirschen, süß[a]	63	262	0,9	0,3	0,1	13,3	1,3	81,6	0	3	229
im Glas	83	347	0,7	0,2	+	19,6	1,5	80,2	0	2	131
Konfitüre	250	1046	0,5	0,1	+	60,8	0,5	36,6	0	11	90
Saft	41	175	0,1	0	0	10,2	0,2	89	0	1	100
sauer (Weichseln)	53	222	0,9	0,5	0,2	9,9	1	84,3	0	2	114
Kiwi	50	209	0,9	0,6	0,2	9,1	2,1	83,5	0	4	314
Korinthen, schwarz und rot, getrocknet	259	1084	1,7	0,6	0,2	63,1	7	22	0	20	710
Kumquat	64	266	0,6	0,3	+	14,6	3,7	83,9	0	111	198
Limone	39	164	0,5	2,4	+	1,9	1	91	0	2	82
Litschi	75	315	0,9	0,3	+	17	1,6	80	0	3	182
Loganbeeren, ganze Frucht	64	269	1,1	+	+	15	1,1	81,5	0	3	260
in Dosen	107	449	0,6	0	0	26,2	3	66,3	0	1	97
Mandarine	46	192	0,6	0,3	+	10,2	2	86,7	0	2	150
in Dosen	60	257	0,5	0,1	0	14,4	0,3	84	0	6	50
Saft	46	193	0,9	0,3	+	9,6	0,2	89,1	0	1	158
Saft, ungesüßte Handelsware	44	185	0,5	0,2	+	10,1	*	88,8	0	1	158
Mango	57	240	0,6	0,5	0,1	12,5	1,7	83	0	5	170
in Dosen	82	345	0,3	0,2	+	20,3	1	74,8	0	3	100
Maulbeeren, ganze Frucht	38	157	1,3	0	0	8,1	2	85	0	2	260
Melone, Cantaloupe[b]	36	150	0,9	0,3	*	8,4	0,8	89	0	17	267
Melone, Galia[b]	26	109	0,5	0,3	*	5,6	0,4	90	0	15	297
Mirabellen[a]	67	282	0,7	0,2	+	15	0,9	82,4	0	+	230
Mispeln, Fruchtfleisch	44	186	0,5	0,2	0,1	10,6	2,1	87,5	0	6	250
Moosbeeren	35	147	0,4	0,7	0,4	3,9	3,9	87,4	0	2	90
Nektarine, ohne Stein	53	223	0,9	0,1	+	12,4	2	80,2	0	9	270

a = mindestens 85 % der Ware sind verzehrbar   b = ohne Schale und Kern   * = keine Daten verfügbar   + = nur in Spuren nachweisbar   (0) = Gehalt zu vernachlässig

Calcium mg	Phosphor mg	Magnesium mg	Eisen mg	VITAMINE A (Retinol-Äquivalent) µg	E (Tocopherol-Äquivalent) mg	B_1 (Thiamin) mg	B_2 (Riboflavin) mg	Niacin mg	B_6 (Pyridoxin) mg	C (Ascorbinsäure) mg	Lebensmittel (Gehalt je 100 g des verzehrbaren Anteils)
13	21	10	0,2	783	0,1	0,06	0,02	0,6	0,09	32	Honigmelone[b]
29	27	13	0,9	4,2	0,7	0,04	0,03	0,2	0,05	36	Johannisbeeren (Ribisel), rot
12	20	5	0,5	2	0,1	0,01	0,01	+	0,01	16	rot, Konfitüre
7	7	4	0,3	4	0,2	+	+	+	+	6	rot, Nektar
43	40	17	1,3	14	1,9	0,05	0,05	0,3	0,08	177	schwarz
15	10	4	0,3	4	0,4	+	+	0,03	0,01	30	schwarz, Nektar
8	25	8	0,3	266	0,8	0,02	0,02	0,3	0,05	16	Kaki
28	28	85	0,3	9	0,5	0,01	0,03	0,4	0,11	25	Kaktusfeige
7	38	22	1,2	36	*	0,18	0,03	1,3	*	26	Kapstachelbeeren (Physalis)
3	12	10	0,08	3	0,15	0,01	0,02	0,37	0,02	34	Karambole (Sternfrucht)
17	20	11	0,4	6	0,1	0,04	0,04	0,3	0,05	15	Kirschen, süß[a]
12	14	21	0,5	70	*	0,03	0,02	0,2	0,01	4	im Glas
9	9	3	0,4	10	+	0,01	0,01	+	0,01	1	Konfitüre
8	10	4	0,2	0	0,1	0,01	0,01	0,2	0	5	Saft
8	19	8	0,5	40	0,1	0,05	0,06	0,4	0,05	12	sauer (Weichseln)
40	31	24	0,8	7	0,5	0,02	0,05	0,4	0,02	46	Kiwi
95	40	36	1,8	5	0,6	0,03	0,08	0,5	0,11	0	Korinthen, schwarz und rot, getrocknet
16	44	13	0,6	29	0,3	0,09	0,08	0,5	0,03	38	Kumquat
13	11	15	0,2	1,7	0,4	0,03	0,02	0,2	0,05	44	Limone
8	30	10	0,4	0	0,5	0,05	0,05	0,5	0,02	39	Litschi
17	39	25	0,8	13	0,5	0,03	0,14	0,3	0,06	56	Loganbeeren, ganze Frucht
18	23	11	1,4	70	0,3	0,01	0,02	0,3	0,03	35	in Dosen
33	19	11	0,3	47	0,3	0,06	0,03	0,2	0,02	32	Mandarine
20	10	7	0,2	0	0,1	0,05	0,02	0,1	0,01	15	in Dosen
19	15	11	0,2	21	0,3	0,06	0,03	0,2	0,02	32	Saft
18	14	*	0,2	42	*	0,06	0,02	0,1	*	22	Saft, ungesüßte Handelsware
10	13	18	0,4	205	1	0,05	0,04	0,7	0,13	37	Mango
10	10	7	0,4	249	0,6	0,02	0,03	0,2	0,06	10	in Dosen
36	48	15	1,6	2	0,5	0,05	0,04	0,4	0,05	10	Maulbeeren, ganze Frucht
9	15	12	0,2	0	0,07	0,06	0,02	0	0,09	37	Melone, Canteloupe[b]
19	30	20	0,2	0	0,1	0,05	0,03	0	0,08	25	Melone, Galia[b]
12	33	15	0,5	42	0,5	0,06	0,04	0,6	0,05	7	Mirabellen[a]
30	28	11	0,5	133	+	0,03	0,2	0,02	0,04	2	Mispeln, Fruchtfleisch
14	10	7	0,9	3	0,5	0,03	0,02	0,1	0,07	11	Moosbeeren
4	24	13	0,5	73	0,5	0,02	0,05	1	0,03	8	Nektarine, ohne Stein

* = keine Daten verfügbar   + = nur in Spuren nachweisbar   (0) = Gehalt zu vernachlässigen

OBST UND OBSTPRODUKTE

Lebensmittel (Gehalt je 100 g des verzehrbaren Anteils)	ENERGIE		HAUPTNÄHRSTOFFE							MINERALSTOFFE	
			Eiweiß (Protein)	Fett gesamt	Fett MUFS	Kohlenhydrate verwertbar	Kohlenhydrate unverwertbar (Ballaststoffe)	Wasser	Cholesterin	Natrium	Kalium
	kcal	kJ	g	g	g	g	g	g	mg	mg	mg
Oliven, grüne, mariniert	138	577	1,4	13,9	1,3	1,8	2,4	75	0	2100	49
schwarze, griechische Art	351	1467	2,2	35,8	*	4,9	*	43,8	0	3288	*
schwarze, mariniert	135	555	1,1	13,8	1,3	1,5	1,4	75	0	2000	40
Orange (siehe Apfelsine)											
Papaya	32	134	0,5	0,1	0	7,1	1,9	88	0	3	191
Passionsfrucht, ohne Schale	63	263	2,4	0,4	0,2	9,5	1,5	76	0	28	267
Pfirsich[a]	42	174	0,8	0,1	0	8,9	1,9	87,5	0	1	194
getrocknet	244	1020	3,1	0,6	0,2	53,9	11,7	23	0	9	1340
in Dosen, Gesamtinhalt	69	289	0,4	0,1	+	16,5	1,1	81,5	0	3	103
Pflaume (Zwetschge)[a]	49	203	0,6	0,2	0,1	10,2	1,6	83,2	0	2	177
getrocknet	222	927	2,3	0,6	0,5	47,4	18,8	24	0	8	824
in Dosen, Gesamtinhalt	75	315	0,5	0,1	+	17,2	1,5	80,4	0	12	118
Konfitüre	242	1008	0,3	+	+	59,6	1	31	0	1	82
Mus	202	860	0,9	0,2	0,1	48	2,5	46,3	0	13	137
Preiselbeeren (Kronsbeeren)	35	145	0,3	0,5	0,3	6,2	2,9	89,7	0	2	77
in Dosen, gesüßt	182	763	0,5	0,3	*	44,4	2,1	51,7	0	16	69
in Dosen, ungesüßt	34	143	0,7	0,6	0,2	6,5	2,5	88,1	0	9	72
Quitte	38	159	0,4	0,5	0,2	7,3	5,9	83,5	0	2	183
Konfitüre	236	985	0,2	+	+	58,3	3	34	0	1	75
Reineclaude[a]	49	206	0,8	0,3	0,1	9,6	2,3	81,9	0	1	243
Sanddornbeeren	89	371	1,4	7,1	4,4	3,3	2	82,8	0	4	133
Saft	40	167	0,9	5,9	3,6	1,2	0	91,5	0	6	209
Stachelbeeren	37	155	0,8	0,2	0,1	7,1	3	87,3	0	1	203
in Dosen, stark gezuckert	90	377	0,5	0,1	+	21,8	2,5	74,6	0	1	98
Sultaninen, getrocknet, ganze Frucht	266	1113	1,8	0,6	0,2	64,7	5,4	26	0	53	860
Tamarillo, rot, roh	36	151	1,8	0,5	0,15	4,3	3,6	87,8	*	<0,6	495
Tamarinden	239	1000	2,8	0,6	0,1	62,5	5,1	31,4	0	28	628
Wassermelone	37	156	0,6	0,2	0,1	8,3	0,2	90,3	0	1	114
Weintrauben	67	282	0,7	0,3	0,1	15,2	1,5	81,3	0	2	192
getrocknet (Rosinen)	292	1223	2,5	0,6	0,2	68	5,2	15,7	0	21	782
Saft	68	286	0,2	+	+	16,6	0	82,5	0	3	148
Zitrone, geschält	36	149	0,7	0,6	0,3	3,2	0	89,3	0	3	170
Saft	27	111	0,4	0,1	0,1	2,4	0	91	0	1	138
Zuckermelone[b]	54	231	0,9	0,1	0	12,4	0,7	86	0	17	309
Zwetschge (siehe Pflaume)											

a = mindestens 85 % der Ware sind verzehrbar b = ohne Schale und Kern * = keine Daten verfügbar + = nur in Spuren nachweisbar (0) = Gehalt zu vernachlässige

Calcium mg	Phosphor mg	Magnesium mg	Eisen mg	VITAMINE A (Retinol-Äquivalent) µg	E (Tocopherol-Äquivalent) mg	B_1 (Thiamin) mg	B_2 (Riboflavin) mg	Niacin mg	B_6 (Pyridoxin) mg	C (Ascorbinsäure) mg	**Lebensmittel** (Gehalt je 100 g des verzehrbaren Anteils)
96	17	19	1,7	47	2	0,03	0,08	0,5	0,02	0	Oliven, grüne, mariniert
*	29	*	*	*	*	*	*	*	*	*	schwarze, griechische Art
80	20	16	1,6	0	1,9	0,02	0,07	0,1	0,01	0	schwarze, mariniert
											Orange (siehe Apfelsine)
28	27	41	0,3	160	0,7	0,03	0,04	0,3	0,03	80	Papaya
16	54	39	1,1	108	0,4	0,02	0,1	2,1	0,4	20	Passionsfrucht, ohne Schale
8	21	9	0,5	15	1	0,03	0,05	0,9	0,03	10	Pfirsich[a]
46	122	54	6,5	83	5,3	0,01	0,14	3,3	0,15	17	getrocknet
4	13	5	0,3	29	0,5	0,01	0,02	0,6	0,02	4	in Dosen, Gesamtinhalt
8	18	10	0,4	65	0,8	0,07	0,04	0,4	0,05	5	Pflaume (Zwetschge)[a]
41	73	27	2,3	23	4,3	0,15	0,12	1,7	0,15	4	getrocknet
10	14	6	1,1	11	0,5	0,03	0,03	0,4	0,02	2	in Dosen, Gesamtinhalt
6	9	4	0,3	12	0,2	0,01	0,01	+	0,01	+	Konfitüre
*	*	*	*	*	*	0,02	0,03	0,1	0,01	1	Mus
14	10	6	0,5	4	1	0,02	0,02	0,1	0,01	12	Preiselbeeren (Kronsbeeren)
11	10	7	2,7	*	*	*	*	*	*	*	in Dosen, gesüßt
13	14	10	1,5	2	0,6	0,01	0,01	+	0,01	4	in Dosen, ungesüßt
10	19	8	0,6	6	0,4	0,03	0,03	0,2	0,04	14	Quitte
4	9	3	0,4	1	0,1	+	+	+	0,01	+	Konfitüre
5,3	25,7	7,3	0,3	9,6	0,6	0,05	0,04	0,6	0,05	5,4	Reineclaude[a]
42	9	30	0,4	250	3,2	0,03	0,21	0,3	0,11	450	Sanddornbeeren
43	9	31	0,4	252	0,5	0,03	0,18	0,3	0,09	266	Saft
29	30	15	0,6	18	0,6	0,02	0,02	0,3	0,02	34	Stachelbeeren
11	9	9	0,3	19	0,4	0,01	0,01	0,1	0,01	10	in Dosen, stark gezuckert
52	95	35	1,8	30	0,7	0,1	0,08	0,5	0,11	0	Sultaninen, getrocknet, ganze Frucht
14,5	35	24	0,32	189	2,1	0,04	0,02	0,3	0,58	34,3	Tamarillo, rot, roh
74	113	92	2,8	2	0,1	0,43	0,15	1,9	0,07	3,5	Tamarinden
8	11	9	0,4	38	0,1	0,05	0,05	0,2	0,07	6	Wassermelone
12	20	9	0,5	1	0,7	0,05	0,03	0,3	0,07	4	Weintrauben
80	110	41	2,3	5	0,6	0,1	0,05	0,5	0,11	1	getrocknet (Rosinen)
12	12	9	0,4	4	0,7	0,04	0,02	0,2	0,02	1	Saft
11	16	28	0,6	0,6	0,4	0,05	0,02	0,2	0,06	53	Zitrone, geschält
11	11	10	0,1	2	0,4	0,04	0,01	0,1	0,05	53	Saft
13	23	13	0,2	784	0,14	0,06	0,02	0,6	0,09	32	Zuckermelone[b]
											Zwetschge (siehe Pflaume)

* = keine Daten verfügbar   + = nur in Spuren nachweisbar   (0) = Gehalt zu vernachlässigen

Lebensmittel (Gehalt je 100 g des verzehrbaren Anteils)	ENERGIE		HAUPTNÄHRSTOFFE							MINERALSTOFFE	
			Eiweiß (Protein)	Fett gesamt	Fett MUFS	Kohlenhydrate verwertbar	Kohlenhydrate unverwertbar (Ballaststoffe)	Wasser	Cholesterin	Natrium	Kalium
	kcal	kJ	g	g	g	g	g	g	mg	mg	mg
Gemüse und Gemüseprodukte											
Artischocke	22	91	2,4	0,1	+	2,6	10,8	82,5	0	47	350
Aubergine (Eierfrucht)	17	72	1,2	0,2	+	2,5	2,8	92,6	0	3	224
Bambussprossen	17	72	2,5	0,3	0,2	1	2,6	91	0	6	470
Bleichsellerie (Staudensellerie)	15	64	1,2	0,2	+	2,2	2,6	92,9	0	132	344
Blumenkohl (Karfiol)	22	92	2,5	0,3	0,1	2,3	2,9	91,7	0	16	328
gekocht	18	76	2,1	0,2	+	2	2	93	0	11	161
tiefgefroren	22	93	1,8	0,2	+	3,3	1	92	0	13	237
Bohnen, grüne (Fisolen)	33	137	2,4	0,2	0,1	5,1	1,9	90	0	2	243
getrocknet	290	1215	20,7	1,4	+	47,4	16,9	13,1	0	17	1770
in Dosen	22	92	1,2	0,1	+	3,9	1	92,8	0	249	148
Brennnessel	44	185	7	0,6	+	1,3	3,1	83	0	18	320
Brokkoli, roh	26	108	3,3	0,2	+	2,5	3	89,4	0	19	256
gekocht	22	92	2,8	0,2	+	2	2,7	91,2	0	9	324
Chicorée	16	69	1,3	0,2	0,1	2,4	1,3	94,4	0	4	192
Chinakohl	12	52	1,2	0,3	+	1,2	1,9	95,4	0	19	144
Eisbergsalat	13	55	0,7	0,3	+	1,9	0,6	95,6	0	2	160
Endivie	14	59	1,8	0,2	+	1,2	1,2	93,3	0	53	346
Erbsen, grüne, Samen	81	338	6,6	0,5	0,3	12,3	4,3	78,5	0	1	340
gekocht, abgetropft, Samen	68	283	5,4	0,5	+	10,4	4,1	81,5	0	2	213
in Dosen, abgetropft, Samen	48	202	3,6	0,4	+	4,8	4	84,2	0	222	150
tiefgefroren, Samen	86	359	7,1	0,5	0,1	12,7	5,4	72,9	0	2	298
Feldsalat (Rapunzel)	14	57	1,8	0,4	+	0,7	1,5	93,4	0	4	420
Fenchel, Knolle	19	82	1,4	0,3	+	2,8	2	86	0	27	395
Frühlingszwiebel (Lauchzwiebel)	23	98	2	0,5	+	3	1,5	92,2	0	7	260
Gartenkresse	33	138	4,2	0,7	0,4	2,5	3,5	87,2	0	5	550
Gemüsebrühe, gekörnt	180	740	20	7	+	9,5	6	*	*	19	*
verzehrfertig	3	12	+	+	+	+	+	98	0	0,4	*
Grünkohl (Braunkohl)	37	153	4,3	0,9	0,5	2,5	4,2	86,3	0	44	490
Gurke	12	51	0,6	0,2	0,1	1,8	0,5	96,4	0	8	160
Salz-Dill-Gurke	30	126	1	0,2	+	2,5	0,4	90,7	0	960	83
Ingwer, roh	53	220	1,2	1,0	0,2	9,0	1,1	85,9	0	13	415
Kartoffel (Erdapfel)	68	285	2	0,1	0,1	14,8	2,1	77,8	0	3	411
Chips	539	2254	5,5	39,4	+	40,5	4,2	2,3	0	450	1000
gebacken, mit Schale	82	345	2,5	0,1	+	18	3,1	73	0	4	547

* = keine Daten verfügbar   + = nur in Spuren nachweisbar   (0) = Gehalt zu vernachlässigen

Calcium mg	Phosphor mg	Magnesium mg	Eisen mg	VITAMINE A (Retinol-Äquivalent) µg	E (Tocopherol-Äquivalent) mg	B_1 (Thiamin) mg	B_2 (Riboflavin) mg	Niacin mg	B_6 (Pyridoxin) mg	C (Ascorbinsäure) mg	Lebensmittel (Gehalt je 100 g des verzehrbaren Anteils)
											Gemüse und Gemüseprodukte
53	130	26	1,5	17	0,2	0,14	0,01	0,9	0,1	8	Artischocke
13	21	11	0,4	7	0,03	0,04	0,04	0,6	0,08	5	Aubergine (Eierfrucht)
15	55	3	0,7	2	0,3	0,13	0,08	0,6	0,1	6	Bambussprossen
80	48	12	0,2	118	0,2	0,05	0,08	0,6	0,09	7	Bleichsellerie (Staudensellerie)
22	54	17	0,6	2	0,1	0,1	0,11	0,6	0,2	69	Blumenkohl (Karfiol)
18	41	16	0,4	2	0,09	0,09	0,08	0,5	0,14	45	gekocht
16	54	17	0,6	2	0,1	0,06	0,06	0,6	0,18	46	tiefgefroren
56	38	26	0,8	53	0,1	0,08	0,11	0,5	0,28	19	Bohnen, grüne (Fisolen)
197	419	194	7	236	0,5	0,5	0,4	3,4	1,9	24	getrocknet
34	24	20	1,3	33	0,05	0,07	0,04	0,3	0,03	4	in Dosen
713	138	80	4,1	800	0,8	0,2	0,15	0,8	0,16	300	Brennnessel
58	63	24	0,8	146	0,6	0,1	0,2	1,1	0,28	115	Brokkoli, roh
87	65	23	0,9	137	0,7	0,09	0,18	0,9	0,12	90	gekocht
26	26	13	0,7	572	0,1	0,05	0,03	0,2	0,05	10	Chicorée
40	30	11	0,6	71	0,24	0,03	0,04	0,4	0,12	26	Chinakohl
19	18	5	0,4	73	0,6	0,11	0,01	0,03	0,03	15	Eisbergsalat
54	54	10	1,4	280	1	0,06	0,1	0,4	0,05	10	Endivie
26	100	30	1,9	60	0,3	0,32	0,15	2,5	0,16	25	Erbsen, grüne, Samen
22	91	33	1,3	53	0,3	0,23	0,16	2	0,12	17	gekocht, abgetropft, Samen
20	62	20	1,5	43	0,3	0,1	0,06	0,9	0,05	9	in Dosen, abgetropft, Samen
24	106	33	1,8	74	0,3	0,3	0,2	3,4	0,2	18	tiefgefroren, Samen
32	49	13	2	663	0,6	0,07	0,08	0,4	0,25	35	Feldsalat (Rapunzel)
38	51	12	2,7	783	6	0,03	0,11	0,2	0,1	93	Fenchel, Knolle
39	29	12	1,9	103	0,1	0,05	0,03	0,7	0,13	26	Frühlingszwiebel (Lauchzwiebel)
214	38	40	2,9	365	0,7	0,15	0,19	1,8	0,3	59	Gartenkresse
*	*	*	*	*	*	*	*	*	*	*	Gemüsebrühe, gekörnt
*	*	*	*	*	*	*	*	*	*	*	verzehrfertig
212	87	31	1,9	1447	1,7	0,1	0,2	2,1	0,25	105	Grünkohl (Braunkohl)
15	15	8	0,2	65	0,1	0,02	0,03	0,2	0,04	8	Gurke
30	30	7	1,6	41	0,1	+	0,02	0,1	0,02	2	Salz-Dill-Gurke
18	27	43	0,5	0	0,3	0,02	0,04	0,92	0,16	5	Ingwer, roh
6	50	20	0,4	1	0,05	0,1	0,05	1,2	0,3	17	Kartoffel (Erdapfel)
52	147	64	2,3	10	6,1	0,22	0,1	3,4	0,89	8	Chips
12	61	*	0,9	*	*	0,11	0,05	1,4	*	17	gebacken, mit Schale

* = keine Daten verfügbar + = nur in Spuren nachweisbar (0) = Gehalt zu vernachlässigen

Lebensmittel (Gehalt je 100 g des verzehrbaren Anteils)	ENERGIE		HAUPTNÄHRSTOFFE							MINERALSTOFFE	
			Eiweiß (Protein)	Fett gesamt	Fett MUFS	Kohlenhydrate verwertbar	Kohlenhydrate unverwertbar (Ballaststoffe)	Wasser	Cholesterin	Natrium	Kalium
	kcal	kJ	g	g	g	g	g	g	mg	mg	mg
Kartoffel, gekocht, mit Schale	70	292	2	0,1	+	14,8	1,7	77,8	0	3	443
Kartoffelflocken (Püree), trocken	334	1403	7,1	0,5	+	75	6	7,2	0	138	1290
Pommes frites, verzehrfertig, gesalzen	290	1214	4,2	14,5	+	35,7	4	43,6	0	6	926
Knoblauch	139	582	6,1	0,1	0,1	28,4	1,8	64	0	19	530
Knollensellerie	19	78	1,6	0,3	0,2	2,3	4,2	88,6	0	77	323
Kohlrabi	23	97	1,9	0,1	0,1	3,7	1,4	91,6	0	30	322
Kohlrübe (Steckrübe)	29	122	1,2	0,2	0,1	5,7	2,9	87	0	10	227
Kopfsalat	11	48	1,2	0,2	0,1	1,1	1,4	95	0	8	172
Kürbis	25	103	1,1	0,1	0,1	4,6	2,2	91,3	0	1	304
Löwenzahnblätter	27	112	2,9	0,6	0,4	2,4	3	85,7	0	76	483
Mangold	14	58	2,1	0,3	+	0,7	2	92,2	0	90	376
Meerrettich (Kren)	63	263	2,8	0,3	0,2	11,7	*	76,6	0	9	628
Möhre (Karotte)	25	108	1	0,2	0,1	4,8	3,6	86,2	0	60	320
getrocknet	194	811	6,8	1,5	0,8	36,8	38	9,4	0	495	2640
in Dosen	14	59	0,6	0,3	0,1	2	1,6	91,4	0	212	173
Saft	22	92	0,6	+	+	4,8	2,4	92,7	0	52	219
Okra (Lady's Finger)	19	81	2,1	0,2	0,1	2,2	4,9	86	0	4,2	199
Paprikaschote	19	78	1,1	0,2	0,1	2,9	3,6	91	0	2	177
Pastinake	59	247	1,3	0,4	0,3	12,1	2,1	80,2	0	8	523
Petersilienwurzel	40	168	2,9	0,5	0,3	6,1	4	82	0	12	400
Porree (Lauch)	25	103	2,2	0,3	0,2	3,3	2,3	89	0	5	267
Portulak	11	46	1,5	0,3	+	0,6	2	92,5	0	2	390
Radicchio	13	54	1,2	0,2	0,1	1,5	1,5	95	0	10	240
Radieschen	14	60	1,1	0,1	0,1	2,1	1,6	94,4	0	17	255
Rettich	15	64	1,1	0,2	0,1	2,4	2,5	94	0	18	432
Rhabarber	13	56	0,6	0,1	0,1	1,4	3,2	92,7	0	2	270
Rosenkohl	36	151	4,5	0,3	0,2	3,3	4,4	85	0	9	450
Rote Bete (Rote Rübe)	41	172	1,5	0,1	0	8,4	2,5	86,2	0	58	407
gekocht	25	106	1,1	0,1	+	5	2	92	0	48	208
Saft	36	152	1	+	+	8	0,3	88,4	0	200	242
Rotkohl (Blaukraut)	22	90	1,5	0,2	0,1	3,5	2,5	91,8	0	11	267
Rucola (Rauke)	24	101	2,6	0,7	+	2,1	1,6	91,7	0	27	369
Sauerampfer	25	105	3,2	0,4	+	2	2	92,7	0	4	287
Sauerkraut, abgetropft	17	70	1,5	0,3	0,2	0,8	2,2	90,7	0	355	288
Schwarzwurzel	18	74	1,4	0,4	+	2,1	18,3	78,6	0	5	320

* = keine Daten verfügbar + = nur in Spuren nachweisbar (0) = Gehalt zu vernachlässigen

Calcium	Phosphor	Magnesium	Eisen	VITAMINE A (Retinol-Äquivalent)	E (Tocopherol-Äquivalent)	B_1 (Thiamin)	B_2 (Riboflavin)	Niacin	B_6 (Pyridoxin)	C (Ascorbinsäure)	**Lebensmittel** (Gehalt je 100 g des verzehrbaren Anteils)
mg	mg	mg	mg	µg	mg	mg	mg	mg	mg	mg	
10	50	15	0,8	1	+	0,1	0,05	1	0,19	14	Kartoffel, gekocht, mit Schale
33	310	69	3,7	0	0,3	0,1	0,19	5,6	0,84	20	Kartoffelflocken (Püree), trocken
20	112	25[a]	1,9	1	0,2	0,14	0,09	2,5	0,25	18	Pommes frites, verzehrfertig, gesalzen
38	134	35	1,4	0	0,01	0,2	0,08	0,6	0,38	14	Knoblauch
50	74	43	0,5	3	0,5	0,04	0,07	0,9	0,2	8	Knollensellerie
68	51	43	0,5	2	0,4	0,05	0,05	1,8	0,07	63	Kohlrabi
47	31	11	0,5	17	0,2	0,05	0,07	0,9	0,2	33	Kohlrübe (Steckrübe)
20	22	9	0,3	187	0,6	0,06	0,08	0,3	0,06	13	Kopfsalat
22	44	8	0,8	128	1,1	0,05	0,07	0,5	0,1	12	Kürbis
158	70	36	3,1	1300	2,5	0,2	0,17	0,8	0,2	68	Löwenzahnblätter
103	39	81	2,7	588	1,5	0,09	0,16	0,6	0,09	39	Mangold
105	93	33	1,4	4	0,1	0,14	0,11	0,6	0,2	114	Meerrettich (Kren)
41	36	17	0,4	1700	0,5	0,07	0,05	0,6	0,3	7	Möhre (Karotte)
256	103	142	4,7	16000	5	0,3	0,3	3,4	0,14	19	getrocknet
24	22	12	0,7	1000	0,3	0,02	0,02	0,3	0,02	3	in Dosen
27	31	12	1,2	437	0,3	0,02	0,03	0,3	0,03	4	Saft
64	75	38	0,7	68	0,1	0,07	0,08	0,8	0,08	36	Okra (Lady's Finger)
10	29	12	0,4	180	2,5	0,05	0,04	0,3	0,24	120	Paprikaschote
51	73	26	0,6	3,3	1	0,08	0,13	0,9	0,1	18	Pastinake
39	56	26	0,9	5	1,7	0,1	0,1	2	0,23	41	Petersilienwurzel
63	46	18	1	11	0,5	0,09	0,07	0,5	0,26	26	Porree (Lauch)
95	35	151	3,6	177	0,5	0,03	0,1	0,5	0,15	72	Portulak
40	27	11	1,5	133	0,5	0,04	0,03	0,3	0,1	28	Radicchio
26	18	8	0,4	3,8	+	0,04	0,04	0,2	0,06	27	Radieschen
40	30	18	0,8	2	+	0,03	0,03	0,4	0,06	29	Rettich
52	24	13	0,5	10	0,3	0,02	0,03	0,2	0,04	10	Rhabarber
31	84	22	1,1	94	0,6	0,13	0,13	0,7	0,3	112	Rosenkohl
29	45	25	0,9	2	0,05	0,03	0,04	0,2	0,05	10	Rote Bete (Rote Rübe)
22	36	20	0,5	2	+	0,03	0,03	0,1	0,04	6	gekocht
20	29	26	0,9	2	+	0,01	0,03	0,2	0,03	3	Saft
35	32	18	0,5	2,5	1,7	0,07	0,05	0,4	0,15	50	Rotkohl (Blaukraut)
160	49	13	1,5	233	0,6	0,04	0,09	0,3	0,07	35	Rucola (Rauke)
54	51	33	2,1	231	1,9	0,07	0,16	0,5	0,03	117	Sauerampfer
48	43	14	0,6	3	0,2	0,03	0,05	0,2	0,2	20	Sauerkraut, abgetropft
53	76	23	3,3	3	6	0,11	0,03	0,3	0,07	4	Schwarzwurzel

a = abgeleitet aus der französischen Nährwertdatenbank (CIQUAL), angepasst an den Wassergehalt

Lebensmittel (Gehalt je 100 g des verzehrbaren Anteils)	ENERGIE		HAUPTNÄHRSTOFFE							MINERALSTOFFE	
			Eiweiß (Protein)	Fett gesamt	Fett MUFS	Kohlenhydrate verwertbar	Kohlenhydrate unverwertbar (Ballaststoffe)	Wasser	Cholesterin	Natrium	Kalium
	kcal	kJ	g	g	g	g	g	g	mg	mg	mg
Spargel	18	74	1,9	0,2	0,1	2	1,3	93,5	0	4	203
in Dose/Glas	13	52	1,9	0,1	+	1	1,3	93,5	0	355	104
Spinat	16	68	2,7	0,3	0,2	0,6	2,6	92,7	0	65	554
tiefgefroren	14	59	2,3	0,3	+	0,5	2,3	94,5	0	40	320
Süßkartoffel (Batate)	108	453	1,6	0,6	+	24,1	3,1	69,2	0	4	400
Tomate (Paradeiser)	17	73	1	0,2	0,1	2,6	1	94,2	0	3	242
in Dose/Tetrapak	19	78	1,2	0,2	+	2,7	0,9	93,9	0	9	193
Ketchup	104	434	2	0,3	0,1	24,7	0,9	71	0	1200	600
Mark, gesalzen	39	162	2,3	0,5	+	5,5	0,5	86	0	590	1160
Saft	17	72	0,8	0,1	+	2,9	0,1	94,2	0	5	230
Topinambur	30	128	2,4	0,4	0,2	4	12,1	78,9	0	3	480
Wegerich (Breitwegerich)	25	105	3,4	0,4	+	1,8	3	84	0	*	537
Weiße Rübe	25	104	1	0,2	+	4,7	3,5	90,5	0	58	240
Weißkohl (Weißkraut)	25	104	1,4	0,2	0,1	4,2	3	90,4	0	13	255
Wirsing	25	105	3	0,4	+	2,4	2,5	90	0	9	236
Zucchini	19	79	1,6	0,4	+	2,2	1,1	93	0	3	177
Zuckermais	86	361	3	1,2	+	15,8	4	78,2	0	+	300
gedämpft	54	224	2,7	1,2	+	8	4	83	0	+	176
in Dosen	110	461	3,2	1,5	0,3	21	2	72,9	0	209	230
Zwiebel	27	114	1,2	0,3	0,1	4,9	1,8	88	0	3	162
getrocknet	198	828	10,8	0,9	+	35,3	36,5	10,8	0	105	1040
Kräuter											
Bärlauch	25	105	1,5	0,5	*	4	2,2	89	0	+	336
Basilikum	46	194	2,4	0,7	0,4	7,5	3,1	85	0	6	600
Brunnenkresse	22	95	1,2	1	0,4	0,4	1,5	92,5	0	49	230
Dill	54	229	3,7	0,8	0,5	8	2,2	83,9	0	27	647
Kerbel	69	293	3,8	0,9	0,6	11,5	3	79	0	10	600
Liebstöckel	41	174	3,5	0,8	0,6	5	3	86,5	0	20	400
Majoran	50	209	2,3	1,2	0,7	7,4	3,2	84,5	0	15	270
Petersilienblätter	50	214	4,4	0,4	0,3	7,4	4,3	81,9	0	37	811
Rosmarin	99	416	1,4	4,4	2,5	13,5	3	73,5	0	15	280
Salbei	119	502	3,9	4,6	2,5	15,6	3,1	66,4	0	4	390
Schnittlauch	27	113	3,6	0,7	0,4	1,6	6,3	83,3	0	3	434
Thymian	95	401	3	2,5	1,6	15,1	3,3	69	0	18	270

* = keine Daten verfügbar   + = nur in Spuren nachweisbar   (0) = Gehalt zu vernachlässigen

Calcium	Phosphor	Magnesium	Eisen	VITAMINE A (Retinol-Äquivalent)	E (Tocopherol-Äquivalent)	B_1 (Thiamin)	B_2 (Riboflavin)	Niacin	B_6 (Pyridoxin)	C (Ascorbinsäure)	**Lebensmittel** (Gehalt je 100 g des verzehrbaren Anteils)
mg	mg	mg	mg	µg	mg	mg	mg	mg	mg	mg	
26	46	18	0,7	+	2,1	0,11	0,11	1	0,06	20	Spargel
17	28	6	0,9	58	1,3	0,06	0,08	0,8	0,03	15	in Dose/Glas
117	55	58	4,1	795	1,4	0,1	0,2	0,6	0,2	51	Spinat
120	45	46	2,1	500	1,4	0,09	0,16	0,5	0,19	29	tiefgefroren
25	45	19	0,8	1300	0,3	0,06	0,05	0,6	0,3	30	Süßkartoffel (Batate)
9	18	14	0,3	114	0,8	0,06	0,04	0,5	0,1	25	Tomate (Paradeiser)
27	11	13	0,5	81	0,5	0,06	0,03	0,7	0,06	17	in Dose/Tetrapak
50	40	20	1,2	100	0,4	1	0,09	2,1	0,13	2	Ketchup
60	34	32	1	207	9,9	0,09	0,06	1,5	0,18	9	Mark, gesalzen
15	15	9,5	0,6	90	0,8	0,05	0,04	0,7	0,11	17	Saft
10	80	20	3,7	2	0,2	0,2	0,06	1,3	0,09	4	Topinambur
412	65	43	4,3	*	*	*	*	*	*	88	Wegerich (Breitwegerich)
50	28	7	0,4	12	0	0,04	0,05	0,6	0,08	20	Weiße Rübe
45	36	14	0,5	12	1,7	0,05	0,05	0,3	0,19	47	Weißkohl (Weißkraut)
64	55	12	0,5	7,5	2,5	0,05	0,07	0,5	0,2	50	Wirsing
30	25	18	1,5	37	0,5	0,2	0,09	0,4	0,12	16	Zucchini
2	83	27	0,5	12	0,1	0,15	0,12	1,7	0,2	12	Zuckermais
7	93	36	0,4	8	0,1	0,11	0,1	1,3	0,2	7	gedämpft
6	68	30	0,3	5	0,1	0,09	0,06	0,8	0,13	4	in Dosen
31	33	11	0,3	1	0,1	0,03	0,03	0,2	0,13	10	Zwiebel
162	243	109	3,3	43	0,7	0,26	0,18	1,1	0,5	42	getrocknet
											Kräuter
76	50	22	2,9	*	*	*	*	*	*	150	Bärlauch
369	86	74	7,3	658	(0)	0,03	0,06	1,1	(0)	11	Basilikum
170	52	15	2,2	692	1,5	0,16	0,06	0,8	0,23	62	Brunnenkresse
230	85	28	5,5	1016	1,7	0,19	0,43	3	0,3	50	Dill
400	50	35	1,6	916	2,5	0,12	0,3	2,3	0,03	36	Kerbel
150	50	30	2	666	1	0,08	0,15	1,7	0,05	45	Liebstöckel
350	55	60	7	133	0,1	0,05	0,06	1,1	0,01	9	Majoran
179	87	44	3,6	901	3,7	0,14	0,3	1,4	0,2	159	Petersilienblätter
370	20	64	8,5	92	0,1	0,1	+	1	+	29	Rosmarin
600	33	160	4,7	215	0	0,11	0,06	1,2	0	2	Salbei
129	75	44	1,6	50	1,6	0,14	0,15	0,6	0,42	47	Schnittlauch
630	67	73	5	127	0	0,16	0,07	1,1	0	2	Thymian

* = keine Daten verfügbar   + = nur in Spuren nachweisbar   (0) = Gehalt zu vernachlässigen

Lebensmittel (Gehalt je 100 g des verzehrbaren Anteils)	ENERGIE		HAUPTNÄHRSTOFFE							MINERALSTOFFE	
			Eiweiß (Protein)	Fett gesamt	Fett MUFS	Kohlenhydrate verwertbar	Kohlenhydrate unverwertbar (Ballaststoffe)	Wasser	Cholesterin	Natrium	Kalium
	kcal	kJ	g	g	g	g	g	g	mg	mg	mg
Pilze											
Austernpilz	11	47	2,3	0,2	0,1	+	5,9	90,9	0	6	254
Birkenpilz	18	74	3,1	0,6	+	+	6,5	92	0	2	360
Butterpilz	12	49	1,7	0,4	+	0,3	5,9	91,1	0	3	190
Champignon (Zuchtchampignon)	16	66	2,7	0,3	0,1	0,6	2	93,6	0	8	390
in Dose/Glas	20	84	3,4	0,5	+	0,5	2	94	0	319	121
Morchel (Speisemorchel)	15	63	2,5	0,3	+	0,5	7	89	0	2	390
Pfifferling (Eierschwammerl)	15	63	2,4	0,5	+	0,2	4,7	91,5	0	3	367
getrocknet	126	530	24,7	2,2	+	1,8	46,5	10	0	32	5370
in Dose/Glas	15	63	2,1	0,7	+	0,2	4,7	88	0	165	155
Reizker	18	76	2,8	0,7	+	0,1	5,5	89,8	0	6	310
Rotkappe	18	76	2,2	0,8	+	0,3	4,7	91,3	0	+	314
Steinpilz	27	113	5,4	0,4	+	0,5	6	87,6	0	6	341
getrocknet	163	685	29,5	3,2	+	4,1	55,3	11,6	0	14	2000
Trüffel	27	113	5,5	0,5	+	7,4	16,5	75,5	0	77	526
Hülsenfrüchte und Produkte daraus											
Alfalfasprossen (Luzerne), roh	31	128	4	0,7	0,4	2,1	1,6	90,9	0	6	79
Bohnen, weiße, reif	238	994	21,1	1,6	0,9	34,7	23,2	10,3	0	3,5	1337
Bohnensprossen, roh	34	140	4,5	0,7	0,2	2,3	3	86,6	0	153	307
Erbsen, reif	271	1135	22,9	1,4	0,8	41,2	16,6	11	0	26	941
Kichererbsen	306	1282	19	5,9	1,5	44,3	15,5	9,3	0	25	756
Sprossen, gekeimt, roh	36	152	5,1	0,3	0,2	1,9	2,1	89,7	0	20	173
Kidneybohnen, in Dosen	104	442	6,9	0,6	0,3	17,8	6,2	67,5	0	390	280
Limabohnen, reif	275	1151	20,6	1,4	0,8	45	14,2	11,5	0	13	1750
Linsen	270	1129	23,5	1,5	0,6	40,6	17	11,5	0	7	837
Mungbohnen, reif	269	1126	23,1	1,2	0,7	41,5	17,3	9,1	0	9	171
Saubohnen, reif	309	1294	23,9	2	0,8	48,9	22	9,7	0	11	108
Sojadrink, ungesüßt, mit Ca, B_2, B_{12}, D	32	134	3,3	1,8	1,1	0,2	0,6	92	0	40	115
Sojabohnen, reif	330	1379	34,9	18,3	10,7	6,3	22	8,5	0	5	1799
Sojafleisch	249	1043	44	2,2	0,5	13,4	21	10	0	779	2100
Sojakäse (Tofu)	85	356	8,8	4,8	2	1,9	0,5	85	0	7	121
Sojamehl, vollfett	361	1510	40,8	20,6	12,1	3,1	18,5	9,1	0	4	1870
Sojasprossen	50	211	5,8	1	0,7	4,7	2,4	85,6	0	30	235
Sojawurst, i. D.	313	1311	12,6	27,3	6,5	4,3	1,8	51	0	512	302

* = keine Daten verfügbar   + = nur in Spuren nachweisbar   (0) = Gehalt zu vernachlässigen

Calcium mg	Phosphor mg	Magnesium mg	Eisen mg	VITAMINE A (Retinol-Äquivalent) µg	E (Tocopherol-Äquivalent) mg	B_1 (Thiamin) mg	B_2 (Riboflavin) mg	Niacin mg	B_6 (Pyridoxin) mg	C (Ascorbinsäure) mg	Lebensmittel (Gehalt je 100 g des verzehrbaren Anteils)
											Pilze
12	67	13	1,2	2	+	0,19	0,29	10	0,09	+	Austernpilz
2	83	10	1,6	0	0,1	0,1	0,44	4,9	0,05	7	Birkenpilz
25	70	6	1,3	0	0,1	0,1	0,4	5	0,05	8	Butterpilz
10	120	13	1,1	2	0,1	0,1	0,45	4,7	0,06	4	Champignon (Zuchtchampignon)
19	69	15	0,8	1	0,1	0,02	0,22	1,6	0,06	2	in Dose/Glas
11	162	16	1,2	0	0,2	0,13	0,06	5	0,05	5	Morchel (Speisemorchel)
4	56	14	6,5	217	0,1	0,02	0,23	6,5	0,04	6	Pfifferling (Eierschwammerl)
85	581	135	17,2	1355	0,6	0,16	1,68	57,6	0,33	2	getrocknet
5	33	6	1	217	+	0,01	0,11	3	0,04	3	in Dose/Glas
6	74	12	1,3	0	0,1	0,1	0,06	5	0,05	6	Reizker
30	70	9	1	0	0,1	0,1	0,4	5	0,05	5	Rotkappe
4	85	12	1	1	0,2	0,03	0,37	4,9	0,03	3	Steinpilz
34	642	83	8,4	8	0,2	0,19	1,95	31,3	0,18	8	getrocknet
24	62	24	3,5	2	0,1	0,1	0,4	5	0,05	5	Trüffel
											Hülsenfrüchte und Produkte daraus
30	70	27	1	0	0,1	0,08	0,13	0,5	0,03	8	Alfalfasprossen (Luzerne), roh
113	426	140	6,1	67	0,2	0,5	0,2	2,1	0,41	2	Bohnen, weiße, reif
30	60	50	1	0	0,1	0,37	0,22	2	0,1	20	Bohnensprossen, roh
51	375	118	5,2	13	1	0,76	0,27	2,8	0,12	1	Erbsen, reif
124	332	129	6,1	30	2,9	0,5	0,13	1,6	0,55	5	Kichererbsen
56	94	18	1,0	17	0,1	0,17	0,15	1,74	0,22	22	Sprossen, gekeimt, roh
71	130	30	2	0	0,2	0,2	0,06	0,4	0,11	1	Kidneybohnen, in Dosen
90	353	207	6,3	1	1,1	0,5	0,19	1,9	0,47	0	Limabohnen, reif
65	412	129	8	17	1,1	0,48	0,26	2,5	0,58	7	Linsen
90	365	166	6,8	6	1,9	0,5	0,23	2,3	0,4	15	Mungbohnen, reif
100	421	190	5,5	6	0,3	0,5	0,26	2,6	0,37	1	Saubohnen, reif
120	110	21	0,4	30	0,7	0,04	0,21	0,2	0,06	0	Sojadrink, ungesüßt, mit Ca, B_2, B_{12}, D
201	550	220	6,6	63	1,5	1	0,5	2,5	1	0	Sojabohnen, reif
250	650	300	11	6	13	1,1	0,3	2,5	0,29	0	Sojafleisch
105	98	99	5,4	4	0,5	0,08	0,05	0,2	0,05	+	Sojakäse (Tofu)
195	553	247	12,1	14	1,5	0,77	0,28	2,2	0,51	0	Sojamehl, vollfett
32	75	19	0,9	4	0,1	0,16	0,16	1,5	0,16	20	Sojasprossen
45	111	23	1,6	51	4,6	0,06	0,3	1,1	0,03	3	Sojawurst, i. D.

∗ = keine Daten verfügbar + = nur in Spuren nachweisbar (0) = Gehalt zu vernachlässigen

Lebensmittel (Gehalt je 100 g des verzehrbaren Anteils)	ENERGIE		HAUPTNÄHRSTOFFE							MINERALSTOFFE	
			Eiweiß (Protein)	Fett gesamt	Fett MUFS	Kohlenhydrate verwertbar	Kohlenhydrate unverwertbar (Ballaststoffe)	Wasser	Cholesterin	Natrium	Kalium
	kcal	kJ	g	g	g	g	g	g	mg	mg	mg
Milch											
Kuhmilch, H-Milch, 3,5 % Fett	64	267	3,3	3,5	0,1	4,8	0	87,5	10	48	157
H-Milch, entrahmt, 0,1 % Fett	35	146	3,5	0,1	+	4,9	0	90,5	+	50	150
H-Milch, fettarm, 1,5 % Fett	47	195	3,4	1,5	0,1	4,9	0	89,3	4	49	155
Rohmilch, Vorzugsmilch	67	280	3,3	3,8	0,1	4,8	0	87,5	10	48	157
Trinkmilch, 3,5 % Fett	64	267	3,3	3,5	0,1	4,8	0	87,5	10	48	157
Trinkmilch, entrahmt, 0,1 % Fett	35	146	3,5	0,1	+	4,9	0	90,5	+	50	150
Trinkmilch, fettarm, 1,5 % Fett	47	195	3,4	1,5	0,1	4,9	0	89,3	4	49	155
Muttermilch	67	278	1,2	3,7	0,4	7,1	0	87,7	25	13	47
Schafsmilch	97	405	5,3	6,3	0,3	4,7	0	82,7	11	30	182
Stutenmilch	47	197	2,2	1,5	0,1	6,2	0	89,7	5	64	9
Ziegenmilch	69	289	3,7	3,9	0,1	4,8	0	86,6	11	42	177
Milchprodukte											
Buttermilch	37	155	3,5	0,5	0,1	4	0	91,2	1	57	147
Buttermilchpulver	380	1590	38,6	5,5	*	44	0	3,1	16	628	1597
Crème fraîche, 40 % Fett	378	1582	2	40	1,6	2,5	0	54,5	131	39	105
Dickmilch aus Trinkmilch, 3,5 % Fett	61	254	3,3	3,5	0,1	4	0	87,5	11	48	157
entrahmt, 0,1 % Fett	32	133	3,5	0,1	+	4,2	0	89,8	+	50	150
Joghurt aus Kuhmilch, fettarm, 1,5 % Fett	47	195	3,4	1,5	0,1	4,1	0	89,4	4	49	155
fettarm, 1,5 % Fett, mit Früchten, gezuckert	78	327	3	1,3	0,1	13,6	*	80,7	4	40	130
aus Magermilch, 0,1 % Fett	34	144	3,5	0,1	+	4,2	0	89,8	+	50	150
aus Trinkmilch, 3,5 % Fett	64	267	3,3	3,5	0,1	4	0	87,5	10	48	157
mit Früchten und Zucker	94	391	2,9	3,1	0,1	13,5	*	85	10	40	130
Joghurt aus Schafsmilch, 3,8 % Fett	67	279	3,9	3,8	0,1	4,4	0	90	10	48	157
Kakaotrunk aus Magermilch	52	219	3,5	0,3	+	8,9	*	85,7	1	50	170
Kefir[a] aus Trinkmilch, 3,5 % Fett	61	254	3,3	3,5	0,1	4	0	87,5	11	48	157
Kondensmagermilch, gezuckert	269	1124	10	0,2	+	56,7	0	29	1	180	500
ungezuckert	83	347	8,2	0,2	+	12,1	0	77,3	2	120	390
Kondensmilch, 4 % Fett	128	534	9,4	4,1	0,1	13,3	0	71,2	13	137	448
7,5 % Fett	133	558	6,5	7,6	*	9,6	*	74,7	25	98	322
10 % Fett	177	742	8,8	10,1	*	12,5	*	66,7	33	128	420
gezuckert, 8 % Fett	320	1337	8,2	8,8	0,2	51,9	0	26,1	29	88	360
Milchpudding	94	393	2,8	1,2	*	18	*	76,1	5	40	120
Molke, süß	24	100	0,8	0,2	+	4,7	0	93,6	82	45	129

a = handelsüblicher Kefir enthält bis zu 0,5 % Alkohol   * = keine Daten verfügbar   + = nur in Spuren nachweisbar   (0) = Gehalt zu vernachlässig

Calcium	Phosphor	Magnesium	Eisen	VITAMINE A (Retinol-Äquivalent)	E (Tocopherol-Äquivalent)	B_1 (Thiamin)	B_2 (Riboflavin)	Niacin	B_6 (Pyridoxin)	C (Ascorbinsäure)	Lebensmittel (Gehalt je 100 g des verzehrbaren Anteils)
mg	mg	mg	mg	µg	mg	mg	mg	mg	mg	mg	
											Milch
120	102	12	0,1	31	0,1	0,04	0,18	0,1	0,05	2	Kuhmilch, H-Milch, 3,5 % Fett
125	96	14	0,1	2	+	0,04	0,19	0,1	0,05	1	H-Milch, entrahmt, 0,1 % Fett
123	94	12	0,1	13	+	0,04	0,18	0,1	0,05	2	H-Milch, fettarm, 1,5 % Fett
120	102	12	0,1	33	0,1	0,04	0,18	0,1	0,05	2	Rohmilch, Vorzugsmilch
120	92	12	0,1	31	0,1	0,04	0,18	0,1	0,05	1	Trinkmilch, 3,5 % Fett
125	96	14	0,1	1	+	0,04	0,19	0,1	0,05	1	Trinkmilch, entrahmt, 0,1 % Fett
123	94	12	0,1	13	+	0,04	0,18	0,1	0,05	1	Trinkmilch, fettarm, 1,5 % Fett
31	15	4	0,1	69	0,2	0,02	0,04	0,2	0,01	4	Muttermilch
183	115	11	0,1	50	0,2	0,05	0,23	0,5	0,08	4	Schafsmilch
110	54	9	0,1	17	0,1	0,03	0,03	0,1	0,03	15	Stutenmilch
123	103	13	0,1	73	0,1	0,05	0,15	0,3	0,03	2	Ziegenmilch
											Milchprodukte
109	90	16	0,1	9	+	0,03	0,16	0,1	0,04	1	Buttermilch
1200	991	176	1,1	66	1	0,35	1,5	1	0,34	5	Buttermilchpulver
73	59	8	+	*	1,1	0,03	0,11	+	0,01	1	Crème fraîche, 40 % Fett
120	102	12	0,1	31	0,1	0,03	0,18	0,1	0,05	1	Dickmilch aus Trinkmilch, 3,5 % Fett
125	96	14	0,1	2	+	0,03	0,19	0,1	0,05	1	entrahmt, 0,1 % Fett
123	94	14	0,1	13	+	0,03	0,18	0,1	0,05	1	Joghurt aus Kuhmilch, fettarm, 1,5 % Fett
100	90	10	+	10	0,1	0,03	0,15	0,1	0,04	2	fettarm, 1,5 % Fett, mit Früchten, gezuckert
125	96	12	0,1	2	+	0,03	0,19	0,1	0,05	1	aus Magermilch, 0,1 % Fett
120	102	12	0,1	31	0,1	0,03	0,18	0,1	0,05	1	aus Trinkmilch, 3,5 % Fett
100	90	10	+	20	0,1	0,03	0,15	0,1	0,04	2	mit Früchten und Zucker
120	92	12	0,1	30	0,1	0,04	0,18	0,1	0,05	1	Joghurt aus Schafsmilch, 3,8 % Fett
120	110	12	0,3	*	*	0,04	0,18	0,1	0,05	1	Kakaotrunk aus Magermilch
120	92	12	0,1	31	0,1	0,03	0,18	0,1	0,05	1	Kefir[a] aus Trinkmilch, 3,5 % Fett
340	270	38	0,3	4	*	0,12	0,41	0,3	0,07	2	Kondensmagermilch, gezuckert
290	240	29	0,1	0	0	0,7	0,44	0,2	0,07	+	ungezuckert
336	262	37	0,1	29	0,1	0,1	0,51	0,3	0,08	3	Kondensmilch, 4 % Fett
242	189	27	0,1	53	0,2	0,07	0,37	0,2	0,06	2	7,5 % Fett
315	246	35	0,1	72	0,2	0,09	0,48	0,3	0,08	3	10 % Fett
238	236	25	0,3	114	0,3	0,09	0,39	0,2	0,06	4	gezuckert, 8 % Fett
100	80	10	+	30	+	0,03	0,14	0,1	0,04	2	Milchpudding
68	43	1	0,1	3	+	0,04	0,15	0,2	0,04	1	Molke, süß

* = keine Daten verfügbar   + = nur in Spuren nachweisbar   (0) = Gehalt zu vernachlässigen

Lebensmittel (Gehalt je 100 g des verzehrbaren Anteils)	ENERGIE		HAUPTNÄHRSTOFFE							MINERALSTOFFE	
			Eiweiß (Protein)	Fett gesamt	Fett MUFS	Kohlenhydrate verwertbar	Kohlenhydrate unverwertbar (Ballaststoffe)	Wasser	Cholesterin	Natrium	Kalium
	kcal	kJ	g	g	g	g	g	g	mg	mg	mg
Molkenpulver	345	1445	11,6	2,9	+	68,2	0	7,1	4	653	1873
Sahne, 10 % Fett (Kaffeerahm)	123	516	3,1	10,5	0,3	4,1	0	81,7	34	40	132
30 % Fett (Schlagsahne)	309	1291	2,4	31,7	0,8	3,4	0	62	109	34	112
Schlagsahne, extra	346	1446	2,2	36	1,1	3,2	0	58,1	124	32	105
Saure Sahne, Sauerrahm, 10 % Fett	117	490	3,1	10	0,7	3,7	0	81,8	33	58	158
extra	189	790	2,8	18	*	3,4	0	74,5	48	53	144
Schmand, 24 % Fett	239	1001	2,6	24	0,9	3,2	0	69	79	49	133
Trockenmilchpulver, aus Magermilch	348	1455	35,3	1	+	49,4	0	4,3	3	504	1642
aus Vollmilch	486	2034	25,5	26,2	0,7	37,1	0	3,5	85	371	1160
Käse											
FRISCHKÄSE UND SPEISEQUARK											
Feta, 40 % Fett i. Tr.	218	910	18,4	16	0,6	+	0	63	38	1300	150
45 % Fett i. Tr.	236	987	16,7	18,1	0,7	0,5	0	59,1	45	1272	150
Frischkäse (Kuh), Doppelrahmfrischkäse	339	1419	11,3	31,5	1	2,6	0	52,8	84	375	95
Rahmfrischkäse, 50 % Fett i. Tr.	269	1126	13,5	23,6	0,8	+	0	57	63	*	118
Frischkäse (Schaf), ≥ 45 % Fett i. Tr.	205	858	11	17,0	*	2,5	0	*	*	40	*
Frischkäse (Ziege), ≥ 45 % Fett i. Tr.	169	705	8,5	13,0	0,3	4,4	0	60	61	184	145
Frischkäsezuber. mit Kräutern, 20 % Fett i. Tr.	134	559	13,2	7,5	0,3	3,3	0	73	28	390	120
60 % Fett i. Tr.	251	1049	8,5	23	1	2,4	0	63	85	350	90
Fruchtquark, 20 % Fett i. Tr.	124	519	10	3,7	+	12,7	1	70	13	30	100
Körniger Frischkäse (Hüttenkäse)	81	337	13,6	2,9	0,1	+	0	79,4	10	400	50
Mascarpone	460	1926	4,6	47,5	1,9	3,6	0	46,8	138	40	80
Mozzarella aus Büffelmilch, 52 % Fett i. Tr.	276	1155	14	24	1,1	1	0	55,5	56	200	145
Mozzarella aus Kuhmilch, 20 % Fett i. Tr.	101	423	12,3	4,3	0,2	3,3	0	80	11	230	88
Mozzarella aus Kuhmilch, 45 % Fett i. Tr.	253	1057	18,6	19,8	0,6	+	0	57	46	500	100
Ricotta	175	732	9,3	15	0,5	0,3	0	75	40	90	100
Robiola, 75 % Fett i. Tr.	333	1392	7	33	1,3	1,9	0	57	100	520	80
Schichtkäse, 10 % Fett i. Tr.	88	367	12,7	2,4	0,1	3,8	0	78,6	7	40	127
50 % Fett i. Tr.	175	733	8,3	14,5	0,6	2,9	0	72	54	40	110
Speisequark (Topfen), 20 % Fett i. Tr.	109	455	12,5	5,1	0,1	2,7	0	78	14	35	87
40 % Fett i. Tr.	160	667	11,1	11,4	0,3	2,6	0	73,5	30	34	82
mager	72	300	13,5	0,3	+	3,2	0	81,3	1	40	95

* = keine Daten verfügbar   + = nur in Spuren nachweisbar   (0) = Gehalt zu vernachlässigen

Calcium mg	Phosphor mg	Magnesium mg	Eisen mg	VITAMINE A (Retinol-Äquivalent) µg	E (Tocopherol-Äquivalent) mg	B_1 (Thiamin) mg	B_2 (Riboflavin) mg	Niacin mg	B_6 (Pyridoxin) mg	C (Ascorbinsäure) mg	Lebensmittel (Gehalt je 100 g des verzehrbaren Anteils)
987	624	15	1,5	15	0,1	0,49	2,5	0,8	0,6	5	Molkenpulver
101	85	11	0,1	74	0,3	0,03	0,16	0,1	0,04	1	Sahne, 10 % Fett (Kaffeerahm)
80	63	10	+	275	0,8	0,03	0,15	0,1	0,04	1	30 % Fett (Schlagsahne)
75	59	9	+	312	0,9	0,03	0,14	0,1	0,03	1	Schlagsahne, extra
110	88	12	0,1	120	0,5	0,04	0,16	0,1	0,02	1	Saure Sahne, Sauerrahm, 10 % Fett
100	80	11	0,1	*	0,5	0,04	0,15	0,1	0,02	1	extra
93	74	10	0,1	240	0,7	0,04	0,14	0,1	0,02	1	Schmand, 24 % Fett
1259	967	121	1	12	+	0,34	2,18	1,1	0,28	2	Trockenmilchpulver, aus Magermilch
926	710	110	0,8	253	0,5	0,27	1,4	0,7	0,2	11	aus Vollmilch
											Käse
											FRISCHKÄSE UND SPEISEQUARK
500	400	25	0,7	180	0,5	0,04	0,3	0,2	0,1	0	Feta, 40 % Fett i. Tr.
429	337	19	0,7	210	0,5	0,04	0,3	0,2	0,1	0	45 % Fett i. Tr.
79	137	7	0,6	325	0,7	0,05	0,23	0,1	0,06	0	Frischkäse (Kuh), Doppelrahmfrischkäse
98	170	9	*	248	0,7	0,06	0,29	0,1	0,07	0	Rahmfrischkäse, 50 % Fett i. Tr.
150	*	100	*	*	*	*	*	*	*	0	Frischkäse (Schaf), ≥ 45 % Fett i. Tr.
214	145	15	0,2	130	0,3	0,03	0,24	0,1	0,05	0	Frischkäse (Ziege), ≥ 45 % Fett i. Tr.
120	180	11	0,1	80	0,2	0,03	0,29	0,1	0,06	+	Frischkäsezuber. mit Kräutern, 20 % Fett i. Tr.
90	150	7	0,1	250	0,7	0,02	0,23	0,1	0,06	+	60 % Fett i. Tr.
70	150	8	0,2	2	0,1	0,03	0,28	0,1	0,03	2	Fruchtquark, 20 % Fett i. Tr.
100	170	9	0,1	30	0,1	0,03	0,28	0,1	0,06	0	Körniger Frischkäse (Hüttenkäse)
60	130	6	0,1	520	1,4	0,02	0,21	0,1	0,04	0	Mascarpone
210	195	10	0,2	268	0,24	0,03	0,27	0,4	0,09	0	Mozzarella aus Büffelmilch, 52 % Fett i. Tr.
95	150	8	0,3	20	0,1	0,03	0,25	0,1	0,06	0	Mozzarella aus Kuhmilch, 20 % Fett i. Tr.
450	350	20	0,3	220	0,6	0,04	0,35	0,3	0,1	0	Mozzarella aus Kuhmilch, 45 % Fett i. Tr.
274	270	14	0,4	320	0,7	0,02	0,19	0,1	0,05	0	Ricotta
70	130	6	0,1	360	1	0,02	0,21	0,1	0,06	0	Robiola, 75 % Fett i. Tr.
91	172	11	0,1	22	0,1	0,03	0,3	0,1	0,06	0	Schichtkäse, 10 % Fett i. Tr.
85	170	10	0,1	160	0,4	0,04	0,26	0,1	0,06	0	50 % Fett i. Tr.
85	165	11	0,4	44	0,1	0,04	0,27	0,1	0,09	1	Speisequark (Topfen), 20 % Fett i. Tr.
95	187	10	0,3	99	0,3	0,03	0,24	0,1	0,08	1	40 % Fett i. Tr.
92	160	12	0,4	2	+	0,04	0,3	0,2	0,1	1	mager

* = keine Daten verfügbar + = nur in Spuren nachweisbar (0) = Gehalt zu vernachlässigen

Lebensmittel (Gehalt je 100 g des verzehrbaren Anteils)	ENERGIE		HAUPTNÄHRSTOFFE							MINERALSTOFFE	
			Eiweiß (Protein)	Fett gesamt	Fett MUFS	Kohlenhydrate verwertbar	Kohlenhydrate unverwertbar (Ballaststoffe)	Wasser	Cholesterin	Natrium	Kalium
	kcal	kJ	g	g	g	g	g	g	mg	mg	mg
HARTKÄSE, SCHMELZKÄSE, SCHNITTKÄSE UND WEICHKÄSE											
Appenzeller, 50 % Fett i. Tr.	386	1615	25,4	31,6	1,3	+	0	39	84	620	82
Back-Camembert, 45 % Fett i. Tr.	229	958	19	17	0,7	+	0	47	40	700	190
Bavaria Blue, 70 % Fett i. Tr.	413	1727	13,2	40	1,6	+	0	44	112	700	100
Bel Paese	373	1562	25,4	30,2	0,3	+	0	38,9	100	1300	140
Bergkäse aus Kuhmilch, 45 % Fett i. Tr.	386	1613	28,9	30	1,2	+	0	36	70	300	100
Bergkäse, ≥ 20 % Fett i. Tr.	375	1568	35,6	25,8	0,6	0,1	0	40	69	840	175
Bergkäse aus Ziegenmilch, 45 % Fett i. Tr.	344	1439	25,3	27,0	0,5	+	0	40	72	521	68
Bleu d'Auvergne, 50 % Fett i. Tr.	358	1498	22,9	29,6	1,2	+	0	43	69	850	100
Bleu de Bresse, 50 % Fett i. Tr.	358	1498	22,9	29,6	1,2	+	0	43	69	850	100
Brie, 60 % Fett i. Tr.	369	1529	17	33	0,9	1	0	46,3	93	457	150
Butterkäse, 30 % Fett i. Tr.	244	1020	26,3	15,4	0,6	+	0	52	36	800	100
60 % Fett i. Tr.	380	1591	17	34,7	1,4	+	0	44	81	700	100
Cambozola, 70 % Fett i. Tr.	413	1727	13,2	40	1,6	+	0	44	112	700	100
Camembert, 30 % Fett i. Tr.	216	902	23,5	13,5	0,4	+	0	58,2	38	680	120
45 % Fett i. Tr.	285	1194	21	22,3	0,6	0,1	0	52	62	680	110
60 % Fett i. Tr.	378	1580	17,9	34	*	+	0	43,9	93	720	95
Chester (Cheddar), 50 % Fett i. Tr.	403	1670	25,5	33,4	1,3	0,5	0	36	102	670	77
Edamer, 30 % Fett i. Tr.	254	1064	26,4	16,2	*	+	0	49,1	43	520	95
40 % Fett i. Tr.	355	1485	24,3	28,3	0	+	0	41,9	75	520	67
Edelpilzkäse, 60 % Fett i. Tr.	355	1484	21,1	29,8	0,8	+	0	42,8	88	800	128
Emmentaler, 45 % Fett i. Tr.	398	1664	28,9	31,2	0	+	0	35,1	84	170	84
Favorel, Danbo, 45 % Fett i. Tr.	325	1360	24,1	25,4	1	+	0	46	59	600	100
Gorgonzola	360	1507	19,4	31,2	0,9	+	0	42,4	83	1400	260
Gouda, 40 % Fett i. Tr.	300	1253	24,7	22,3	0,9	+	0	48	52	600	100
deutscher, 48 % Fett i. Tr.	343	1434	22,7	28	1,1	+	0	45	65	600	100
Gruyère (Greyerzer)	399	1669	26,9	32,1	1,5	+	0	35,6	96	588	86
Harzer (Korbkäse, Mainzer Handkäse)	126	528	30	0,7	+	+	0	64	2	1520	100
Hobelkäse, 50 % Fett i. Tr.	474	1983	33	38	1,5	+	0	25	89	1000	100
Jarlsberg, 45 % Fett i. Tr.	349	1460	26,7	26,9	1,1	+	0	42	69	600	120
Käsepastete mit Walnüssen, 50 % Fett i. Tr.	314	1315	12,5	28	1,1	3,1	*	51	65	1200	160
Kochkäse, 10 % Fett i. Tr.	101	423	14,7	3	0,1	3,8	0	73	7	400	100
40 % Fett i. Tr.	187	781	12	13,9	0,6	3,4	0	67	32	400	100
Leerdamer, 45 % Fett i. Tr.	352	1473	25,9	27,6	1,1	+	0	42	64	600	100

* = keine Daten verfügbar + = nur in Spuren nachweisbar (0) = Gehalt zu vernachlässigen

Calcium mg	Phosphor mg	Magnesium mg	Eisen mg	VITAMINE A (Retinol-Äquivalent) µg	E (Tocopherol-Äquivalent) mg	B_1 (Thiamin) mg	B_2 (Riboflavin) mg	Niacin mg	B_6 (Pyridoxin) mg	C (Ascorbinsäure) mg	Lebensmittel (Gehalt je 100 g des verzehrbaren Anteils)
											HARTKÄSE, SCHMELZKÄSE, SCHNITTKÄSE UND WEICHKÄSE
740	540	29	0,3	350	0,9	0,04	0,44	0,1	0,07	0	Appenzeller, 50 % Fett i. Tr.
310	300	26	0,7	190	0,5	0,06	0,45	1,3	0,16	0	Back-Camembert, 45 % Fett i. Tr.
360	200	18	0,3	440	1,2	0,04	0,35	1,2	0,15	0	Bavaria Blue, 70 % Fett i. Tr.
604	480	48	0,5	493	0,5	0,03	0,22	0,3	0,18	0	Bel Paese
1100	700	43	0,3	330	0,9	0,04	0,32	0,1	0,11	0	Bergkäse aus Kuhmilch, 45 % Fett i. Tr.
1176	871	43	0,4	360	0,6	0,02	0,62	0,2	0,1	0	Bergkäse, ≥ 20 % Fett i. Tr.
690	410	30	0,3	300	0,4	0,06	0,36	0,1	0,07	0	Bergkäse aus Ziegenmilch, 45 % Fett i. Tr.
700	500	50	0,4	330	0,9	0,04	0,43	0,6	0,12	0	Bleu d'Auvergne, 50 % Fett i. Tr.
700	500	50	0,4	330	0,9	0,04	0,43	0,6	0,12	0	Bleu de Bresse, 50 % Fett i. Tr.
250	200	20	0,3	311	1,0	0,04	0,52	1,4	0,15	0	Brie, 60 % Fett i. Tr.
800	500	40	0,4	170	0,5	0,04	0,35	0,1	0,06	0	Butterkäse, 30 % Fett i. Tr.
600	300	27	0,4	380	1	0,05	0,3	0,1	0,06	0	60 % Fett i. Tr.
360	200	18	0,3	440	1,2	0,04	0,35	1,2	0,15	0	Cambozola, 70 % Fett i. Tr.
600	385	20	0,2	217	0,3	0,05	0,67	1,2	0,28	0	Camembert, 30 % Fett i. Tr.
570	350	17	0,2	362	0,5	0,05	0,6	1,1	0,25	+	45 % Fett i. Tr.
490	310	15	0,1	552	0,8	0,04	0,37	1	0,2	0	60 % Fett i. Tr.
720	490	25	0,3	259	0,65	0,05	0,52	0,96	0,22	+	Chester (Cheddar), 50 % Fett i. Tr.
800	570	34	0,3	166	0,5	0,06	0,35	0,1	0,07	0	Edamer, 30 % Fett i. Tr.
678	403	29	0,3	290	0,8	0,06	0,35	0,1	0,06	0	40 % Fett i. Tr.
526	362	39	0,2	290	0,8	0,04	0,5	0,8	0,18	0	Edelpilzkäse, 60 % Fett i. Tr.
1030	620	31	0,4	293	0,35	0,01	0,3	0,2	0,12	0	Emmentaler, 45 % Fett i. Tr.
800	550	36	0,3	280	0,8	0,04	0,3	0,1	0,07	0	Favorel, Danbo, 45 % Fett i. Tr.
612	356	20	0,3	257	0,6	0,05	0,43	0,3	0,11	0	Gorgonzola
800	443	28	0,5	250	0,7	0,04	0,3	0,1	0,07	0	Gouda, 40 % Fett i. Tr.
750	440	28	0,5	310	0,8	0,04	0,3	0,1	0,06	0	deutscher, 48 % Fett i. Tr.
881	581	33	0,3	307	0,35	0,02	0,32	0,1	0,13	0	Gruyère (Greyerzer)
125	270	15	0,3	10	+	0,03	0,35	0,7	0,03	0	Harzer (Korbkäse, Mainzer Handkäse)
1200	800	44	0,6	420	1,1	0,03	0,5	0,2	0,1	0	Hobelkäse, 50 % Fett i. Tr.
800	530	40	0,4	300	0,8	0,02	0,37	0,1	0,06	0	Jarlsberg, 45 % Fett i. Tr.
400	600	30	1	310	0,8	0,07	0,37	0,4	0,07	0	Käsepastete mit Walnüssen, 50 % Fett i. Tr.
200	300	20	0,3	30	0,1	0,04	0,38	0,2	0,07	0	Kochkäse, 10 % Fett i. Tr.
160	240	16	0,2	150	0,4	0,04	0,3	0,2	0,07	0	40 % Fett i. Tr.
750	500	40	0,3	300	0,8	0,04	0,35	0,1	0,06	0	Leerdamer, 45 % Fett i. Tr.

∗ = keine Daten verfügbar + = nur in Spuren nachweisbar (0) = Gehalt zu vernachlässigen

Lebensmittel (Gehalt je 100 g des verzehrbaren Anteils)	ENERGIE		HAUPTNÄHRSTOFFE							MINERALSTOFFE	
			Eiweiß (Protein)	Fett gesamt	Fett MUFS	Kohlenhydrate verwertbar	Kohlenhydrate unverwertbar (Ballaststoffe)	Wasser	Cholesterin	Natrium	Kalium
	kcal	kJ	g	g	g	g	g	g	mg	mg	mg
Limburger, 20 % Fett i. Tr.	184	768	26,4	8,6	*	+	0	58,5	21	720	147
45 % Fett i. Tr.	268	1121	21,0	21,0	0,6	2,0	0	52	90	1000	250
Lindenberger, 45 % Fett i. Tr.	386	1613	28,9	30	1,2	+	0	36	70	300	100
light, 30 % Fett i. Tr.	286	1197	31	18	0,7	+	0	44	42	300	100
Maaslander, 50 % Fett i. Tr.	355	1486	22,2	29,6	1,2	+	0	44	69	600	100
Morbier, 40 % Fett i. Tr.	297	1242	23,8	22,4	0,9	+	0	47,5	52	600	100
Parmesan, 37 % Fett i. Tr.	387	1619	33,5	28,1	0,8	+	0	30,4	91	600	102
Provolone, 50 % Fett i. Tr.	365	1528	26,3	28,9	0,9	+	0	39,6	40	615	120
Pyrenäenkäse, 50 % Fett i. Tr.	356	1488	22,3	29,6	1,2	+	0	44	69	600	100
Raclettekäse, 48 % Fett i. Tr.	343	1434	22,7	28	1,1	+	0	45	65	600	100
Reibekäse, 45 % Fett i. Tr.	386	1613	28,9	30	1,2	+	0	36	70	300	100
Romadur, 20 % Fett i. Tr.	187	781	26,4	9	0,4	+	0	60	21	800	100
30 % Fett i. Tr.	226	946	24,8	14,1	0,6	+	0	57	33	1230	117
Roquefort, ≥ 52 % Fett i. Tr.	374	1550	19,1	32,1	1,5	1,8	0	40,3	90	1560	110
Schafskäse, Schnittkäse, ≥ 50 % Fett i. Tr.	323	1351	20,0	27,0	1,0	+	0	50	63	1400	100
Schafskäse, Weichkäse, 50 % Fett i. Tr.	314	1313	21,1	25,5	0,9	+	0	50	72	700	150
Schmelzkäse, 20 % Fett i. Tr.	188	787	17	10	0,4	7,5	0	60	23	1200	200
30 % Fett i. Tr.	209	874	15	14	0,6	5,7	0	59	32	1100	200
45 % Fett i. Tr.	270	1130	14,4	23,6	0,4	+	0	51,3	63	1260	65
Scheibletten, 20 % Fett i. Tr.	207	866	22	11	0,4	5	0	57	25	1200	200
Zubereitung mit Champignons oder Schinken, 40 % Fett i. Tr.	251	1050	15	19	0,8	5	*	54	44	1100	200
Steppenkäse, 45 % Fett i. Tr.	325	1360	24,1	25,4	1	+	0	46	59	600	100
Tête de Moine, 50 % Fett i. Tr.	420	1740	24,7	35,5	1,6	0	0	35	107	929	84
Tilsiter, 30 % Fett i. Tr.	270	1128	28,7	17,2	0,4	+	0	46,2	46	584	69
45 % Fett i. Tr.	358	1496	26,3	27,7	0,7	+	0	40,1	74	584	60
Trappistenkäse, 45 % Fett i. Tr.	342	1429	25,1	26,8	1,1	+	0	44	62	600	100
Westberg, 45 % Fett i. Tr.	352	1473	25,9	27,6	1,1	+	0	42	64	600	100
Westlight, 30 % Fett i. Tr.	271	1133	26,1	18,5	0,7	+	0	50	43	600	100
Ziegenkäse, Schnittkäse, 50 % Fett i. Tr.	396	1648	22,4	32,5	0,3	0,1	0	38,3	94	757	117
Weichkäse, 45 % Fett i. Tr.	280	1172	21	21,8	0,5	+	0	54	36	800	230

Laktosegehalt: Alle Milchprodukte enthalten gewisse Mengen Laktose (Milchzucker). In vergorenen Produkten wie Joghurt, Kefir und Sauermilch steckt relativ wenig Laktose; bei Käse ist die Menge oft zu vernachlässigen. Siehe dazu Seite 119.

* = keine Daten verfügbar   + = nur in Spuren nachweisbar   (0) = Gehalt zu vernachlässigen

Calcium mg	Phosphor mg	Magnesium mg	Eisen mg	VITAMINE A (Retinol-Äquivalent) µg	E (Tocopherol-Äquivalent) mg	B_1 (Thiamin) mg	B_2 (Riboflavin) mg	Niacin mg	B_6 (Pyridoxin) mg	C (Ascorbinsäure) mg	Lebensmittel (Gehalt je 100 g des verzehrbaren Anteils)
610	285	20	0,4	165	0,3	0,06	0,4	0,1	0,1	0	Limburger, 20 % Fett i. Tr.
700	300	20	0,1	223	0,6	0,03	0,21	0,1	0,06	1	45 % Fett i. Tr.
1100	700	43	0,3	330	0,9	0,04	0,32	0,1	0,11	0	Lindenberger, 45 % Fett i. Tr.
1200	730	46	0,3	200	0,5	0,04	0,34	0,1	0,11	0	light, 30 % Fett i. Tr.
700	500	33	0,4	330	0,9	0,04	0,3	0,1	0,06	0	Maaslander, 50 % Fett i. Tr.
800	550	40	0,4	250	0,7	0,04	0,35	0,1	0,06	0	Morbier, 40 % Fett i. Tr.
1159	678	43	0,7	373	0,7	0,03	0,37	0,05	0,1	0	Parmesan, 37 % Fett i. Tr.
881	576	31	0,5	297	0,5	0,02	0,32	0,2	0,08	0	Provolone, 50 % Fett i. Tr.
700	500	36	0,4	330	0,9	0,04	0,32	0,1	0,06	0	Pyrenäenkäse, 50 % Fett i. Tr.
750	500	34	0,3	310	0,8	0,04	0,3	0,1	0,06	0	Raclettekäse, 48 % Fett i. Tr.
1100	700	43	0,3	330	0,9	0,04	0,32	0,1	0,11	0	Reibekäse, 45 % Fett i. Tr.
448	300	25	0,4	100	0,3	0,05	0,4	0,2	0,1	0	Romadur, 20 % Fett i. Tr.
370	316	20	0,3	160	0,4	0,05	0,35	0,2	0,1	0	30 % Fett i. Tr.
601	572	30	0,3	295	0,6	0,04	0,65	0,57	0,09	+	Roquefort, ≥ 52 % Fett i. Tr.
400	300	30	0,4	330	0,8	0,05	0,35	0,1	0,06	0	Schafskäse, Schnittkäse, ≥ 50 % Fett i. Tr.
350	300	20	0,3	310	0,8	0,04	0,52	1,2	0,15	0	Schafskäse, Weichkäse, 50 % Fett i. Tr.
600	1100	30	0,9	110	0,3	0,03	0,38	0,2	0,07	0	Schmelzkäse, 20 % Fett i. Tr.
600	900	30	0,9	150	0,4	0,03	0,38	0,2	0,07	0	30 % Fett i. Tr.
547	944	30	0,9	300	0,7	0,03	0,38	0,2	0,07	0	45 % Fett i. Tr.
700	1200	30	0,9	120	0,3	0,03	0,38	0,2	0,07	0	Scheibletten, 20 % Fett i. Tr.
500	700	30	0,9	210	0,6	0,03	0,38	0,2	0,07	0	Zubereitung mit Champignons oder Schinken, 40 % Fett i. Tr.
750	500	36	0,4	280	0,8	0,04	0,35	0,1	0,06	0	Steppenkäse, 45 % Fett i. Tr.
698	508	27	0,1	486	0,6	0,01	0,3	0,1	0,27	0	Tête de Moine, 50 % Fett i. Tr.
910	580	36	0,4	74	0,5	0,07	0,4	0,2	0,06	0	Tilsiter, 30 % Fett i. Tr.
843	512	29	0,1	120	0,8	0,04	0,35	0,1	0,06	1	45 % Fett i. Tr.
750	500	37	0,4	300	0,8	0,04	0,35	0,1	0,06	0	Trappistenkäse, 45 % Fett i. Tr.
750	500	40	0,3	300	0,8	0,04	0,35	0,1	0,06	0	Westberg, 45 % Fett i. Tr.
900	600	40	0,3	180	0,5	0,05	0,35	0,1	0,07	0	Westlight, 30 % Fett i. Tr.
806	605	46	0,2	322	0,7	0,01	0,15	0,3	0,07	0	Ziegenkäse, Schnittkäse, 50 % Fett i. Tr.
430	400	25	0,4	250	0,2	0,05	0,5	3,5	0,2	0	Weichkäse, 45 % Fett i. Tr.

∗ = keine Daten verfügbar   + = nur in Spuren nachweisbar   (0) = Gehalt zu vernachlässigen

Lebensmittel (Gehalt je 100 g des verzehrbaren Anteils)	ENERGIE		HAUPTNÄHRSTOFFE							MINERALSTOFFE	
			Eiweiß (Protein)	Fett gesamt	Fett MUFS	Kohlenhydrate verwertbar	Kohlenhydrate unverwertbar (Ballaststoffe)	Wasser	Cholesterin	Natrium	Kalium
	kcal	kJ	g	g	g	g	g	g	mg	mg	mg
Seefische											
Flunder	72	303	16,5	0,7	0,2	+	(0)	81,4	48	92	332
Heilbutt, Weißer	95	397	20,1	1,6	0,7	+	(0)	76,1	24	67	446
Hering (Atlantikhering)	233	975	18,2	17,8	4,2	+	(0)	62,4	77	117	360
Filet	207	866	18	15	4,1	+	(0)	65	60	120	315
Kabeljau (Dorsch)	76	319	17,7	0,6	0,3	+	(0)	80,5	34	72	352
Filet	68	285	17	+	+	+	(0)	80	30	85	350
Leber	609	2548	6	65	*	+	(0)	27,1	*	*	*
Katfisch (Steinbeißer)	80	336	15,8	1,9	0,6	+	(0)	80,3	33	105	282
Makrele	182	761	18,7	11,9	2,7	+	(0)	68,2	82	95	396
Ostseehering	155	647	18,1	9,2	2,6	+	(0)	71,2	44	74	310
Rotbarsch (Goldbarsch)	105	441	18,2	3,6	0,9	+	(0)	76,9	30	80	308
Sardine	118	496	19,4	4,5	1,6	+	(0)	74,5	15	100	420
Schellfisch	77	323	17,9	0,6	0,3	+	(0)	74,5	35	116	301
Scholle	86	358	17,1	1,9	0,7	+	(0)	80,7	63	104	311
Seehecht	94	393	17,2	2,5	0,9	+	(0)	80,8	50	101	294
Seelachs (Köhler)	81	340	18,3	0,9	0,5	+	(0)	79,5	39	81	374
Seezunge	82	346	17,5	1,4	0,3	+	(0)	80	50	100	309
Steinbutt	82	344	16,7	1,7	0,6	+	(0)	80,4	25	114	290
Thunfisch, roter, Blauflossenthunfisch	144	602	23,3	4,9	1,4	0	(0)	68,1	38	39	252
Sonstige Meerestiere											
Auster	66	276	9	1,2	0,3	4,8	(0)	83	260	289	184
Garnele (Speisekrabbe)	87	364	18,6	1,4	0,5	+	(0)	78,4	138	146	266
Hummer	81	338	15,9	1,9	0,7	+	(0)	79,8	89	270	220
Krebs (Flusskrebs)	65	270	15	0,5	0,1	+	(0)	83,1	158	253	254
Languste	84	351	17,2	1,1	0,6	1,3	(0)	79,1	140	182	500
Miesmuschel (Blau- oder Pfahlmuschel)	69	290	10,5	2	0,5	2,4	(0)	83,2	126	290	277
Steckmuschel (Klaffmuschel)	54	225	10,5	1,3	0,4	+	(0)	83,1	113	121	800
Tintenfisch (Sepia)	73	303	16,1	0,9	1	+	(0)	81	275	387	273
Süßwasserfische											
Aal (Flussaal)	281	1174	15	24,5	3,2	+	(0)	59,3	164	65	217
Barsch (Flussbarsch)	81	338	18,4	0,8	0,2	+	(0)	79,5	72	47	330
Brasse	116	485	16,6	5,5	1,6	+	(0)	76,7	70	23	310

* = keine Daten verfügbar + = nur in Spuren nachweisbar (0) = Gehalt zu vernachlässigen

				VITAMINE							
Calcium	Phosphor	Magnesium	Eisen	A (Retinol-Äquivalent)	E (Tocopherol-Äquivalent)	B_1 (Thiamin)	B_2 (Riboflavin)	Niacin	B_6 (Pyridoxin)	C (Ascorbinsäure)	**Lebensmittel** (Gehalt je 100 g des verzehrbaren Anteils)
mg	mg	mg	mg	µg	mg	mg	mg	mg	mg	mg	
											Seefische
27	200	24	0,5	10	0,4	0,22	0,21	3,4	0,25	+	Flunder
14	202	28	0,6	32	0,9	0,08	0,07	5,9	0,42	+	Heilbutt, Weißer
34	250	31	1,1	38	1,5	0,04	0,22	3,8	0,45	+	Hering (Atlantikhering)
35	250	31	1,1	40	1,5	0,05	0,25	4	0,3	+	Filet
26	194	24	0,3	7	1	0,06	0,05	2,3	0,2	2	Kabeljau (Dorsch)
11	190	19	0,5	12	0,4	0,05	0,05	2	0,25	2	Filet
*	*	*	*	*	*	*	*	*	*	*	Leber
20	179	27	1	18	2,1	0,2	0,06	2,4	*	+	Katfisch (Steinbeißer)
12	238	30	1	100	1,6	0,14	0,35	7,7	0,63	+	Makrele
68	210	22	1	10	2	0,06	0,24	4,3	0,22	+	Ostseehering
22	201	29	0,7	12	1,3	0,11	0,08	2,5	0,07	1	Rotbarsch (Goldbarsch)
85	258	24	2,5	20	0,5	0,02	0,25	9,7	0,97	+	Sardine
18	176	24	0,6	17	0,4	0,05	0,17	3,1	0,3	+	Schellfisch
61	198	22	0,9	3	0,8	0,21	0,22	4	0,22	2	Scholle
41	142	25	0,7	15	0,6	0,1	0,2	2,9	0,24	+	Seehecht
14	300	25	1	6	0,4	0,09	0,35	4	0,29	+	Seelachs (Köhler)
29	195	49	0,8	+	0,8	0,06	0,1	3	0,25	0	Seezunge
17	159	45	0,5	+	0,6	0,02	0,15	3	0,29	+	Steinbutt
8	254	50	1	655	1	0,24	0,25	8,7	0,46	0	Thunfisch
											Sonstige Meerestiere
82	157	40	5,8	93	0,9	0,16	0,2	2,2	0,22	+	Auster
92	224	67	1,8	2	4	0,05	0,03	2,4	0,13	2	Garnele (Speisekrabbe)
61	234	22	1	1	1,5	0,13	0,09	1,8	1,18	5	Hummer
43	224	25	2	15	0,1	0,15	0,1	2	2,1	3	Krebs (Flusskrebs)
68	215	20	1,3	25	0,2	0,01	0,08	3	0,21	2	Languste
27	250	36	5,1	54	0,8	0,16	0,22	1,6	0,08	3	Miesmuschel (Blau- oder Pfahlmuschel)
12	310	63	0,6	33	0,8	0,1	0,19	1,5	0,08	2	Steckmuschel (Klaffmuschel)
27	143	34	0,8	10	2,4	0,07	0,05	2,6	0,39	5	Tintenfisch (Sepia)
											Süßwasserfische
17	223	21	0,6	1043	4,1	0,18	0,32	2,6	0,28	2	Aal (Flussaal)
20	198	20	1	7	1,1	0,08	0,12	1,7	0,23	2	Barsch (Flussbarsch)
89	200	30	0,6	11	1,5	0,11	0,08	4	0,33	1	Brasse

* = keine Daten verfügbar   + = nur in Spuren nachweisbar   (0) = Gehalt zu vernachlässigen

Lebensmittel (Gehalt je 100 g des verzehrbaren Anteils)	ENERGIE		HAUPTNÄHRSTOFFE							MINERALSTOFFE	
			Eiweiß (Protein)	Fett gesamt	Fett MUFS	Kohlenhydrate verwertbar	Kohlenhydrate unverwertbar (Ballaststoffe)	Wasser	Cholesterin	Natrium	Kalium
	kcal	kJ	g	g	g	g	g	g	mg	mg	mg
Felchen (Renke)	100	418	17,8	3,2	1	+	(0)	77,7	60	36	318
Forelle (Bachforelle)	103	429	19,5	2,7	1	+	(0)	76,3	56	63	413
Hecht	81	340	18,4	0,9	0,4	+	(0)	79,6	63	74	304
Karpfen	115	482	18	4,8	1,1	+	(0)	75,8	75	30	378
Lachs (Salm)	202	845	19,9	13,6	4,2	+	(0)	65,5	44	51	371
Schleie	77	323	17,7	0,7	0,2	+	(0)	76,5	70	33	369
Zander	83	348	19,2	0,7	0,2	+	(0)	78,4	70	24	377
Fischdauerwaren											
Aal, geräuchert	329	1377	17,9	28,6	2,9	+	(0)	52,9	190	500	243
Brathering	204	854	16,8	15,2	2	+	(0)	62	87	569	182
Bückling	224	938	21,2	15,5	2,9	+	(0)	62	90	689	343
Flunder, geräuchert	110	461	23,3	1,9	0,4	+	(0)	71,9	53	481	410
Hering, in Gelee	164	687	12,7	12,6	*	+	(0)	72,4	36	594	159
mariniert (Bismarckhering)	210	879	16,5	16	3,8	+	(0)	62,2	*	1030	98
Heringsfilet, in Tomatensoße	204	853	14,8	15	*	2,4	(0)	65,6	42	526	352
Kaviar, echter (russischer)	244	1020	26,1	15,5	5	+	(0)	47,1	300	1940	164
Ersatz (Deutscher Kaviar)	115	479	14	6,5	0,8	+	(0)	71,2	332	2120	73
Krabben (Shrimps) in Dosen	92	385	17,4	2,5	*	+	(0)	77,2	100	1000	110
Krebsfleisch in Dosen	114	475	22,9	1,8	0,6	1,1	(0)	72,4	78	1000	110
Lachs (Salm), geräuchert	289	1208	28,5	19,4	0,2	+	(0)	50	42	64	475
in Folie	146	613	20,4	7,2	2,0	0	(0)	70	90	397	316
in Öl	271	1133	16,4	22,8	13,3	+	(0)	49,4	28	4070	282
Makrele, geräuchert	222	930	20,7	15,5	4,4	+	(0)	62,3	86	261	275
Matjeshering	267	1119	16	22,6	5	+	(0)	54,4	60	2500	235
Ölsardinen in Dosen	222	927	24,1	13,9	3,2	+	(0)	55,6	140	366	388
Rotbarsch (Goldbarsch), geräuchert	145	605	23,8	5,5	1,4	+	(0)	68,4	45	550	367
Salzhering	218	911	19,8	15,4	3,6	+	(0)	48,8	*	5930	240
Schellfisch, geräuchert	93	389	22,1	0,5	0,2	+	(0)	75,3	61	557	300
Schillerlocken	302	1264	21,3	24,1	6,8	+	(0)	52,5	58	623	58
Seeaal, geräuchert	167	700	26,1	7	3,4	+	(0)	64,4	78	626	311
Seelachs (Köhler), geräuchert	98	412	22,8	0,8	0,5	+	(0)	73,6	44	648	398
in Öl (Lachsersatz)	150	628	19,5	8	5,7	+	(0)	62,8	65	2900	55
Stockfisch (getrockneter Kabeljau)	339	1420	79,2	2,5	1,2	+	(0)	15,2	400	500	1500
Thunfisch in Öl (ganzer Inhalt)	283	1185	23,8	20,9	*	+	(0)	52,5	32	291	248

* = keine Daten verfügbar   + = nur in Spuren nachweisbar   (0) = Gehalt zu vernachlässigen

Calcium	Phosphor	Magnesium	Eisen	VITAMINE A (Retinol-Äquivalent)	E (Tocopherol-Äquivalent)	B_1 (Thiamin)	B_2 (Riboflavin)	Niacin	B_6 (Pyridoxin)	C (Ascorbinsäure)	**Lebensmittel** (Gehalt je 100 g des verzehrbaren Anteils)
mg	mg	mg	mg	µg	mg	mg	mg	mg	mg	mg	
60	290	30	0,5	21	2	0,09	0,11	3,3	0,38	1	Felchen (Renke)
12	242	27	0,4	12	1	0,08	0,08	3,4	0,23	4	Forelle (Bachforelle)
20	215	25	0,6	15	0,7	0,09	0,06	1,6	0,15	3,8	Hecht
63	216	51	0,7	44	0,5	0,07	0,05	1,9	0,15	1	Karpfen
13	266	29	1	15	0,9	0,18	0,16	7,2	0,98	1	Lachs (Salm)
58	207	50	0,8	1	0,1	0,08	0,18	4	0,29	1	Schleie
49	151	50	0,8	1	1,5	0,16	0,25	2,3	0,24	1	Zander
											Fischdauerwaren
19	250	18	0,7	940	7,9	0,19	0,37	3,5	0,16	1	Aal, geräuchert
36	240	23	1,1	20	1,2	0,01	0,13	3,9	0,18	0	Brathering
35	256	32	1,1	28	1,2	0,04	0,25	4,3	0,5	0	Bückling
22	190	25	0,5	7	0,7	0,19	0,16	2,7	0,2	1	Flunder, geräuchert
*	*	*	*	*	*	*	*	*	*	*	Hering, in Gelee
38	149	12	*	36	*	0,05	0,21	*	0,15	*	mariniert (Bismarckhering)
49	190	61	1,9	240	3,1	0,06	0,18	2,6	*	1	Heringsfilet, in Tomatensoße
51	300	3	1,4	560	10	0	0,5	1	0,33	14	Kaviar, echter (russischer)
51	420	30	0,5	125	8,9	0,98	0,71	1,3	0,23	21	Ersatz (Deutscher Kaviar)
45	182	48	0,8	18	1,2	0,08	0,08	2,5	0,35	+	Krabben (Shrimps) in Dosen
120	220	32	3,5	650	2,4	0,05	0,395	6	0,3	0	Krebsfleisch in Dosen
23	308	38	1	89	0,9	0,2	0,18	8,2	0,64	+	Lachs (Salm), geräuchert
91	170	25	0,9	31	2,1	0,02	0,22	5,9	0,21	+	in Folie
15	212	25	0,8	23	14	0,11	0,09	4,1	0,45	+	in Öl
5	240	33	1,2	30	1,3	0,14	0,35	10	0,5	0	Makrele, geräuchert
43	200	35	1,3	46	2,2	0,04	0,22	3,5	0,28	2	Matjeshering
330	434	205	2,7	49	12,7	0,04	0,3	6,5	0,22	0	Ölsardinen in Dosen
25	230	29	4,7	10	1,3	0,09	0,06	2	0,31	1	Rotbarsch (Goldbarsch), geräuchert
112	341	39	2	48	*	0,04	0,29	3	0,22	0	Salzhering
20	262	25	1	+	0,4	0,05	0,1	2,5	0,24	+	Schellfisch, geräuchert
18	230	28	1,1	132	0,5	0,03	0,08	2,9	0,11	1	Schillerlocken
20	260	34	0,8	173	0,7	0,04	0,11	4	0,16	1	Seeaal, geräuchert
20	160	26	0,9	9	0,4	0,03	0,2	2	0,23	1	Seelachs (Köhler), geräuchert
31	240	22	0,4	4	7,2	0,03	0,1	1,8	0,16	1	in Öl (Lachsersatz)
60	450	*	4,3	23	*	0,09	0,11	3,5	0,2	0	Stockfisch (getrockneter Kabeljau)
7	294	28	1,2	370	*	0,05	0,06	10,8	0,25	*	Thunfisch in Öl (ganzer Inhalt)

* = keine Daten verfügbar + = nur in Spuren nachweisbar (0) = Gehalt zu vernachlässigen

Lebensmittel (Gehalt je 100 g des verzehrbaren Anteils)	ENERGIE		HAUPTNÄHRSTOFFE							MINERALSTOFFE	
			Eiweiß (Protein)	Fett gesamt	Fett MUFS	Kohlenhydrate verwertbar	Kohlenhydrate unverwertbar (Ballaststoffe)	Wasser	Cholesterin	Natrium	Kalium
	kcal	kJ	g	g	g	g	g	g	mg	mg	mg
Geflügel											
Ente	227	951	18,1	17,2	2,2	+	(0)	63,7	70	38	270
Gans	342	1430	15,7	31	3,3	+	(0)	52,4	86	86	420
Huhn, Brathuhn	166	695	19,9	9,6	2,5	+	(0)	70,1	99	83	359
Brust, mit Haut	145	605	22,2	6,2	1,5	+	(0)	70,6	66	66	264
Keule (Schlegel), mit Haut	174	726	18,2	11,2	2,6	+	(0)	69,7	85	95	250
Huhn, Suppenhuhn	257	1074	18,5	20,3	5,6	+	(0)	60	75	100	190
Herz	124	519	17,3	5,3	1,2	1,8	(0)	74,3	170	111	262
Leber	131	547	22,1	4,7	0,7	1,2	(0)	70,3	492	68	218
Pute (Truthahn), ausgewachsenes Tier	157	658	20,2	8,5	2,4	+	(0)	70,4	74	63	300
Brust, ohne Haut	105	441	24,1	1	0,2	+	(0)	73,7	60	46	333
Jungtier	151	631	22,4	6,8	1,7	+	(0)	69,7	75	66	315
Keule, ohne Haut	114	479	20,5	3,6	1	+	(0)	74,7	75	86	289
Hammel- und Lammfleisch											
Brust	381	1594	12	37	1,3	+	(0)	48	66	93	294
Filet	112	469	20,4	3,4	0,1	+	(0)	75	65	94	289
Herz	158	661	16,8	10	0,4	0,2	(0)	72	140	118	248
Hirn	128	535	10,9	9,1	1,0	0,6	(0)	78	2200	112	296
Keule (Schlegel)	234	979	18	18	0,6	+	(0)	64	70	78	380
Kotelett	348	1454	14,9	32	1,1	+	(0)	52	70	90	345
Leber	133	556	21,2	4	0,8	3	(0)	70,4	300	95	282
Lende	194	810	18,7	13,2	0,5	+	(0)	66,7	65	75	295
Lunge	95	398	18,4	2,3	0,2	0,2	(0)	78	215	205	292
Muskelfleisch (ohne Fett)	117	487	20,8	3,7	0,1	+	(0)	74,3	63	67	289
Schnitzel	131	549	19,1	6,1	0,2	+	(0)	73,5	67	80	417
Zunge	194	812	13,5	14,8	0,9	1,7	(0)	69,2	156	105	277
Kalbfleisch											
Bries	99	416	17,2	3,4	0,2	+	(0)	77,7	250	87	386
Brust	131	549	18,6	6,3	0,4	+	(0)	73,7	73	105	329
Bug (Schulter)	94	392	21,2	1	0,1	+	(0)	76,2	63	87	395
Filet	95	397	20,6	1,4	0,2	+	(0)	76,7	70	95	348
Haxe	98	410	20,9	1,6	0,4	+	(0)	76,1	90	115	300
Herz	113	473	15,9	5,1	0,3	1	(0)	77	140	104	265

* = keine Daten verfügbar   + = nur in Spuren nachweisbar   (0) = Gehalt zu vernachlässigen

				VITAMINE							
Calcium	Phosphor	Magnesium	Eisen	A (Retinol-Äquivalent)	E (Tocopherol-Äquivalent)	B_1 (Thiamin)	B_2 (Riboflavin)	Niacin	B_6 (Pyridoxin)	C (Ascorbinsäure)	**Lebensmittel** (Gehalt je 100 g des verzehrbaren Anteils)
mg	mg	mg	mg	µg	mg	mg	mg	mg	mg	mg	
											Geflügel
14	187	22	2,5	51	0	0,3	0,2	3,5	0,33	7	Ente
12	184	23	1,9	65	*	0,12	0,26	6,4	0,58	*	Gans
12	200	37	1,8	10	0,1	0,08	0,16	6,8	0,5	3	Huhn, Brathuhn
14	212	27	1,1	27	0,3	0,07	0,09	10,5	0,53	0	Brust, mit Haut
15	188	30	1,8	36	0,1	0,1	0,24	5,6	0,25	0	Keule (Schlegel), mit Haut
11	178	16	1,4	260	0,3	0,06	0,17	8,8	0,11	0	Huhn, Suppenhuhn
22	164	*	1,7	9	1,2	0,43	1,24	6	*	6	Herz
18	240	13	7,4	12800	0,4	0,32	2,49	11,6	0,8	28	Leber
25	226	27	1,4	13	2,5	0,1	0,18	10,5	0,46	0	Pute (Truthahn), ausgewachsenes Tier
13	200	20	1	*	0,9	0,05	0,08	11,3	0,46	0	Brust, ohne Haut
26	238	28	1,5	+	1,9	0,08	0,14	7,9	*	*	Jungtier
17	180	17	2	*	1,2	0,09	0,18	4,7	0,32	0	Keule, ohne Haut
											Hammel- und Lammfleisch
9	155	25	2,3	0	0,2	0,14	0,19	4,5	0,16	0	Brust
12	162	19	1,8	0	0,4	0,18	0,25	5,8	0,2	0	Filet
4	160	16	6,1	1	0,4	0,31	0,86	4,6	0,29	0	Herz
5	305	15	3,8	0	1,2	0,24	0,25	3,2	0,11	15	Hirn
10	213	23	2,7	0	0,5	0,16	0,22	5,2	0,29	0	Keule (Schlegel)
9	138	14	2,2	0	0,6	0,13	0,18	4,3	0,33	0	Kotelett
4	364	14	12,4	9500	0,5	0,36	3,33	15,3	0,37	31	Leber
9	140	*	2	0	*	0,16	0,23	4,3	*	0	Lende
17	66	21	6,4	27	0,4	0,11	0,47	4,7	0,03	31	Lunge
3	189	22	1,6	0	1,2	0,15	0,37	6,2	0,13	+	Muskelfleisch (ohne Fett)
8	178	24	2	0	0,2	0,13	0,23	6,2	0,15	0	Schnitzel
19	119	33	3,1	+	0,2	0,08	0,28	4,2	0,17	7	Zunge
											Kalbfleisch
4	120	22	2	51	0,2	0,08	0,17	2,6	0,03	56	Bries
11	237	22	3	+	0,2	0,14	0,24	6,1	0,42	1	Brust
12	204	15	2	+	0,3	0,14	0,27	6,4	0,4	0	Bug (Schulter)
12	200	25	1,4	+	0,3	0,15	0,3	6,5	0,56	1	Filet
12	200	26	3	+	0,3	0,15	0,23	5,4	0,45	0	Haxe
16	180	25	3,7	6	0,4	0,6	1,1	6,3	0,29	5	Herz

* = keine Daten verfügbar   + = nur in Spuren nachweisbar   (0) = Gehalt zu vernachlässigen

Lebensmittel (Gehalt je 100 g des verzehrbaren Anteils)	ENERGIE kcal	ENERGIE kJ	HAUPTNÄHRSTOFFE Eiweiß (Protein) g	Fett gesamt g	Fett MUFS g	Kohlenhydrate verwertbar g	Kohlenhydrate unverwertbar (Ballaststoffe) g	Wasser g	Cholesterin mg	MINERALSTOFFE Natrium mg	Kalium mg
Keule (Schlegel)	97	407	20,7	1,6	0,1	+	(0)	76,2	90	86	343
Kotelett	112	470	21,1	3,1	0,2	+	(0)	74,5	70	93	369
Leber	130	544	19,2	4,1	0,4	4,1	(0)	71,2	230	87	316
Lunge	90	376	17,5	2,2	+	+	(0)	79,2	370	154	303
Muskelfleisch (ohne Fett)	95	397	21,9	0,8	0,3	+	(0)	75,8	70	94	358
Niere	128	534	16,7	6,4	0,1	0,8	(0)	75	380	200	290
Schnitzel	99	414	20,7	1,8	0,3	+	(0)	76,1	70	83	355
Zunge	128	535	17,1	6,2	0,9	0,9	(0)	76,4	140	84	200
Rindfleisch											
Corned Beef (deutsch)	141	589	21,7	6	0,3	0	(0)	69,8	70	833	131
Filet	121	505	21,2	4	0,3	+	(0)	75,1	51	42	340
Hackfleisch (Faschiertes)	216	904	22,5	14	*	+	(0)	61	*	*	199
Herz	121	507	16,8	6	0,2	0	(0)	75,5	125	108	286
Hochrippe (dicke Rippe, Rostbraten)	154	643	20,2	8,1	0,3	+	(0)	63,7	47	53	316
Hüfte	108	450	21,5	2,4	0,1	+	(0)	74,2	49	49	361
in Dosen, i. D.	196	822	18,5	13,6	*	+	(0)	65,3	70	600	*
Kamm (Hals)	150	628	19,3	8,1	0,3	+	(0)	73	60	45	300
Keule (Schlegel)	148	619	21	7,1	0,2	+	(0)	71	120	80	357
Leber	130	543	19,5	3,4	0,2	5,3	(0)	69,9	260	116	292
Lende (Roastbeef)	130	542	22,4	4,5	0,2	+	(0)	68,2	49	55	335
Lunge	99	412	18,1	2,9	0,4	+	(0)	77,5	235	198	228
Muskelfleisch (ohne Fett)	117	491	22	1,9	0,1	0,1	(0)	74,1	58	66	358
Niere	116	486	16,6	5,1	0,2	0,9	(0)	76,1	340	235	220
Ochsenschwanz	184	769	20,1	11,5	0,6	+	(0)	66,8	58	107	206
Rouladenfleisch, mager	121	507	20,6	4,3	0,2	+	(0)	74,1	70	66	360
Schabefleisch (Tatar)	112	468	21,2	3	0,1	+	(0)	73,7	70	66	360
Zunge	209	873	16	15,9	0,2	0,4	(0)	66,8	108	100	255
Schweinefleisch											
Backe	496	2074	11	51	3,8	0	0	36,3	80	56	180
Bauch	261	1092	17,8	21,1	1	+	(0)	53,3	80	59	157
Bug (Schulter)	217	906	17	16,5	1,2	+	(0)	59,6	70	74	291
Eisbein (Hinterhaxe)	186	777	19	12,2	0,9	+	(0)	72	70	59	247
Filet	104	435	21,5	2	0,1	+	(0)	77,5	55	74	348

* = keine Daten verfügbar   + = nur in Spuren nachweisbar   (0) = Gehalt zu vernachlässigen

Calcium	Phosphor	Magnesium	Eisen	VITAMINE A (Retinol-Äquivalent)	E (Tocopherol-Äquivalent)	B_1 (Thiamin)	B_2 (Riboflavin)	Niacin	B_6 (Pyridoxin)	C (Ascorbinsäure)	Lebensmittel (Gehalt je 100 g des verzehrbaren Anteils)
mg	mg	mg	mg	µg	mg	mg	mg	mg	mg	mg	
13	198	16	2,3	+	0,3	0,15	0,27	6,6	0,4	+	Keule (Schlegel)
13	195	16	2,1	+	0,6	0,14	0,26	6,5	0,4	+	Kotelett
9	306	19	7,9	21900	0,2	0,28	2,61	15	0,9	35	Leber
5	220	15	5	30	0,5	0,11	0,36	4	0,07	39	Lunge
13	198	16	2,1	+	0,3	0,14	0,27	6,3	0,4	0	Muskelfleisch (ohne Fett)
10	260	18	11,5	210	0,2	0,37	2,5	6,5	0,5	13	Niere
15	206	26	3	+	0,3	0,18	0,3	7,5	0,46	1	Schnitzel
9	190	17	3	0	0,1	0,15	0,29	3,7	0,13	3	Zunge
											Rindfleisch
33	128	15	2,5	0	0,2	0,03	0,1	3,1	0,14	0	Corned Beef (deutsch)
3	164	22	2,3	20	0,5	0,1	0,13	4,6	0,5	0	Filet
4	190	33	2,4	0	0,4	0,09	0,15	2,1	0,16	0	Hackfleisch (Faschiertes)
9	195	25	5,1	6	0,6	0,53	0,88	6,8	0,28	6	Herz
4	149	18	2,1	15	0,5	0,08	0,15	4,3	0,30	0	Hochrippe (dicke Rippe, Rostbraten)
3,5	195	23	2,2	10	0,3	0,09	0,17	4,5	0,39	0	Hüfte
*	*	*	*	21	*	0,02	0,15	4,6	*	0	in Dosen, i. D.
4	200	17	2,1	3	0,5	0,09	0,19	5,2	0,19	0	Kamm (Hals)
3	195	20	2,6	10	0,5	0,09	0,17	4,5	*	0	Keule (Schlegel)
7	352	17	6,5	18000	0,7	0,3	2,9	13,6	0,71	31	Leber
3	157	23	2,5	15	1,1	0,09	0,16	4,9	*	0	Lende (Roastbeef)
13	224	14	7,5	55	0,5	0,09	0,34	4,3	0,07	39	Lunge
6	189	23	2,1	20	0,5	0,06	0,26	7,5	0,24	0	Muskelfleisch (ohne Fett)
11	270	20	11	330	0,2	0,3	2,26	6,2	0,39	11	Niere
4	190	22	2,2	20	0,5	0,23	0,26	7,5	0,19	0	Ochsenschwanz
6	190	22	2,2	20	0,5	0,23	0,26	11,4	0,19	0	Rouladenfleisch, mager
6	190	22	2,2	20	0,5	0,23	0,26	7,5	0,19	0	Schabefleisch (Tatar)
10	229	10	3	0	0,2	0,14	0,29	4,6	0,13	0	Zunge
											Schweinefleisch
4	100	12	0,5	0	0,1	0,23	0,15	3,8	0,18	0	Backe
1	55	25	1,1	6	0,4	0,81	0,21	*	0,45	0	Bauch
9	149	25	1,8	9	0,4	0,89	0,22	4,6	0,57	0	Bug (Schulter)
11	90	18	1,5	6	0,4	0,32	0,19	3,3	0,45	0	Eisbein (Hinterhaxe)
2	173	22	3	6	0,4	1,1	0,31	6,5	0,5	0	Filet

* = keine Daten verfügbar   + = nur in Spuren nachweisbar   (0) = Gehalt zu vernachlässigen

Lebensmittel (Gehalt je 100 g des verzehrbaren Anteils)	ENERGIE		HAUPTNÄHRSTOFFE							MINERALSTOFFE	
			Eiweiß (Protein)	Fett gesamt	Fett MUFS	Kohlenhydrate verwertbar	Kohlenhydrate unverwertbar (Ballaststoffe)	Wasser	Cholesterin	Natrium	Kalium
	kcal	kJ	g	g	g	g	g	g	mg	mg	mg
Flomen	854	3575	1,2	94,4	*	+	(0)	4,3	*	28	17
Herz	97	408	16,9	2,6	1	1,6	(0)	78,8	154	80	257
Kamm	191	799	16,7	13,8	1	+	(0)	65,1	64	76	252
Kasseler	151	632	20,9	7,5	0,6	+	(0)	58,7	70	958	324
Keule (Schlegel, Hinterschinken)	274	1145	16,9	22,9	3,5	+	(0)	59,3	85	72	292
Kotelett	150	626	20,3	5,2	0,4	+	(0)	66,9	60	62	326
Leber	129	539	21,2	4,5	1,4	0,9	(0)	72,2	368	77	350
Mett	279	1165	19	22,5	1,1	+	(0)	54,5	*	*	*
Muskelfleisch (ohne Fett)	105	438	22	1,9	0,3	+	(0)	74,7	65	60	387
Niere	96	402	16	3,2	1,1	0,8	(0)	78,5	405	173	242
Rückenspeck, roh	759	3175	4,1	82,5	9,9	+	(0)	13,1	100	21	14
Schnitzel (Oberschale)	106	443	22,2	1,9	0,1	+	(0)	74,9	49	72	292
Zunge	158	662	16,4	10,3	*	+	(0)	72,8	116	93	300
Wild und sonstige Fleischarten											
Fasan	155	647	23,8	6,6	0,7	+	(0)	68,5	*	32	317
Hase	113	474	21,6	3	0,1	+	(0)	73,3	65	50	276
Hirsch	112	469	20,6	3,3	0,2	+	(0)	74,7	110	61	330
Kaninchen, Zucht-	152	634	20,8	7,6	1,5	+	(0)	69,6	70	47	382
Wildkaninchen	109	456	21,8	2,3	0,6	+	(0)	74,8	81	50	380
Pferd	107	446	20,6	2,7	0,6	0,4	(0)	75,2	60	44	332
Reh, Keule (Schlegel)	97	407	21,4	1,3	*	+	(0)	75,7	110	60	309
Rücken	122	510	22,4	3,6	0,1	+	(0)	72,2	110	84	342
Wachtel	110	458	22,2	2,3	0,6	+	(0)	74,1	*	48	304
Wildschwein	162	676	19,5	9,3	0,7	+	(0)	70,2	63	94	359
Ziege	149	624	19,5	7,9	0,4	+	(0)	70	70	50	300
Fleisch- und Wurstwaren											
Bierschinken	169	707	16,6	11,4	1,1	+	(0)	58,8	85	753	261
Bockwurst	277	1159	12,3	25,3	2,7	+	(0)	59,1	100	700	249
Bratwurst (Schweinsbratwurst)	298	1249	9,8	28,8	3,5	+	(0)	57,4	100	520	140
Cervelatwurst	394	1650	20,3	34,8	2,7	+	(0)	34,8	85	1260	300
Dosenwürstchen	306	1280	13	28,3	2	+	(0)	65,7	100	711	165
Fleischkäse (Leberkäse)	297	1243	12,4	27,5	4	+	(0)	57	85	599	299
Fleischwurst	296	1239	9,9	28,5	3	0	(0)	56,4	85	829	199

* = keine Daten verfügbar   + = nur in Spuren nachweisbar   (0) = Gehalt zu vernachlässigen

Calcium mg	Phosphor mg	Magnesium mg	Eisen mg	VITAMINE A (Retinol-Äquivalent) µg	E (Tocopherol-Äquivalent) mg	B_1 (Thiamin) mg	B_2 (Riboflavin) mg	Niacin mg	B_6 (Pyridoxin) mg	C (Ascorbinsäure) mg	**Lebensmittel** (Gehalt je 100 g des verzehrbaren Anteils)
2	12	*	*	*	*	*	*	*	*	*	Flomen
20	176	20	4,3	9	1,4	0,46	1,06	6,6	0,43	5	Herz
5	139	17	2,2	*	0,6	0,92	0,18	3,9	*	2	Kamm
6	160	*	2,5	+	0,2	0,63	0,16	2,1	0,44	0	Kasseler
9	172	21	1,7	0	*	0,8	0,19	4,3	0,39	*	Keule (Schlegel, Hinterschinken)
11	150	24	1,8	9	0,6	0,8	0,19	4,3	0,5	0	Kotelett
10	362	21	15,8	36000	0,7	0,31	3,17	15,7	0,59	23	Leber
*	*	*	*	*	*	*	*	*	*	*	Mett
3	204	27	1	6	0,3	0,9	0,23	4,5	0,5	2	Muskelfleisch (ohne Fett)
11	260	16	10	39	0,3	0,34	1,8	8,4	0,55	16	Niere
2	13	4	0,3	0	0,8	0,1	0,02	0,5	0	0	Rückenspeck, roh
9	172	21	1,7	6	0,7	0,8	0,19	4,3	0,39	0	Schnitzel (Oberschale)
10	200	20	2,9	0	0,6	0,49	0,5	5,3	0,35	0	Zunge
											Wild und sonstige Fleischarten
18	245	26	2	*	*	0,09	0,14	5,1	0,66	0	Fasan
14	220	28	2,8	0	0,5	0,09	0,06	8,1	0,3	*	Hase
7	197	21	2,3	1	0,1	0,25	0,25	0	0,3	0	Hirsch
14	224	29	3,5	+	1	0,11	0,07	8,6	0,3	3	Kaninchen, Zucht-
12	226	29	3,2	3	0,5	0,03	0,06	12,2	0,4	0	Wildkaninchen
13	185	23	4,7	21	0,2	0,11	0,15	4,6	0,5	1	Pferd
5	220	*	3	0	*	*	0,25	*	*	0	Reh, Keule (Schlegel)
25	220	20	3	0	0,8	0,1	0,25	0	0,3	0	Rücken
31	175	31	*	*	*	0,14	0,16	9,6	0,66	0	Wachtel
10	167	22	1,8	8	0,2	0,1	0,2	5,1	0,4	0	Wildschwein
10	185	20	2	36	1	0,15	0,28	4,9	0,3	0	Ziege
											Fleisch- und Wurstwaren
15	152	18	1,5	0	*	0,31	0,18	3,8	*	0	Bierschinken
12	67	20	0,8	16	0,3	0,5	0,15	1,9	0,31	23	Bockwurst
5	190	15	1	4	0,3	0,28	0,22	3,2	0,39	0	Bratwurst (Schweinsbratwurst)
24	155	11	1,7	0	0,4	0,1	0,2	4	0,38	0	Cervelatwurst
10	185	9	2,7	*	0,2	0,03	0,08	3	*	*	Dosenwürstchen
4	130	15	2	3	0,3	0,05	0,15	2,4	0,3	24	Fleischkäse (Leberkäse)
14	129	13	1,7	15	0,3	0,2	0,25	2,5	0,27	22	Fleischwurst

* = keine Daten verfügbar + = nur in Spuren nachweisbar (0) = Gehalt zu vernachlässigen

Lebensmittel (Gehalt je 100 g des verzehrbaren Anteils)	ENERGIE		HAUPTNÄHRSTOFFE							MINERALSTOFFE	
			Eiweiß (Protein)	Fett gesamt	Fett MUFS	Kohlenhydrate verwertbar	Kohlenhydrate unverwertbar (Ballaststoffe)	Wasser	Cholesterin	Natrium	Kalium
	kcal	kJ	g	g	g	g	g	g	mg	mg	mg
Frankfurter Würstchen	272	1138	13,1	24,4	2	+	(0)	57,7	65	1150	154
Geflügelwurst, mager	108	452	16,2	4,8	1,8	+	(0)	78,5	81	987	310
Gelbwurst	293	1228	11,6	27,7	3,2	0,4	(0)	57,5	55	1000	242
Hackfleisch (halb Rind, halb Schwein)	260	1088	20	20	1,3	+	(0)	59,5	65	35	290
Jagdwurst	205	858	14,8	16,2	2,2	+	(0)	64,4	85	818	260
Kalbsbratwurst	266	1114	10,3	25	*	+	(0)	63	100	*	*
Knackwurst	300	1254	11,9	28	*	+	(0)	50,1	36	1190	195
Leberpastete	314	1315	14,2	28,6	*	+	(0)	53,9	150	738	173
Leberwurst, grob	326	1366	15,9	29,2	1,9	+	(0)	51,6	85	810	143
Leberwurst, mager	257	1075	17	21	*	+	*	*	85	400	140
Luncheon Meat (Frühstücksfleisch)	294	1229	14,7	25,4	2,9	1,6	0	55,3	85	1060	212
Mettwurst (Braunschweiger)	390	1633	13,9	37,2	2	+	0,1	37,8	85	1090	213
Mortadella	345	1443	12,4	32,8	3,9	+	*	52,3	85	668	207
Münchner Weißwurst	287	1202	11,1	27	2,7	+	0,1	59,9	100	620	122
Rotwurst (Blutwurst)	301	1259	10	29	3,5	+	0,2	55,9	85	680	38
Salami	371	1552	18,5	33	5	+	0,5	27,7	85	2080	224
Schinken, geräuchert (Schinkenspeck)	152	635	20,7	7,7	0,8	+	*	70,6	70	2580	277
Kochschinken	125	524	22,5	3,7	0,3	+	*	63,9	85	965	270
Lachsschinken	116	485	18,3	4,4	0,5	+	*	69,5	51	2470	258
Speck, durchwachsen	621	2600	9,1	65	3,4	+	*	20	*	1770	225
Wiener Würstchen	296	1236	10,2	28,3	3,1	+	0,1	56,4	85	941	204
Eier und Trockeneipulver											
1 Hühnerei, 48 g (Gew.-Kl. S)[a]	67	280	5,5	4,9	0,8	0,3	0	32	170	62	63
58 g (Gew.-Kl. M)[b]	81	339	6,7	5,9	1	0,4	0	38,7	206	75	76
1 Hühnerei (Gesamtinhalt)	156	651	12,8	11,3	1,8	0,7	0	74,4	396	144	147
1 Hühnereigelb, mittelgroß, 19 g	67	280	3,1	6,1	1	0,1	0	9,5	239	10	26
1 Hühnereiklar, mittelgroß, 33 g	16	66	3,7	0	0	0,2	0	28,8	0	56	50,8
Hühnereigelb	353	1476	16,1	31,9	5,5	0,3	0	50	1260	51	138
getrocknet	669	2799	31,7	59,3	8,3	2,1	0	3,4	2430	91	267
Hühnereiklar	47	199	11,1	0	0	0,7	0	87,3	0	170	154
getrocknet	343	1434	77,3	0,1	+	8,1	0	9	0	1420	1070
Hühnervollei, getrocknet	570	2384	46	41,8	5,6	2,4	0	6,1	1440	521	490

a = Schalenanteil = 5 g b = Schalenanteil = 6 g * = keine Daten verfügbar + = nur in Spuren nachweisbar (0) = Gehalt zu vernachlässig

Calcium	Phosphor	Magnesium	Eisen	VITAMINE A (Retinol-Äquivalent)	E (Tocopherol-Äquivalent)	B_1 (Thiamin)	B_2 (Riboflavin)	Niacin	B_6 (Pyridoxin)	C (Ascorbinsäure)	Lebensmittel (Gehalt je 100 g des verzehrbaren Anteils)
mg	mg	mg	mg	µg	mg	mg	mg	mg	mg	mg	
8	107	11	1,8	3	0,6	0,18	0,19	2,3	0,14	0	Frankfurter Würstchen
23	186	27	1,3	35	0,1	0,18	0,19	3,9	0,5	26	Geflügelwurst, mager
*	183	13	0,7	*	0,9	0,26	0,14	5,0	0,2	0	Gelbwurst
8	135	17	2,2	5	*	0,4	0,15	4	*	*	Hackfleisch (halb Rind, halb Schwein)
14	144	19	2,9	0	0,3	0,11	0,12	4,2	0,41	21	Jagdwurst
*	*	*	*	*	*	*	*	*	*	*	Kalbsbratwurst
28	144	14	1,6	15	5,5	0,11	0,13	3,3	0,22	198	Knackwurst
10	191	15	6,4	4690	0,4	0,03	0,6	3,3	*	2	Leberpastete
41	154	*	5,3	8300	0,3	0,2	0,92	3,6	*	*	Leberwurst, grob
9	240	7	5,5	1700	*	0,15	1,1	4,5	*	*	Leberwurst, mager
12	220	59	2,2	0	0,5	0,05	0,19	4,7	0,2	1	Luncheon Meat (Frühstücksfleisch)
13	160	11	1,6	28	0,4	0,2	0,15	0,3	0,2	0	Mettwurst (Braunschweiger)
42	143	19	3,1	0	*	0,1	0,15	3,1	*	0	Mortadella
25	126	20	1,3	12	0,3	0,04	0,13	2,4	0,28	0	Münchner Weißwurst
7	22	8	6,4	3	0,2	0,07	0,13	1,2	0,12	0	Rotwurst (Blutwurst)
35	167	11	2,1	+	0,1	0,18	0,2	2,6	0,33	0	Salami
2	157	23	1,1	4	0,3	0,88	0,23	6,9	0,51	0	Schinken, geräuchert (Schinkenspeck)
15	136	24	2,5	0	0,3	0,61	0,26	3,5	0,36	*	Kochschinken
32	132	58	1,6	5	0,2	0,69	0,17	5,7	0,5	*	Lachsschinken
9	108	15	0,8	0	0,4	0,43	0,14	2,3	0,35	0	Speck, durchwachsen
13	170	20	2,4	7	0,3	0,1	0,12	3,1	0,29	23	Wiener Würstchen
											Eier und Trockeneipulver
23	92	5	0,9	117	1	0,06	0,18	0	0,03	0	1 Hühnerei, 48 g (Gew.-Kl. S)[a]
28	111	6	1	141	1	0,07	0,21	0,1	0,04	0	58 g (Gew.-Kl. M)[b]
54	214	12	2	272	2	0,13	0,41	0,1	0,08	0	1 Hühnerei (Gesamtinhalt)
27	112	3	1,3	168	1,2	0,06	0,08	+	0,06	0	1 Hühnereigelb, mittelgroß, 19 g
3,6	7	4	0,1	+	0	0,01	0,11	+	+	0	1 Hühnereiklar, mittelgroß, 33 g
140	590	16	7	886	6,3	0,29	0,4	0,1	0,3	0	Hühnereigelb
282	1120	28	14	1100	4,2	0,5	0,66	0,1	0,58	0	getrocknet
11	21	12	0,2	+	0	0,02	0,32	0,1	0,01	0	Hühnereiklar
84	110	72	0,9	0	0	0,04	2,1	0,7	0,02	0	getrocknet
190	757	46	8,8	800	2,9	0,44	1,4	0,2	0,08	0	Hühnervollei, getrocknet

* = keine Daten verfügbar + = nur in Spuren nachweisbar (0) = Gehalt zu vernachlässigen

Lebensmittel (Gehalt je 100 g des verzehrbaren Anteils)	ENERGIE kcal	ENERGIE kJ	HAUPTNÄHRSTOFFE Eiweiß (Protein) g	Fett gesamt g	Fett MUFS g	Kohlenhydrate verwertbar g	Kohlenhydrate unverwertbar (Ballaststoffe) g	Wasser g	Cholesterin mg	MINERALSTOFFE Natrium mg	Kalium mg
Tierische Fette und Öle											
Butter, Süß- und Sauerrahmbutter	754	3156	0,7	83,2	1,8	0,7	0	15,3	240	5	16
Milchhalbfett	388	1624	4	39,8	0,9	3,5	0	52	140	80	160
Butterschmalz	897	3752	0,3	99,5	2,3	0	0	0,3	340	2	3
Gänseschmalz	896	3747	+	99,5	10,5	0	0	0	100	5	1
Hammeltalg	747	3127	3,9	81,3	3,3	0	0	14,7	100	2	4
Lebertran	899	3762	0	99,9	29,6	0	0	0	500	+	1
Rindertalg	896	3747	+	99,5	3,2	0	0	0,4	89	11	6
Schweineschmalz	898	3756	0,1	99,7	12,1	0	0	0,2	85	1	1
Pflanzliche Fette und Öle											
Arganöl	896	3746	0	99,5	46	0	0	0	1	0	0,1
Baumwollsamenöl	900	3766	0	100	50,4	0	0	0,3	2	1	0
Erdnussöl	900	3766	0	100	22,3	0	0	0,4	1	0	0
Hanfsaatöl	897	3754	0,1	99,7	78,7	0	0	0	0	*	*
Kokosfett, gereinigt	892	3732	0	99,1	1,7	0	0	0,1	1	2	2
Kürbiskernöl	900	3766	0	100	49,7	0	0	0	3	3,5	+
Leinöl	900	3766	0	100	67,1	0	0	0	4	1	1
Maiskeimöl	900	3766	0	100	56,5	0	0	0	2	1	1
Margarine (Pflanzenmargarine)	722	3023	0,2	80	19,7	0,4	0	19,1	7	101	7
Diätmargarine	722	3019	0,2	80	32,7	0,2	0	19,1	1	39	7
Halbfettmargarine	368	1540	1,6	40	12,9	0,4	*	57,9	4	390	7
Mayonnaise, 50 % Fett	490	2050	0,5	52	17,2	5	0	38,9	52	750	9
80 % Fett	727	3040	1,1	78,9	32[a]	3	0	15,1	142	481	18
Olivenöl	900	3766	0	100	9,1	0	0	0,2	1	1	+
Palmöl	900	3766	0	100	10,1	0	0	+	1	1	1
Rapsöl (Rüböl)	900	3766	0	100	31,5	0	0	0	2	1	1
Safloröl (Distelöl)	900	3766	0	100	75,6	0	0	+	0	0	1
Sesamöl	900	3766	0	100	43,7	0	0	+	1	2	20
Sojaöl	900	3766	0	100	60,6	0	0	+	2	0	1
Sonnenblumenöl	900	3766	0	100	63,6	0	0	0,2	0,5	1	1
Traubenkernöl	900	3766	0	100	66,4	0	0	0	1	0	1
Walnussöl	900	3766	0	100	64,6	0	0	+	1	0	1
Weizenkeimöl	900	3766	0	100	63,5	0	0	0	3	1	1

a = mit Maisöl zubereitet

* = keine Daten verfügbar + = nur in Spuren nachweisbar (0) = Gehalt zu vernachlässi

				VITAMINE							
Calcium mg	Phosphor mg	Magnesium mg	Eisen mg	A (Retinol-Äquivalent) µg	E (Tocopherol-Äquivalent) mg	B_1 (Thiamin) mg	B_2 (Riboflavin) mg	Niacin mg	B_6 (Pyridoxin) mg	C (Ascorbinsäure) mg	**Lebensmittel** (Gehalt je 100 g des verzehrbaren Anteils)
											Tierische Fette und Öle
13	21	3	0,1	653	2,2	+	+	+	0,01	+	Butter, Süß- und Sauerrahmbutter
115	90	14	+	360	1,4	0,03	0,01	0,1	0,02	+	Milchhalbfett
6	1	1	0,2	890	3,6	+	+	+	+	0	Butterschmalz
1	5	0	+	144	2,7	0	0	0	0	0	Gänseschmalz
0	10	1	0,1	0	0,5	0	0	0	0	0	Hammeltalg
1	1	0	0,1	25500	3,3	*	0	0	*	*	Lebertran
0	7	3	0,1	280	1,3	0	0	0	*	1	Rindertalg
+	2	+	0,1	0	1,5	0	0	0	*	0	Schweineschmalz
											Pflanzliche Fette und Öle
1	2	1	0,11	+	72	*	*	*	*	0	Arganöl
1	1	1	+	+	52	*	*	*	*	0	Baumwollsamenöl
0	1	1	0,1	0	25,5	*	*	*	*	0	Erdnussöl
*	*	*	*	725	3,8	*	*	*	*	0	Hanfsaatöl
2	1	+	+	+	0,6	0	0	0	0	0	Kokosfett, gereinigt
1	0	4,5	1,6	30	4	*	*	*	*	0	Kürbiskernöl
1	1	1	0	0	5,2	0	0	0	0	0	Leinöl
15	0	0	1,3	23	31,1	0	0	0	0	0	Maiskeimöl
10	10	13	+	608[b]	13,6	+	+	+	*	+	Margarine (Pflanzenmargarine)
12	8	1	*	533[b]	12,5	+	0,03	+	+	0	Diätmargarine
12	8	0,5	0,1	500	6	+	0,03	+	+	0	Halbfettmargarine
10	30	2	0,3	30	5	0,01	0,02	*	*	0	Mayonnaise, 50 % Fett
18	60	23	1	84	15	0,02	0,04	+	0,01	0	80 % Fett
1	+	+	0,1	120	13,2	+	+	+	0	0	Olivenöl
1	1	1	+	4340	24,5	0	0	0	0	0	Palmöl
1	1	1	0,1	550	30	+	0	0	+	0	Rapsöl (Rüböl)
0	0	0	0	*	48,2	0	0	0	0	0	Safloröl (Distelöl)
10	0	0	0,1	*	28,3	0,01	0,07	0,1	0	0	Sesamöl
0	0	0	0	583	29	+	+	0	+	0	Sojaöl
1	1	1	+	4	50	+	+	+	+	0	Sonnenblumenöl
+	+	+	+	*	37	+	0	0	+	0	Traubenkernöl
+	+	+	+	*	8	+	+	+	+	0	Walnussöl
1	1	1	0,1	*	185	+	+	+	+	0	Weizenkeimöl

b = je nach Vitaminzusatz

* = keine Daten verfügbar   + = nur in Spuren nachweisbar   (0) = Gehalt zu vernachlässigen

Lebensmittel (Gehalt je 100 g des verzehrbaren Anteils)	ENERGIE		HAUPTNÄHRSTOFFE							MINERALSTOFFE	
			Eiweiß (Protein)	Fett gesamt	Fett MUFS	Kohlenhydrate verwertbar	Kohlenhydrate unverwertbar (Ballaststoffe)	Wasser	Cholesterin	Natrium	Kalium
	kcal	kJ	g	g	g	g	g	g	mg	mg	mg
Samen und Nüsse											
Cashewkerne	571	2387	17,2	42,2	7,5	30,5	2,9	4	0	15	552
Chiasamen	486	2033	16,5	30,7	23,7	7,7	34,4	5,8	0	16	407
Edelkastanien (Maronen)	196	818	3,4	1,9	0,5	41,2	8,4	48	0	2	707
Erdmandeln (Chufas, Tigernüsse)	409	1706	6,1	23,7	2,2	42,5	17,4	7,1	0	38	519
gemahlen	397	1661	3,3	24,1	2,8	44,6	21,7	6,5	0	4	723
Erdnusskerne	564	2360	25,3	48,1	14,4	7,5	11,7	5,2	0	11	661
geröstet	585	2446	25,6	49,4	14,8	9,4	11,4	1,6	0	5	777
Erdnussflocken	520	2176	13	28	10	54	4,9	3	0	770	165
Erdnusspaste (Erdnussmus)	630	2636	28	50	12	17	8,1	1,8	0	17	670
Hanfsamen, ungeschält	494	2067	26	36	28	2	29	5	0	7	860
Haselnusskerne	644	2696	12	61,6	8,6	10,5	8,2	5,6	0	2	630
Haselnussmus	676	2830	16,6	64,8	6,6	6,1	5,5	4,4	0	*	763
Kokosmilch, Konserve, i. D.	185	763	2,0	18,4	0,9	2,8	+	75,8	0	13	220
Kokosnuss, reif	363	1520	3,9	36,5	0,7	4,8	9	48	0	35	379
Kokosraspel	606	2536	5,6	62	1	6,4	24	2,2	0	28	750
Kokoswasser	9	36	0,3	0,2	+	1,4	0	94,2	0	47	282
Kürbiskerne	565	2363	24,4	45,6	23,6	14,2	8,8	2,1	0	18	814
Leinsamen, ungeschält	376	1558	24,4	30,9	20,8	0	35	6,1	0	60	725
Macadamianusskerne	703	2941	7,5	73	1,7	4	11,4	3	0	5	265
Mandelmus, pur	666	2790	15,1	59,1	11,2	19,7	1,5	1	0	6	758
Mandeln, süß	583	2441	18,7	54,1	13,1	5,4	13,5	5	0	20	835
Mohnsamen	477	1997	20,2	42,2	31,1	4,2	20,5	6,1	0	21	705
Paranusskerne	670	2803	13,6	66,8	29,8	3,6	6,7	5,6	0	2	644
Pekannusskerne	703	2941	9,3	72	16	4,4	9,5	3	0	3	604
Pinienkerne	674	2820	13	60	22,7	20,5	1	3	0	4	600
Pistazienkerne	594	2485	20,8	51,6	7,6	11,6	10,6	5,3	0	6	1020
Sesamsamen	565	2365	17,7	50,4	19,4	10,2	11,2	5	0	45	458
Sonnenblumenkerne, geschält	580	2428	22,5	49	28	12,3	6,3	6,6	0	2	725
Tahini aus rohem Sesam	592	2479	17,8	48	21,1	21,2	5	3,3	0	74	414
Walnusskerne	663	2772	14,4	62,5	42,1	10,6	6,1	5	0	2	570

* = keine Daten verfügbar   + = nur in Spuren nachweisbar   (0) = Gehalt zu vernachlässigen

Calcium mg	Phosphor mg	Magnesium mg	Eisen mg	VITAMINE A (Retinol-Äquivalent) µg	E (Tocopherol-Äquivalent) mg	B_1 (Thiamin) mg	B_2 (Riboflavin) mg	Niacin mg	B_6 (Pyridoxin) mg	C (Ascorbinsäure) mg	Lebensmittel (Gehalt je 100 g des verzehrbaren Anteils)
											Samen und Nüsse
31	375	270	2,8	10	0,8	0,63	0,25	1,8	0,42	0	Cashewkerne
631	860	335	7,7	16	0,5	0,62	0,17	8,8	0,1	2	Chiasamen
33	87	45	1,4	4	1,2	0,23	0,22	0,9	0,35	27	Kastanien (Maronen)
69,5	232	87	3,4	0,2	1,0	0,23	0,10	1,8	0,33	6	Erdmandeln (Chufas, Tigernüsse)
18	252	82	7,2	*	*	*	*	*	*	*	gemahlen
40	341	163	1,8	0,3	10,3	0,9	0,15	15,3	0,44	0	Erdnusskerne
65	410	180	2,3	110	10	0,25	0,14	14,3	0,4	0	geröstet
16	107	43	0,9	27	5	0,18	0,04	3,3	0,13	0	Erdnussflocken
65	410	175	2	0	8,6	0,13	0,13	15	0,4	0	Erdnusspaste (Erdnussmus)
145	1060	480	14	14	7	0,8	0,3	4	0,7	*	Hanfsamen, ungeschält
225	330	150	3,8	5	26,6	0,4	0,2	1,4	0,31	3	Haselnusskerne
153	295	167	3,5	3	22,9	0,24	0,11	*	0,41	*	Haselnussmus
18	96	46	3,3	0	+	0,02	0	0,6	0,03	1	Kokosmilch, Konserve, i. D.
20	94	39	2,3	0	0,8	0,06	0,01	0,4	0,06	2	Kokosnuss, reif
22	160	90	3,6	0	0,1	0,04	0,6	0,8	0,2	1	Kokosraspel
27	33	28	0,1	0	0	+	+	0,1	0,03	2	Kokoswasser
41	830	402	12,5	38	4	0,22	0,32	7,8	0,9	+	Kürbiskerne
198	662	90	8,2	0	1,3	0,17	0,16	1,4	0,2	1	Leinsamen, ungeschält
51	201	108	0,2	0	1,5	0,28	0,12	1,5	0,28	0	Macadamianusskerne
270	450	300	3,7	*	5	0,13	0,61	*	0,08	1	Mandelmus, pur
252	454	170	4,1	23	25,2	0,22	0,6	4,1	0,16	0	Mandeln, süß
1460	854	333	9,5	5	4	0,86	0,17	1	0,44	0	Mohnsamen
130	674	160	3,4	3	7,6	1	0,04	0,2	0,11	2	Paranusskerne
73	290	142	2,4	13	3,1	0,86	0,13	2	0,20	2	Pekannusskerne
12	605	235	5,2	8	13,7	1,3	0,23	4,5	0,11	2	Pinienkerne
130	500	160	7,3	25	5,2	0,69	0,2	1,5	0,25	7	Pistazienkerne
783	607	347	10	7	2,5	0,8	0,25	4,5	0,79	0	Sesamsamen
98	618	420	6,3	3	21,8	1,9	0,14	4,1	0,6	0	Sonnenblumenkerne, geschält
420	752	100	2,5	3	4	1,28	0,51	10,1	0,79	0	Tahini aus rohem Sesam
87	410	135	2,1	10	6	0,35	0,1	1	0,87	3	Walnusskerne

* = keine Daten verfügbar + = nur in Spuren nachweisbar (0) = Gehalt zu vernachlässigen

Lebensmittel (Gehalt je 100 g des verzehrbaren Anteils)	ENERGIE kcal	ENERGIE kJ	HAUPTNÄHRSTOFFE Eiweiß (Protein) g	Fett gesamt g	Fett MUFS g	Kohlenhydrate verwertbar g	Kohlenhydrate unverwertbar (Ballaststoffe) g	Wasser g	Cholesterin mg	MINERALSTOFFE Natrium mg	Kalium mg
Getränke, alkoholische											
Alkoholfreies Schankbier (0,04–0,6 % vol.)[a]	25	105	0,3	0	0	5,4	0	93,2	0	3	40
Altbier (5 % vol.)[a]	43	180	0,5	0	0	3,5	0	92,1	0	6	49
Apfelwein (5 % vol.)	45	189	+	0	0	2,6	0	93	0	1	120
Bockbier, hell, untergärig (7 % vol.)[a]	62	259	0,7	0	0	4,6	0	88,6	0	3	72
Branntwein (32 % vol.)	117	743	0	0	0	0	0	68	0	+	1
Branntwein (38 % vol.)	210	882	0	*	*	*	0	62	*	1	1
Dessertweine (16–18 % vol.)	160	672	0,1	*	*	15	*	75	*	2	100
Diät-Vollbier (5 % vol.)[a]	33	140	0,4	0	0	0,8	0	94,4	0	4	45
Doppelbockbier, dunkel (8 % vol.)[a]	69	289	0,8	0	0	3,8	0	87,2	0	2	79
Exportbier, hell (5 % vol.)[a]	47	195	0,5	0	0	2,9	0	91,5	0	2	51
Fruchtwein (8–10 % vol.)	74	311	+	*	*	5	*	88	*	2	100
Kölschbier (5 % vol.)[a]	42	176	0,4	0	0	4	0	92,4	0	6	48
Lagerbier (Vollbier), hell (5 % vol.)[a]	37	156	0,5	0	0	2,8	0	92,2	0	2	46
Leichtbier, untergärig (2,5–3,0 % vol.)[a]	27	113	0,4	0	0	2	0	94	0	2	34
Liköre (30 % vol.)	166	697	*	*	*	30	0	50	*	1	2
Malzbier (Malztrunk) (0,04–0,6 % vol.)[a]	48	199	0,4	0	0	11,6	0	88,4	0	7	27
Obstbranntwein (40–45 % vol.)	248	987	*	*	*	*	*	55	*	*	3
Pilsener Lagerbier (5 % vol.)[a]	43	173	0,5	0	0	3,1	0	92	0	3	50
Qualitätswein, rot (10–12 % vol.)	67	278	0,2	*	*	2,6	0	88	*	3	90
weiß (10–12 % vol.)	70	294	0,1	*	*	2,6	0	88	*	2	82
Sekt (11–12 % vol.)	83	349	0,1	*	*	5	0	86	*	3	70
Tafelwein, weiß (9–10 % vol.)	65	273	0,1	*	*	2,5	*	88	*	1	90
Weinbrand (38 % vol.)	240	1003	*	*	*	2	0	65	*	2	+
Weizenvollbier, hefefrei (5 % vol.)[a]	46	190	0,5	0	0	3	0	91,6	0	3	49
hefehaltig (5 % vol.)[a]	46	190	0,5	0	0	3	0	91,7	0	2	44
Whisky (43 % vol.)	247	1033	*	*	*	+	0	64,7	*	+	3
Getränke, alkoholfreie											
Colagetränk	43	182	+	*	*	10,9	*	89	*	4	1
Fruchtsaftgetränk	49	206	0,2	*	*	12	0,3	92,5	*	4	*
Limonade	49	206	*	*	*	12	*	92,5	*	7	1
Orange, ca. 8 % Saftgehalt, kalorienarm	9	38	+	+	*	2	*	96	*	*	*
Orange, ca. 30 % Saftgehalt, kalorienarm	12	50	0,2	+	*	2,8	*	95	*	*	*
Zitrone, ca. 5 % Saftgehalt, kalorienarm	7	29	+	+	*	1,5	*	98,5	*	5	1

a = Quelle: Mitteilung von Prof. Dr. A. Piendl, Freising-Weihenstephan, 1988; der Alkoholgehalt in Volumenprozent basiert auf Angaben in g je 100 g.

Calcium mg	Phosphor mg	Magnesium mg	Eisen mg	VITAMINE A (Retinol-Äquivalent) µg	E (Tocopherol-Äquivalent) mg	B_1 (Thiamin) mg	B_2 (Riboflavin) mg	Niacin mg	B_6 (Pyridoxin) mg	C (Ascorbinsäure) mg	Lebensmittel (Gehalt je 100 g des verzehrbaren Anteils)
											Getränke, alkoholische
5	20	7	+	0	0	+	0,02	0,62	0,04	0	Alkoholfreies Schankbier (0,04–0,6 % vol.)[a]
4	29	11	+	0	0	+	0,05	0,76	0,04	0	Altbier (5 % vol.)[a]
10	7	5	0,5	*	*	*	*	*	0,01	*	Apfelwein (5 % vol.)
4	50	12	+	0	0	+	0,04	1,27	0,04	0	Bockbier, hell, untergärig (7 % vol.)[a]
*	6	*	*	*	*	0,01	0,01	*	*	*	Branntwein (32 % vol.)
*	*	*	*	*	*	0,01	0,01	*	*	*	Branntwein (38 % vol.)
10	10	8	0,5	*	*	*	0,02	0,1	0,01	*	Dessertweine (16–18 % vol.)
4	31	10	+	0	0	+	0,03	0,71	0,04	0	Diät-Vollbier (5 % vol.)[a]
3	51	13	+	0	0	+	0,06	1,4	0,04	0	Doppelbockbier, dunkel (8 % vol.)[a]
3	36	10	+	0	0	+	0,04	0,95	0,05	0	Exportbier, hell (5 % vol.)[a]
10	6	4	0,5	*	*	*	*	*	0,01	*	Fruchtwein (8–10 % vol.)
4	26	9	+	0	0	+	0,03	0,78	0,04	0	Kölschbier (5 % vol.)[a]
2	32	8	+	1	0	+	0,03	0,91	0,05	0	Lagerbier (Vollbier), hell (5 % vol.)[a]
4	25	8	+	0	0	+	0,02	0,7	0,03	0	Leichtbier, untergärig (2,5–3,0 % vol.)[a]
2	3	1	*	*	*	*	*	*	*	*	Liköre (30 % vol.)
4	17	7	0,1	0	0	+	0,03	0,53	+	0	Malzbier (Malztrunk) (0,04–0,6 % vol.)[a]
2	*	*	*	*	*	*	*	*	*	*	Obstbranntwein (40–45 % vol.)
4	31	10	+	0	0	+	0,03	0,79	0,06	0	Pilsener Lagerbier (5 % vol.)[a]
10	10	9	0,9	0	+	+	+	0,02	0,02	2	Qualitätswein, rot (10–12 % vol.)
10	15	10	0,6	0	*	+	0,01	0,1	0,02	*	weiß (10–12 % vol.)
10	10	8	0,5	*	*	*	0,01	0,1	0,02	*	Sekt (11–12 % vol.)
6	10	8	0,5	*	*	*	0,01	0,1	0,02	*	Tafelwein, weiß (9–10 % vol.)
*	*	1	*	*	*	*	*	*	*	*	Weinbrand (38 % vol.)
3	31	10	+	0	0	+	0,04	0,83	0,04	0	Weizenvollbier, hefefrei (5 % vol.)[a]
3	32	8	+	0	0	+	0,04	0,73	0,04	0	hefehaltig (5 % vol.)[a]
+	+	+	*	*	*	*	*	*	*	*	Whisky (43 % vol.)
											Getränke, alkoholfreie
4	6	1	*	0	*	*	*	*	*	*	Colagetränk
19	*	2	0,4	*	*	*	*	*	*	6	Fruchtsaftgetränk
1	5	1	2	*	*	*	*	*	*	*	Limonade
*	*	*	*	*	*	*	*	*	*	*	Orange, ca. 8 % Saftgehalt, kalorienarm
*	*	*	*	*	*	*	*	*	*	*	Orange, ca. 30 % Saftgehalt, kalorienarm
20	3	2	0,4	*	*	*	*	*	*	*	Zitrone, ca. 5 % Saftgehalt, kalorienarm

* = keine Daten verfügbar   + = nur in Spuren nachweisbar   (0) = Gehalt zu vernachlässigen

Lebensmittel (Gehalt je 100 g des verzehrbaren Anteils)	ENERGIE kcal	ENERGIE kJ	HAUPTNÄHRSTOFFE Eiweiß (Protein) g	Fett gesamt g	Fett MUFS g	Kohlenhydrate verwertbar g	Kohlenhydrate unverwertbar (Ballaststoffe) g	Wasser g	Cholesterin mg	MINERALSTOFFE Natrium mg	Kalium mg
Süßwaren											
Bienenhonig, i. D.	327	1367	0,3	0	*	81	(0)	17	(0)	2	45
Bonbons, Hartkaramellen	388	1623	0,5	0,3	*	97	(0)	2,5	*	25	9
Milchkaramellen	393	1651	3	5	0,1	84	(0)	8	11	121	117
Gummibärchen	328	1377	6	*	*	79	*	12	*	62	12
Kakaohaltiges Getränkepulver, i. D.	366	1543	4,4	2,8	*	80,2	6	*	*	+	*
Kakaopulver, schwach entölt (dunkel)	340	1423	20	24	0,4	11	30	5	(0)	17	1920
Kaugummi, 1 St. zu 3,3 g	10	42	0	0	*	2,6	(0)	+	*	*	*
Konfitüre, i. D.	266	1119	0,6	+	0,1	66	3	29	(0)	10	15
Marzipan	493	2063	8	25	5	59	1	9	(0)	5	210
Nougat	500	2092	5	24	3,1	66	+	1	(0)	3	155
Nuss-Nougat-Creme	528	2210	4	31	4,8	58,4	1	0,6	*	44	442
Rübensirup	270	1146	2,9	0	0	64,5	6	*	0	20	*
Schokolade (70 % Kakaomasse)	520	2180	8	40	1	33	5	1	(0)	60	*
milchfrei (40 % Kakaomasse)	479	2005	5,3	30	1,1	47	15	1	(0)	19	397
Vollmilchschokolade	531	2221	9,2	30	0,9	56	+	1	2	58	465
mit Haselnüssen (20 %)	556	2335	9,5	36,5	2,7	47,5	5,6	1	1	80	440
Zucker	400	1680	0	0	0	100	0	+	(0)	+	2

Lebensmittel (Gehalt je 100 g des verzehrbaren Anteils)	ENERGIE kcal	ENERGIE kJ	HAUPTNÄHRSTOFFE Eiweiß (Protein) g	Fett gesamt g	Fett MUFS g	Kohlenhydrate verwertbar g	Kohlenhydrate unverwertbar (Ballaststoffe) g	Wasser g	Cholesterin mg
Süßspeisen[a]									
CREMESPEISEN OHNE KOCHEN									
Fruchtcreme, Trockenprodukt	322	1352	0,5	+	*	80	*	*	*
verzehrfertig	109	458	3	3	1,3	17,5	2,8	75	3
Schokoladencreme, Trockenprodukt	456	1915	4	16,5	*	73	*	*	*
verzehrfertig	144	605	3	6	0,5	19,5	0,2	*	88
Vanillecreme, Trockenprodukt	401	1684	1,5	13	*	69,5	*	*	*
verzehrfertig	139	584	3	5,5	0,2	19,5	*	*	25
PUDDING UND SAUCEN									
Dessertsoße, Frucht, verzehrfertig	200	840	+	0	0	50	*	50	*
Schoko, verzehrfertig	145	607	2	1	*	32	*	65	*
Götterspeise, Gelee, Trockenprodukt	313	1310	65,8	0	0	12,5	*	20	*
verzehrfertig mit Wasser	60	251	1,4	0	0	13,6	1	83	47

a = Die Werte stellen das Mittel bei handelsüblichen Produkte dar und sind teils analytisch, teils durch Berechnung ermittelt. Werte für Mineralstoffe und Vitamine sind in den meisten Fällen nicht bekannt.

Calcium mg	Phosphor mg	Magnesium mg	Eisen mg	VITAMINE A (Retinol-Äquivalent) µg	E (Tocopherol-Äquivalent) mg	B_1 (Thiamin) mg	B_2 (Riboflavin) mg	Niacin mg	B_6 (Pyridoxin) mg	C (Ascorbinsäure) mg	Lebensmittel (Gehalt je 100 g des verzehrbaren Anteils)
											Süßwaren
5	5	3	1	+	*	0,03	0,05	0,1	0,16	1	Bienenhonig, i. D.
4	12	3	0,1	*	*	*	*	*	*	*	Bonbons, Hartkaramellen
21	16	5	0,8	43	0,1	0,03	0,04	*	*	*	Milchkaramellen
9	4	2	0,19	*	0	*	*	*	*	*	Gummibärchen
*	*	*	*	*	*	*	*	*	*	*	Kakaohaltiges Getränkepulver, i. D.
114	656	414	12	+	0,9	0,1	0,4	2,7	0,1	0	Kakaopulver, schwach entölt (dunkel)
1	4	6	4,5	*	*	*	*	*	*	*	Kaugummi, 1 St. zu 3,3 g
10	15	10	+	2	0,1	+	+	0,2	0,01	2	Konfitüre, i. D.
43	220	120	2	0	8,5	0,1	0,45	1,5	0,06	2	Marzipan
75	125	65	3	0	8,4	0,12	0,06	0,4	0,11	1	Nougat
13	200	75	3,5	31	10	0,12	0,20	2,0	0,13	1	Nuss-Nougat-Creme
*	*	90	13	*	*	5,4	*	*	*	*	Rübensirup
*	*	*	*	*	*	*	*	*	*	*	Schokolade (70 % Kakaomasse)
60	290	100	3	+	2	0,04	0,1	0,8	0,05	0	milchfrei (40 % Kakaomasse)
245	235	70	3	53	1,9	0,1	0,35	0,4	0,11	+	Vollmilchschokolade
240	250	65	3	+	7	0,15	0,32	0,6	0,1	1	mit Haselnüssen (20 %)
2	+	+	+	0	0	0	0	0	0	0	Zucker

Lebensmittel (Gehalt je 100 g des verzehrbaren Anteils)	ENERGIE kcal	kJ	HAUPTNÄHRSTOFFE Eiweiß (Protein) g	Fett gesamt g	Fett MUFS g	Kohlenhydrate verwertbar g	Kohlenhydrate unverwertbar (Ballaststoffe) g	Wasser g	Cholesterin mg
Rote Grütze, Trockenprodukt	332	1389	+	0	0	83	*	16	*
verzehrfertig mit Wasser	85	351	0	0	0	21	1,4	79	*
Schokopudding, Trockenprodukt	320	1344	4,5	2,5	*	70	*	*	*
verzehrfertig mit Milch	127	533	3	3,5	*	21	*	*	*
Vanille-, Mandel-, Sahnepudding, Tr.-Pr.	346	1453	0,5	0	0	86	*	*	*
verzehrfertig mit Milch	105	441	2,9	3,3	*	16	*	*	*
Vanillesoße, Trockenprodukt	338	1420	0,6	*	*	84	*	*	*
verzehrfertig mit Milch	97	407	3	3,4	*	14	*	*	*
SPEISEEIS									
Fruchteis	80	336	+	+	0,1	20	0,6	80	5
Milchspeiseeis	127	531	5	3	0,1	20	*	72	9
Sahneeis (Rahmeis)	220	925	2	17	0,8	15	*	66	63
Softeis	115	483	3	3	0,1	19	*	70	9

Lebensmittel (Gehalt je 100 g des verzehrbaren Anteils)	ENERGIE kcal	kJ	HAUPTNÄHRSTOFFE Eiweiß (Protein) g	Fett gesamt g	Kohlenhydrate g
FERTIGPRODUKTE					
Gemüsezubereitungen					
TIEFKÜHLKOST					
Apfel-Rotkohl (Ig)	54	231	1	2	8
Brechbohnen (Bo)	33	138	3	0	3
Gemüse-Ideen (Ig)					
Chinesisch	38	159	2	+	6
Provence	51	217	3	+	10
Toscana	34	144	2	+	6
Gemüse-Stäbchen (Bo)	215	898	6	10	24
Karotten-Gemüse-Mix (Bo)	31	131	1	0	6
Pilzragout (Bo)	107	446	2	8	6
Rahm-Kohlrabi (Bo)	88	367	2	7	4
Rahm-Spinat (Bo)	52	214	2	3	2
Schwarzwurzel raffiniert (Bo)	85	356	1	3	11
Thai-Gemüse-Curry (Bo)	69	289	2	4	5
Suppengemüse (Ig)	31	130	2	1	4
Fleischzubereitungen					
NASSKONSERVEN					
Geschnetzeltes Zürcher Art (Er)	104	438	6	3	12
Gulaschtopf mit Kartoffeln (Ma)	77	322	3	5	6
Jäger Hackbällchen (Er)	111	462	5	8	5
Kohlrouladen (Er)	74	309	3	5	4
Königsberger Klopse (Er)	136	569	5	10	6
Ravioli in Tomatensauce (Ma)	89	372	3	2	14
TIEFKÜHLKOST					
Chicken Wings (Bo)	179	745	16	11	3
Hirschsteaks sous vide (Bo)	143	599	20	7	1
Hühnerfrikassee (Bo)	100	420	11	5	4
Kohlroulade (Bo)	108	451	6	7	6
Königsberger Klopse (Bo)	146	607	7	10	5
Lasagne Bolognese (Bo)	159	667	8	8	14
Nasi Goreng (Bo)	140	586	8	7	11

Lebensmittel (Gehalt je 100 g des verzehrbaren Anteils)	ENERGIE kcal	kJ	HAUPTNÄHRSTOFFE Eiweiß (Protein) g	Fett gesamt g	Kohlenhydrate g
Rinderroulade in Bratensoße (Bo)	97	409	13	4	4
Sauerbraten (Bo)	122	512	14	4	9
Tafelspitz (Bo)	118	537	12	3	4
Fischzubereitungen					
TIEFKÜHLKOST					
Fischstäbchen (Ig)	189	795	13	8	17
Lachsfilet (Bo)	202	843	20	13	0
Lachsforellenfilet (Bo)	136	569	19	7	0
Schlemmerfilet Bordelaise (Ig)	159	666	13	9	6
Seelachsfilet (Bo)	74	914	17	1	0
Getreidezubereitungen und Mehlspeisen					
TIEFKÜHLKOST					
Elsässer Flammkuchen (Bo)	238	993	6	13	22
Frühlingsrollen (Bo)	149	627	8	6	16
Maultaschen Original (Bo)	166	695	6	9	14
Pizza Diavola (Bo)	200	838	9	7	24
Hawaii (Bo)	199	838	10	5	28
Pizza »Die Ofenfrische« (Oe)					
Bolognese	188	791	8	4	28
Salami	238	1001	10	9	29
Pizza »Ristorante« Spinaci	220	921	7	11	21
Thunfisch	192	807	9	5	26
Pizzettis, Käse (Bo)	316	1320	11	17	30
Salami (Bo)	267	1119	12	12	26
Quiche Lorraine (Bo)	248	1037	8	15	21
Semmelknödel (Bo)	214	903	7	6	32

Stand Januar 2017

Hersteller: Bo = Bofrost Er = Erasco Ig = Iglo Ma = Maggi Oe = Dr. Oetker

Lebensmittel (Gehalt je 100 g des verzehrbaren Anteils)	ENERGIE kcal	kJ	HAUPTNÄHRSTOFFE Eiweiß (Protein) g	Fett gesamt g	Kohlenhydrate g
Nudelgerichte					
TROCKENPRODUKTE, nach Anleitung zubereitet					
Spaghetteria (Kn)					
Mozzarella	72	301	4	2	9
Spaghetti Carbonara	127	531	4	9	7
Wirtshaus (Ma)					
Makkaroni mit dreierlei Käse	102	432	3	2	18
Schinken-Nudeln	348	1457	14	2	67
Schwäbische Käsespätzle	393	1645	13	8	68
Kartoffelgerichte					
TROCKENPRODUKTE, 100 g, nach Anleitung zubereitet					
Gnocchi (Pf)	150	628	4	1	33
Kartoffelknödel (Pf)					
halb und halb	120	502	2	1	25
roh	110	460	2	+	24
Kartoffelpüree					
Besonders locker (Pf)	75	300	2	2	10
Das Komplette (Ma)	60	252	2	1	11
Salate und eingelegte Gemüsezubereitungen					
NASSKONSERVEN (He)					
Gewürzgurke	25	107	1	+	5
Maiskölbchen	31	129	2	+	5
Mixed Pickles	27	112	1	+	4
Paprikamark	85	356	4	3	9
Rote-Bete-Salat	47	148	1	+	9
Sahne-Merrettich	292	1207	3	26	9
Sauerkraut Mildessa	22	91	2	+	2
Selleriesalat	48	202	1	+	9
Silberzwiebeln	23	96	1	+	4
Tomatenmark	75	314	4	+	11

Lebensmittel (Gehalt je 100 g des verzehrbaren Anteils)	ENERGIE kcal	kJ	HAUPTNÄHRSTOFFE Eiweiß (Protein) g	Fett gesamt g	Kohlenhydrate g
Eintöpfe und Suppen					
NASSKONSERVEN, 100 g					
Chili con Carne (Er)	96	400	6	3	9
Ein-Teller-Eintöpfe (Ma)					
Bauerntopf	82	343	2	5	8
Grüne Bohnen + Rindfleisch	31	130	2	1	7
Nudeltopf mit Huhn	102	427	3	7	7
Erbsen-Eintopf »Hubertus« (Er)	83	381	6	2	10
Gemüsetopf, bunter (Er)	35	145	1	1	5
Hühner-Nudeltopf (Er)	55	228	2	3	5
Linsen-Eintopf (Er)	64	268	4	2	8
Serbische Bohnensuppe (Er)	68	285	3	2	8
Ungarische Gulaschsuppe (Er)	48	201	3	2	4
TROCKENPRODUKTE					
»Cup a soup« (Kn), zubereitet, 100 ml					
Champignon-Cremesuppe	38	160	1	2	5
Chinesische Nudelsuppe	55	230	2	1	10
Hühnersuppe mit Nudeln	25	104	1	+	5
Kartoffel-Creme-Suppe	58	244	1	3	6
Tomaten-Creme-Suppe mit Knuspercroutons	52	218	1	1	9
Feinschmecker (Kn), 100 ml					
Blumenkohl-Brokkoli-Suppe	49	205	1	3	4
Champignoncremesuppe	45	187	1	3	4
Fränkische Grünkernsuppe	65	260	2	4	5
Kürbis Cremesuppe	45	187	1	2	5
Heiße Tasse (Er), zubereitet, 100 ml					
Champignon	50	210	1	3	6
Grüner Spargel	43	180	+	2	6
Kürbis	49	203	1	1	10
Lauch	43	178	1	2	5
Spargel	39	161	+	2	5
Tomate	42	176	1	1	8

Stand Januar 2017

Hersteller: Er = Erasco He = Hengstenberg Kn = Knorr Ma = Maggi Pf = Pfanni

Lebensmittel (Gehalt je 100 g des verzehrbaren Anteils)	ENERGIE kcal	kJ	HAUPTNÄHRSTOFFE Eiweiß (Protein) g	Fett gesamt g	Kohlenhydrate g
Guten Appetit Suppen (Ma), 100 ml, nach Anleitung zubereitet					
Eier-Muschelsuppe	16	66	1	0	3
Frühlings-Suppe	20	86	1	0	4
Rindfleischsuppe mit Nudeln	29	120	1	0	6
Spargel Cremesuppe	36	152	1	2	4
Tomaten Cremesuppe	28	119	1	0	5
Waldpilz Cremesuppe	23	97	1	2	6
Suppenliebe (Kn) zubereitet, 100 ml					
Erbsentopf	60	251	4	1	9
Linsensuppe	66	275	5	1	10
Sternchensuppe	39	162	2	+	7
Bouillon (Kn), zubereitet, 100 ml					
Gemüse oder Rind	3	15	+	+	+
Hühner	4	16	+	+	+
Fond (Ma), 100 g					
Geflügel	152	616	3	1	33
Gemüse	136	569	1	+	33
Rind	140	586	2	+	32
Fertigsaucen					
TROCKENPRODUKTE					
Basis-Saucen (Kn), 100 ml, nach Anleitung zubereitet					
Bratensoße extra	35	146	1	1	6
Helle Soße	55	230	1	3	8
Klarer Bratensaft	42	174	1	3	4
Rahmsoße	60	252	1	3	7
Delikatess-Saucen (Ma), 100 ml, nach Anleitung zubereitet					
Curry Sauce	54	227	1	3	5
Gulasch Sauce	44	184	1	2	6
Jäger Sauce	40	166	1	2	5
Kräuter Sauce	78	325	2	5	6

Lebensmittel (Gehalt je 100 g des verzehrbaren Anteils)	ENERGIE kcal	kJ	HAUPTNÄHRSTOFFE Eiweiß (Protein) g	Fett gesamt g	Kohlenhydrate g
Feinschmecker Saucen (Kn), 100 ml, nach Anleitung zubereitet					
3 Pfeffer Sauce	102	427	7	7	7
Jäger Sauce	70	293	2	4	7
Kräuter-Käse-Sauce	107	448	2	7	8
Meisterklasse Saucen klassisch (Ma), 100 ml, nach Anleitung zubereitet					
Champignon-Rahm Sauce	152	633	2	13	6
Kräuter-Sauce	127	533	1	11	8
Sauce Hollandaise	501	2097	16	31	38
VERSCHIEDENES (Trockenprodukt)					
Saucenbinder (Mo)	462	1934	4	25	55
NASSPRODUKTE, 100 ml					
Sauce Hollandaise (Kn)	465	1915	2	50	2
Tomato al Gusto Basilikum (Kn)	32	134	1	1	6
Tomato al Gusto Pizza (Kn)	37	155	1	1	6
Würzsaucen					
Maggi Würze (Ma)	104	435	16	0	10
Maggi-Curry-Sauce (Ma)	127	532	2	4	22
Magic Asia Sauce (Ma)	124	518	+	+	30
Tomatenketchup (Kn)	99	420	2	1	22
Süßspeisen					
TROCKENPRODUKTE (Oe), 100 g, nach Anleitung zubereitet					
Garant, Schokolade	101	428	3	2	19
Vanille	84	355	3	1	15
Götterspeise, Himbeere	71	304	1	0	16
Kaltschale Sauerkirsch	68	289	+	0	17
Mousse à la Vanille	123	519	5	3	19
Mousse au Chocolat	151	635	5	5	21
Paradies-Creme, Karamell	119	519	3	4	19
Mandel	124	519	3	4	19
Stracciatella	120	504	3	4	17
Rotweincreme	208	871	2	10	20

Stand Januar 2017

Hersteller: Kn = Knorr Ma = Maggi Mo = Mondamin Oe = Dr. Oetker

Lebensmittel (Gehalt je 100 g des verzehrbaren Anteils)	ENERGIE kcal	kJ	HAUPTNÄHRSTOFFE Eiweiß (Protein) g	Fett gesamt g	Kohlenhydrate g
FERTIGDESSERTS (Oe)					
Onken, Joghurt Mild Himbeere	101	423	4	3	19
Kirsche	134	566	5	3	21
Rote Grütze	101	423	+	+	23
Rote Grütze mit Vanillesoße	103	431	1	1	21
Wölkchen Klassische Schokolade	133	557	4	6	15
Vanille	127	532	4	6	14
Speiseeis					
Cornetto (La), 1 Stück					
Buttermilch-Zitrone, 86 g	207	858	2	10	28
Erdbeer, 75g	198	830	2	8	30
Haselnuss, 75g	234	971	3	13	26
King Cone Chocolate, 145g	364	1524	5	17	48
Cremissimo (La), 100 g					
Himbeer	200	820	4	6	30
Latte Macchiato	202	852	3	8	30
Pistazien	196	826	3	8	28
Eiscreme von Meisterhand (Bo), 100 g					
Malaga	226	945	3	12	25
Schokosplitter	209	876	4	11	23
Walnuss	293	1222	4	19	27
Magnum, Classic (La), 86 g	260	1084	3	16	25
Mandel, 86 g	285	1186	4	18	26
Viennetta Blättereis (La), 100 g					
Biscuit Caramel	294	1232	2	18	31
Schokolade	252	1058	3	16	25
Backmischungen					
TROCKENPRODUKTE (Oe), 100g, nach Anleitung zubereitet					
Familienkuchen					
Donauwellen	345	1424	4	21	33
Russischer Zupfkuchen	381	1590	8	23	36
Gugelhupf	388	1625	6	20	46
Marmorkuchen	379	1584	6	20	43

Lebensmittel (Gehalt je 100 g des verzehrbaren Anteils)	ENERGIE kcal	kJ	HAUPTNÄHRSTOFFE Eiweiß (Protein) g	Fett gesamt g	Kohlenhydrate g
Nusskuchen	393	1645	6	20	48
Pizzateig	270	1139	6	7	46
Zitronenkuchen	423	1771	5	22	53
Frühstückszerealien					
Corn Flakes (Kel)	378	1604	7	1	84
5 Vollkorn Müsli mit Früchten (Kel)	372	1557	9	6	67
mit Schokolade	410	1717	9	10	66
Haferfleks Vollkorn					
Knusper-Klassik (Kö)	396	1656	10	5	72
Multikorn Fleks Klassik (Kö)	385	1614	10	4	73
Müsli (Kö)					
Bircher	363	1520	11	6	60
Joghurt Erdbeer	404	1699	10	12	61
Knusper Klassik	443	1855	8	15	64
Knusper Honig-Nuss	452	1892	10	17	61
Schoko	407	1705	11	11	61
Toppas Classic (Kel)	364	1524	10	2	72
Vitalis (Oe)					
Frucht Genuss Müsli	355	945	3	12	25
Früchtemüsli	346	1458	8	4	63
Knusper + Nussmischung	493	2061	10	23	57
Knuspermüsli	445	1868	10	15	63
Schoko Müsli	415	1744	10	12	62
Fast Food					
1 Portion (Mc)					
Apfeltasche, 80 g	228	955	2	12	28
Big Mac, 217 g	503	2106	26	25	42
Big Salad Chicken, 251 g	227	950	17	11	15
Cheeseburger, 119 g	302	1266	16	12	31
Chicken McNuggets, 6 Stück, 107 g	268	1120	17	14	19
Hamburger, 105 g	253	1063	13	9	30
McChicken Classic, 171 g	443	1858	20	19	47
Pommes frites, mittel, 114 g	330	1379	4	16	41

Stand Januar 2017

Hersteller: Bo = Bofrost La = Langnese Kel = Kellogg's Kö = Kölln Mc = McDonald's Oe = Dr. Oetker

Lebensmittel (Gehalt je 100 g des verzehrbaren Anteils)	ENERGIE kcal	kJ	HAUPTNÄHRSTOFFE Eiweiß (Protein) g	Fett gesamt g	Kohlenhydrate g
ENERGIEREDUZIERTE PRODUKTE (für Übergewichtige, nach § 14a DiätVO)					
FERTIGGERICHTE					
Fleischgerichte (Un)					
Kasseler Schulterbraten	67	280	5	2	6
Rindergulasch	85	355	7	2	9
Rinderroulade	85	355	6	3	8
Schlemmergulasch	91	383	5	3	10
Schweinegeschnetzeltes	82	343	6	2	9
Wirsingroulade	62	259	2	2	7
Geflügelgerichte (Un)					
Curryhuhn	99	417	7	2	13
Entenfleisch	72	302	6	2	9
Huhn süß-sauer	98	410	7	1	15
Hühnerfrikassee	97	406	7	2	12
Puten-Geschnetzeltes	91	382	7	2	11
Putensteak	78	326	9	2	6
Fischgericht (Un)					
Alaska-Seelachsfilet in Kräutersauce	59	247	5	1	7
Feinkostsalate (Un)					
Curry-Hähnchensalat, exotischer	146	610	9	8	9
Feinster Fleischsalat mit Gurke	215	885	5	18	7
Geflügelsalat, fruchtiger	146	612	10	8	9
Kartoffelsalat mit Crème fraîche	137	572	1	8	13
Herzhafter Putensalat mit Mais und Erbsen	150	627	10	8	8
Shrimpssalat	199	825	10	15	6

Lebensmittel (Gehalt je 100 g des verzehrbaren Anteils)	ENERGIE kcal	kJ	HAUPTNÄHRSTOFFE Eiweiß (Protein) g	Fett gesamt g	Kohlenhydrate g
Wurst (Un)					
Apfel-Zwiebel-Leberwurst	262	1130	14	20	6
Baguette-Salami	269	1120	24	19	1
Fränkische Fleischwurst	228	945	13	19	1
Geflügel-Leberwurst	254	1050	14	21	2
Kalbfleischleberwurst	264	1096	17	21	2
Landleberwurst	248	1029	14	21	1
Pfälzer Leberwurst	254	1050	15	21	1
Putensalami	262	1089	22	19	1
Saftige Würstchen	191	795	13	15	1
Salami	261	1085	22	19	1
Schnittlauch-Leberwurst	262	1087	16	21	2
Teewurst	306	1270	16	27	1
Teewurst grob	310	1284	16	27	+
Streichfette (Un)					
Die Leichte mit Joghurt	240	990	2	24	4
Leichte Butter	360	1500	2	39	2

Stand Januar 2017

Hersteller: Un = Unilever (»Du darfst«)

Lebensmittel (Gehalt je 100 g des verzehrbaren Anteils)	ENERGIE kcal	kJ	HAUPTNÄHRSTOFFE Eiweiß (Protein) g	Fett gesamt g	Kohlenhydrate g
Desserts (Na), 100 g, verzehrfertig					
Creme-Dessert					
Schokolade	78	327	4	4	7
Vanille	74	309	3	3	8
Joghurt-Schnitten					
Erdbeere	115	481	4	1	26
Kirsche	130	544	4	1	25
Mandarine	135	565	4	2	26
Waldfrüchte	132	553	5	2	25
Mousse au chocolat	92	385	5	3	5
Pudding					
Schokolade	68	285	4	2	10
Vanille	66	280	3	2	10
Rote Grütze	50	209	1	+	11
Sahne, sprühfertig	194	812	2	15	12
Kompott (Na)					
Apfel	32	134	+	+	8
Aprikosen	44	184	1	+	9
Birnen	54	226	+	+	12
Pfirsiche	44	184	1	+	10
Rhabarber	47	197	1	+	10
Fruchtaufstriche (Na)					
Aprikose	89	372	1	+	20
Birne-Traube	90	377	+	+	22
Erdbeer-Rhabarber	92	385	1	+	21
Erdbeere	83	347	1	0	19
Pfirsich-Vanille	85	355	1	+	20
Waldfrucht	83	347	1	1	17

Lebensmittel (Gehalt je 100 g des verzehrbaren Anteils)	ENERGIE kcal	kJ	HAUPTNÄHRSTOFFE Eiweiß (Protein) g	Fett gesamt g	Kohlenhydrate g
Getränke (Na)					
EISTEE					
Grüntee Granatapfel	1	5	0	0	0
Pfirsich	12	50	+	+	3
Zitrone	12	50	+	+	3
FRUCHTSAFTGETRÄNKE					
Apfel	21	89	+	+	5
Multivitamin	24	103	+	+	5
Rote Früchte	24	99	+	+	5
Schwarze Johannisbeere	11	45	+	+	2
Traube Litschi	26	108	+	+	6

Stand Januar 2017

Hersteller: Na = Natreen

Mineralstoffgehalte von Mineral- und Heilwässern
in mg je Liter

Quelle	Natrium	Kalium	Calcium	Magnesium	Chlorid	Fluorid
MINERAL- UND HEILWÄSSER						
Adelheidquelle	966	44	132	102	131	0,7
Adelholzener	10	1	70	31	23	0,2
Adelholzener Primus Heilquelle	5	1	94	31	4	0,1
Alpquell (Österreich)	4	2	243	41	3	*
Apollinaris	380	30	90	110	100	*
Bad Dürrheimer Bertoldsquelle	8	2	325	55	18	*
Bad Dürrheimer Johannisquelle	13	*	289	50	*	*
Bad Nauheimer Mineralwasser	15	3	64	16	7	*
Bad Tönissteiner Heilbrunnen	104	14	166	123	29	*
Bad Vilbeler Elisabethen Quelle	6	5	107	20	9	0,9
Bad Vilbeler UrQuelle	87	13	164	25	69	*
Bad Wildunger Helenenquelle	39	4	184	95	17	*
Brohler Classic Mineral- und Heilbrunnen	370	22	88	78	190	*
Brohler Highlight	61	11	42	40	45	*
Caspar Heinrich Quelle Heilwasser	24	3	281	83	38	*
Celtic (Frankreich)	2	2	8	2	5	*
Christinenbrunnen	371	10	55	6	304	3,0
Contrex (Frankreich)	9	3	486	84	8	*
Diemeltaler Heil- und Mineralquelle	12	2	125	35	24	*
Dreikönigsquelle	10	20	60	20	20	*
Evian (Frankreich)	5	1	78	24	5	*
Extaler	11	2	373	62	13	0,1
Finkenbach Quelle	1	3	12	3	1	0,1
Franken Brunnen Hochsteinquelle	38	6	267	66	94	0,2
Franken Brunnen Theresienquelle	507	30	110	40	630	*
Fürst Bismarck Quelle	14	*	79	5	22	*
Gasteiner Kristallklar Heilw. (Österreich)	74	3	12	1	25	*
Gemminger Mineralquelle	41	5	426	71	11	*
Gerolsteiner Medium oder Sprudel	118	11	348	108	40	0,2
Güstrower Schloßquell	16	2	98	12	20	0,3
Harzer Grauhof Brunnen	16	*	116	10	32	*
Hassia Sprudel	236	25	193	40	124	*
Henniez (Schweiz)	6	1	108	20	12	*
Heppinger	856	53	116	165	245	*
Hirschquelle	261	12	216	29	41	1,3
Ileburger Sachsenquelle	12	2	71	11	14	*
Kaiser Friedrich Quelle	1020	30	130	90	1034	*
Kisslegger Sprudel	188	1	2	1	9	2,1
Krumbach	8	3	104	22	12	0,1

* = keine Daten verfügbar + = nur in Spuren nachweisbar (0) = Gehalt zu vernachlässigen

Mineralstoffgehalte von Mineral- und Heilwässern
in mg je Liter

Quelle	Natrium	Kalium	Calcium	Magnesium	Chlorid	Fluorid
Lauchstädter Heilbrunnen	56	12	177	45	67	*
Lichtenauer Mineralquelle	12	2	62	9	20	0,2
Luisen Brunnen	232	20	344	45	313	*
Margonwasser	20	1	84	18	31	*
Märkischer Mineralbrunnen	58	2	44	7	15	*
Neuselters Mineralquelle	90	6	100	27	60	0,5
Passugger Heilwasser (Schweiz)	46	3	286	24	19	*
Perrier (Frankreich)	14	1	140	4	31	*
Prinzenburger Felsenquelle Karat	5	1	55	6	13	0,1
Ramlösa (Schweden)	222	2	2	1	23	2,8
Reginaris Mineralbrunnen	300	20	190	110	38	*
Rennsteig Sprudel	12	4	73	27	15	*
Rhäzünser Heilwasser (Schweiz)	109	7	198	41	12	*
Rhenser Mineralbrunnen	80	4	118	31	120	0,5
Rhön Sprudel	3	17	45	26	9	0,6
Rietenauer	35	7	412	80	20	*
Römerquelle (Österreich)	13	2	146	65	5	*
Römerquelle Niedernau	11	2	417	49	18	*
Rosbacher Klassisch	85	4	209	93	141	*
Rosbacher UrQuell	40	3	262	131	50	0,1
San Pellegrino (Italien)	34	0	164	49	49	*
Sankt Martin Heilwasser	123	9	217	27	104	0,3
Schillerbrunnen Bad Lauchstädt	42	12	151	39	47	*
Schlossquelle Friedrichsroda	188	3	296	106	205	*
Schwarzwald Sprudel	120	7	190	20	10	*
Selters Mineralwasser	290	10	110	40	260	*
Spa Reine (Belgien)	3	1	4	1	5	*
Spreequell Mineralwasser	48	4	208	23	94	*
St. Gero Heilwasser	121	10	331	109	39	0,2
St. Margareten	19	2	566	47	90	0,4
Staatlich Fachingen	602	28	122	53	151	*
Sylt-Quelle Heil- und Mineralwasser	126	17	22	22	186	*
Teinacher	100	6	100	20	20	0,9
Thüringer Waldquell	28	3	106	50	40	*
Überkinger sanft	18	18	170	16	25	3,0
Valser Mineralquelle (Schweiz)	11	2	436	58	3	*
Volvic (Frankreich)	8	5	10	6	8	*
Wernigeröder Mineralquelle	25	2	93	27	35	*
Wüteria Heiligenquelle	11	3	118	48	43	0,2

* = keine Daten verfügbar   + = nur in Spuren nachweisbar   (0) = Gehalt zu vernachlässigen

Gesunde Ernährung

Lebensmittel sind unsere »Mittel zum Leben«. Sie umfassen das Wasser und die Nahrung und liefern dem Körper die Nährstoffe, die er für die Erhaltung seiner Gesundheit und Leistungsfähigkeit braucht: Energie und Baustoffe für die Zellen und Gewebe sowie eine Vielzahl von Wirkstoffen. Es sind Nährstoffe, mit deren Hilfe unser Organismus reibungslos funktioniert. Es ist nicht egal, was wir essen. Was zählt, ist die richtige Kombination.

Die Bedeutung der Nahrung

Die Nahrung muss unserem Körper all jene Stoffe liefern, die er für sein Wachstum, für die Aufrechterhaltung der körperlichen und geistigen Funktionen und für die Regulation der Körpertemperatur braucht.
Die Aufnahme von Nahrung und Wasser ist aber auch nötig, um beispielsweise abgestorbene Zellen oder ausgeschiedene Flüssigkeit zu ersetzen – und somit für den gesamten Stoffwechsel.
Wichtig für den »Betrieb« unseres Organismus sind dabei die unter dem Begriff »Nährstoffe« zusammengefassten Nahrungsbestandteile: Eiweiß, Fett, Kohlenhydrate, Vitamine und Mineralstoffe sowie Wasser. Mit welchen Lebensmitteln konkret wir unseren Bedarf an den meisten Nährstoffen decken, ist in gewisser Weise unerheblich, denn viele Lebensmittel sind von ihren Inhaltsstoffen her austauschbar.

Gleiche Nährstoffe trotz unterschiedlichen Nahrungsangebots

So grundverschieden die Kost von Europäern, Asiaten und Afrikanern auch ist und so sehr sich die jeweils verfügbaren Nahrungsmittel und die daraus zusammengestellten Ernährungskonzepte unterscheiden –, sie liefert dennoch letztlich immer die gleichen Nährstoffe. Der Mensch kann sich mit ganz verschiedenen Kostformen vollwertig ernähren – vorausgesetzt, er trifft die richtige Auswahl.
Den größten Anteil an der Ernährung der Weltbevölkerung – auch in Ländern, die unter Nahrungsmangel leiden – machen Lebensmittel mit einem großen Anteil an komplexen Kohlenhydraten aus, also stärkereiche Produkte. In Ländern, in denen vorwiegend Getreide angebaut wird, ernährt man sich hauptsächlich von Gerichten und Produkten mit Weizen, Roggen, Mais, Reis oder Hirse.
Keines dieser Lebensmittel allein kann den Bedarf an allen Nährstoffen decken. Jedes muss deshalb mit anderen Produkten ergänzt werden. So sind manche stärkereiche Lebensmittel relativ eiweißarm oder enthalten nur wenig hochwertiges Eiweiß. Diese sind am besten mit eiweißreichen Lebensmitteln tierischer oder pflanzlicher Herkunft zu ergänzen, etwa Haferflocken mit Milch oder Pizzateig mit Käse.

»Gute« oder »schlechte« Lebensmittel?

Da nicht die Nahrungsmittel selbst, sondern die in ihnen enthaltenen Nährstoffe für eine im Sinne der Ernährungswissenschaft richtige und vollwertige Ernährung maßgeblich sind, ist es nicht gerechtfertigt, bestimmten Lebensmitteln einen eindeutig positiven oder negativen Stempel aufzudrücken und sie als eindeutig gesund oder schädlich zu bewerten. Entscheidend ist vielmehr die Menge, die wir von einem bestimmten Nahrungsmittel verzehren, und dass am Ende des Tages und im Verlauf der Woche das Verhältnis aller aufgenommenen notwendigen Nährstoffe ausgeglichen ist.
Dieses generelle Ziel ist am besten durch eine vielseitig zusammengesetzte, gemischte Kost zu erreichen. Dazu gehört allerdings, dass Lebensmittel, die im Verhältnis zu ihrem Energiegehalt ein großes Nährstoffangebot mitbringen – der Fachjargon nennt sie Lebensmittel mit hoher Nährstoffdichte –, bevorzugt werden und der Genuss reiner Kalorienträger wie Zucker eingeschränkt wird.

»Nährstoffdichte«: Kriterium zur Qualitätsbewertung von Nahrungsmitteln

Lebensmittel mit hoher Nährstoffdichte bringen viele Vitamine, Mineralstoffe oder andere essenzielle Nährstoffe, wie zum Beispiel essenzielle Fettsäuren, in vorteilhafter Menge mit. Im Gegensatz dazu haben Zucker und zuckerhaltige Süßwaren eine geringe Nährstoffdichte, weil sie in der Regel keine oder nur geringe Mengen wertvoller Nährstoffe wie Vitamine oder Mineralstoffe enthalten.

Energie- und Nährstoffbedarf

Energie aus der Nahrung: nutzbar gemacht durch Verbrennung

Der Organismus deckt seinen Energiebedarf für das Wachstum, für die Aufrechterhaltung der Körpertemperatur und für alle Stoffwechselleistungen aus der Verbrennung von Fett und Kohlenhydraten. Eiweiß wird nur zu einem geringen Teil für die Verbrennung herangezogen, weil es primär andere Aufgaben im Körper zu erfüllen hat.

Chemisch gesehen werden bei der Verbrennung, zum Beispiel von Kohle, die drei Elemente Kohlenstoff (C), Wasserstoff (H) und Sauerstoff (O_2) zu Kohlendioxid (CO_2) und Wasser (H_2O) umgewandelt. Die Nährstoffe Fett, Kohlenhydrate und Eiweiß könnten wir prinzipiell auch im Ofen verbrennen und mit der dabei frei werdenden Energie heizen.
Die Verbrennung der Nährstoffe im Stoffwechsel unterscheidet sich von der im Ofen nur darin, dass sie viel langsamer und in etlichen Teilschritten erfolgt. Der Stoffwechsel macht die frei werdende Energie für die Funktionen des Körpers nutzbar.
Die Endprodukte der Verstoffwechselung von Fetten und Kohlenhydraten sind Kohlendioxid und Wasser, die wir mit der Atmung durch die Lunge bzw. durch die Nieren, die Haut und den Darm ausscheiden.
Die Endprodukte des Eiweißstoffwechsels sind neben diesen auch stickstoffhaltige Substanzen, die durch die Nieren den Körper verlassen.

Die Begriffe »Kalorie« und »Joule«
Der in Kalorien ausgedrückte Brennwert – also die nutzbare frei werdende Wärmeenergie – beträgt für Fett 9 Kilokalorien (kcal) und für Kohlenhydrate sowie Eiweiß jeweils 4 Kilokalorien (kcal) je Gramm. Die Kalorie ist eine Einheit für den Wärme- oder Energiegehalt einer Substanz.
Es hat sich eingebürgert, dass wir von »1 Kalorie« sprechen, obwohl damit »1 Kilokalorie (kcal)« gemeint ist. Eine Kilokalorie (kcal) ist definiert als die Energiemenge, die notwendig ist, um bei normalem Atmosphärendruck 1 Liter Wasser von 14,5° C auf 15,5° C zu erwärmen. Die Einheit »Kalorie« wurde aufgrund internationaler Vereinbarungen offiziell durch die Einheit »Joule« ersetzt, weil diese besser dafür geeignet ist, verschiedene Energiearten in der Physik ineinander umzurechnen. In der Praxis werden heute beide Einheiten verwendet. Genau berechnet entspricht 1 Kilokalorie (kcal) 4,184 Kilojoule (kJ). Abgerundet rechnet man 1 kcal = 4 kJ.
Der Energiebedarf des erwachsenen Menschen ergibt sich aus zwei Parametern des Verbrauchs: Der eine ist der Grundumsatz für so grundlegende Leistungen wie die Atmung und die Tätigkeit des Herzmuskels. Dieser Energiebedarf fällt selbst bei völliger Ruhe an, also auch im Schlaf. Dazu kommt zum anderen der Energiebedarf für den Arbeits- oder Leistungsumsatz, den jede Art von körperlicher Betätigung zusätzlich verursacht. Einen Überblick des durchschnittlichen Energieverbrauchs bei diversen körperlichen Tätigkeiten bietet die folgende Tabelle.

Durchschnittlicher Kalorienverbrauch bei ausgewählten Tätigkeiten am Beispiel von 25- bis 50-jährigen Frauen und Männern

	Frauen 25–50 Jahre 164 cm 59 kg	Männer 25–50 Jahre 176 cm 74 kg
Tätigkeit	Kalorienverbrauch pro Stunde	
Aquafitness	446	580
Arbeiten am Computer	84	109
Bergwandern	335	435
Billardspielen	139	181
Fußballspielen	390	507
Gartenarbeit	223	290
Gehen (4 km/h)	167	240
Golfspielen	251	326
Gymnastik	223	290
Hausarbeit	195	254
Judo, Jiu-Jitsu, Karate	558	725
Klavierspielen	140	181
Laufen (10 km/h)	558	725
Laufen (8 km/h)	446	580
Radfahren	335	435
Rudern	390	507
Schwimmen	390	507
Skifahren (alpin)	390	507
Skiwandern (Langlauf)	446	580
Tanzen	251	326
Tennisspielen	390	507
Tischtennisspielen	223	290

Welches Körpergewicht ist »richtig«?
Ob die Energiezufuhr durch die Nahrung dem tatsächlichen Bedarf entspricht, lässt sich leicht am Körpergewicht ablesen. Dafür stehen verschiedene Formeln zur Verfügung, mit denen man das »richtige« Körpergewicht ermitteln und infolgedessen Unter- und Übergewicht definieren kann.
Eine dieser Formeln ist der »Broca-Index«, benannt nach dem Arzt Broca, der sie entwickelt hat. Der Broca-Index definiert das Normalgewicht als das Gewicht (in kg), das sich aus der Formel »Körpergröße (in cm) minus 100« ergibt. Eine Frau mit 165 cm Körpergröße hätte damit ihr Normalgewicht bei 65 kg. Nach Broca liegt dann Übergewicht vor, wenn das tatsächliche Körpergewicht das Normalgewicht um 15 % oder mehr übersteigt. Der Broca-Index hat den Nachteil, dass er kleine Personen tendenziell zu oft, große dagegen eher zu selten als übergewichtig einstuft.

Aktuelle und treffendere Berechnungsformel
Eine bessere Formel zur Ermittlung von Normal- und Übergewicht ist der »Body Mass Index« (BMI), der kleinere Menschen nicht benachteiligt.
Der BMI ergibt sich aus einer Division: Gewicht in Kilogramm geteilt durch Körpergröße in Meter (!) zum Quadrat. Eine 165 cm große Frau mit einem Gewicht von 65 kg würde den BMI 23,9 erreichen:

$$\text{BMI} = \frac{65\ \text{Kilogramm}}{(1{,}65\ \text{Meter})^2} = \frac{65}{2{,}72} = 23{,}9$$

Für die Beurteilung des BMI gibt es detaillierte Tabellen, die akzeptable Werte – je nach Geschlecht – von leichtem bis starkem Übergewicht abgrenzen. Je nach Altersgruppe ist ein BMI von z. B. 19–24 (19–34 Jahre), 21–26 (35–54 Jahre) bzw. 23–28 (ab 55 Jahre) akzeptabel. Liegt der BMI darüber, ist Übergewicht gegeben, das abgebaut werden sollte.
Übergewichtige Menschen sollten den Verzehr kalorienreicher und insbesondere fettreicher Nahrungsmittel einschränken, denn bei starkem Übergewicht drohen verkürzte Lebenserwartung, Herz-Kreislauf-Schäden und Erkrankungen des Stoffwechsels wie Diabetes oder Gelenkerkrankungen.

Die Inhaltsstoffe der Nahrung

Unsere Nahrung ist aufgebaut aus den energieliefernden Nährstoffen, also Fetten, Kohlenhydraten und Eiweiß, sowie aus nicht-energieliefernden Substanzen wie Vitaminen und Mineralstoffen. Weiter unterscheiden wir zwischen lebenswichtigen, funktionell wichtigen und austauschbaren Nährstoffen.

Lebenswichtige Nährstoffe
Die Nahrungsbestandteile, ohne die der Körper seine Stoffwechselvorgänge nicht aufrechterhalten kann, sind lebenswichtig (essenziell). Diese Substanzen kann der Körper nicht selbst bilden, weshalb wir sie uns regelmäßig zuführen müssen. Bei kurzen Unterbrechungen der Zufuhr können sie Vorräten im Organismus entnommen werden.
In diese Gruppe von Nährstoffen gehören bestimmte Fettsäuren, gewisse Bestandteile des Eiweißes (Aminosäuren) sowie alle Vitamine, Mineralstoffe und Spurenelemente. Die Zeit, die bei Mangelversorgung bis zu sichtbaren Folgeerscheinungen vergeht, hängt von Möglichkeit und Ausmaß der Speicherung im Körper ab. Fettlösliche Vitamine (außer Vitamin K) können relativ gut gespeichert werden, vor allem in der Leber, während die meisten wasserlöslichen Vitamine (außer Vitamin B_{12}) nur kurze Zeit speicherbar sind und es bei ihnen schneller zu Mangelerscheinungen kommt.

Funktionelle Inhaltsstoffe
Nahrungsbestandteile, ohne die der Körper zwar auskommt, deren ungenügende Zufuhr aber Stoffwechselstörungen oder Erkrankungen begünstigt, werden als funktionell bezeichnet. Zu dieser Gruppe zählen Bestandteile pflanzlicher Nahrungsmittel, die nicht primär als Energielieferanten oder als lebensnotwendige Nährstoffe gelten. Sie werden deshalb als biologisch wirksame oder sekundäre Inhaltsstoffe bezeichnet. Am besten bekannt sind die in Getreide und Gemüse enthaltenen Ballaststoffe mit ihrer großen Bedeutung für die Darmfunktion. Zu dieser Gruppe zählen aber auch Phytosterine aus Pflanzen, die die Cholesterinaufnahme in den Körper hemmen, sowie viele Farb-, Geschmacks- und Duftstoffe, die Gemüse, Obst und Gewürzen ihre Farbe und ihren typischen Geschmack und Geruch verleihen. Manchen davon wird eine gewisse vorbeugende Wirkung gegen ernährungsabhängige Erkrankungen von Herz und Gefäßen sowie gegen Krebs zugeschrieben.

Zum Verhältnis der Nährstoffe
Als Richtwerte der Energieanteile für gesunde Erwachsene gelten 30 % Fette (bis 35 % für körperlich Aktive), 15 % Proteine und 50–55 % Kohlenhydrate. Das sind z. B. 65 g Fette (bis 75 g), 75 g Proteine und 250–275 g Kohlenhydrate bei 2000 kcal pro Tag. Verringert man den Kohlenhydratanteil, steigen die Fett- und/oder Proteinanteile entsprechend. Dies ist gut vertretbar, soweit das Mehr an Fetten und/oder Proteinen aus pflanzlichen Quellen stammt und nicht aus einem gesteigerten Konsum von Fleisch und Fleischprodukten.

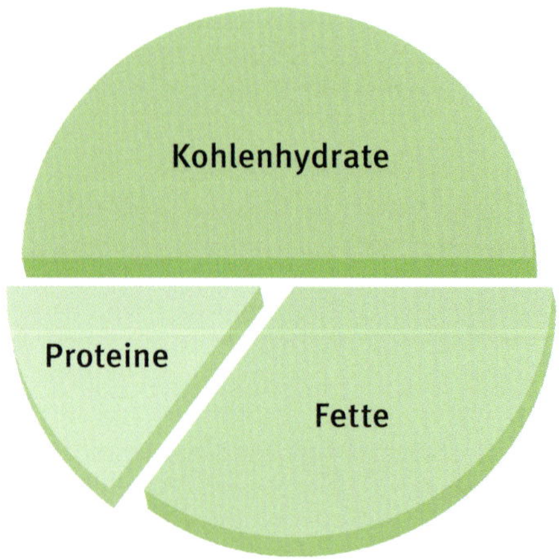

Richtwerte für die Hauptnährstoffe

Fette

Nahrungsfette sind aus den Bestandteilen Glycerin und Fettsäuren aufgebaut. Sie sind unsere Hauptenergielieferanten und enthalten auch eine Reihe weiterer Bestandteile wie die fettlöslichen Vitamine, Farb- und Aromastoffe und Antioxidanzien, die das Fett vor Oxidation, also dem Verderb durch Sauerstoffeinwirkung, schützen, sowie Cholesterin und pflanzliche Sterine. Diese Fettbegleitstoffe zusammengenommen machen allerdings im Allgemeinen nur etwa 1 Prozent des Nahrungsfetts aus.

Gesättigte und ungesättigte Fettsäuren
In vielen Fettsäuren sind so viele Wasserstoffatome enthalten, wie es nach den Gesetzen der chemischen Bindung möglich ist. Sie sind dann, wie man sagt, mit Wasserstoffatomen »gesättigt«, und deshalb nennt man sie gesättigte Fettsäuren.
Daneben gibt es Fettsäuren, die 2, 4, 6 oder 8 Wasserstoffatome weniger haben als die gesättigten. Man nennt sie »einfach ungesättigt«, wenn sie 2 Wasserstoffatome weniger haben, sonst »mehrfach ungesättigt« (Polyenfettsäuren).
Bei den gesättigten Fettsäuren unterscheidet man je nach Kettenlänge zwischen kurz-, mittel- und langkettigen Typen. Mittelkettige werden leichter in den Körper aufgenommen und schneller abgebaut als die langkettigen. Sie werden aus diesem Grund für verschiedene Diäten und bei Fettstoffwechselstörungen empfohlen. Natürlicherweise kommen solche kurz- und mittelkettigen Fettsäuren allerdings nur in relativ geringer Menge zum Beispiel in Milchfett vor. Im Rahmen eines Diätplans müssen deshalb spezielle Diätfette (MCT-Fette) mit kurz- und mittelkettigen Fettsäuren verwendet werden.
Gesättigte und einfach ungesättigte Fettsäuren (zum Beispiel die den Hauptteil des Olivenöls ausmachende Ölsäure) kann unser Körper aus kleineren Molekülen selbst aufbauen oder aus Kohlenhydraten wie Stärke oder Zucker herstellen.
Nicht selbst aufbauen kann der Körper dagegen eine Reihe mehrfach ungesättigter Fettsäuren, die deshalb als essenziell (lebensnotwendig) bezeichnet werden. Zu ihnen gehören hauptsächlich die n-6-Fettsäuren (nach neuer Nomenklatur; früher Omega 6), Vertreter der Linolsäuregruppe, die in Pflanzenölen und tierischen Fetten vorkommen, sowie Vertreter der Linolensäuregruppe, die n-3-Fettsäuren (früher Omega 3), die in Fischölen, in manchen Pflanzenölen (Leinsamen-, Raps- und Sojaöl) und in Algen enthalten sind (siehe die Tabellen auf Seite 106 bis 110).

Cis- und Transfettsäuren

Die ungesättigten Fettsäuren, die für den Körper essenziell sind, kommen in den Nahrungsfetten in der Regel in einer bestimmten chemischen Form vor, nämlich als »cis-Fettsäuren«. Eine Ausnahme stellt das Fett in der Milch von Wiederkäuern dar, beispielsweise Kuhmilch, das kleine Mengen sogenannter Transfettsäuren enthält.
Transfettsäuren kommen aber auch in gehärteten oder stark erhitzten Fetten vor. Weil sie den LDL-Cholesterinwert des Bluts und damit das Risiko von Gefäßschädigungen erhöhen, soll der Anteil der Transfettsäuren an der Ernährung generell möglichst gering sein (1–2 % der Energiezufuhr).
Bei der Speiseöl- und Margarineherstellung mit der heutigen Technik enthalten die Nahrungsfette nur sehr wenig Transfettsäuren; bei gemischter Kost werden aus natürlichen und industriell entstandenen Gruppen etwa 3 bis 5 g pro Tag aufgenommen.

Wenig Fett, wenig gesättigte Fettsäuren und Transfettsäuren essen

Fette sollen insgesamt nur 25–30 % der Energiezufuhr ausmachen. Bei Erwachsenen ist die Zufuhr großer Mengen gesättigter Fettsäuren ein hohes Risiko für die Entstehung von Herz- und Gefäßkrankheiten. Zur Vorbeugung ist folgendes Mengenverhältnis empfehlenswert:
- maximal 10 % der kcal als gesättigte Fettsäuren (GFS),
- 13 % bis 17 % der kcal als einfach ungesättigte Fettsäuren (EUFS) und
- 3 % (bis 7 %) der kcal als mehrfach ungesättigte Fettsäuren (MUFS),
  - 2,5 % als Linolsäure (n-6-Fettsäure),
  - 0,5 % als Alpha-Linolensäure (n-3-Fettsäure).

Die Tabelle auf Seite 106 bis 110 informiert über die verschiedenen Fettsäuregruppen.

Kohlenhydrate

Kohlenhydrate bilden in allen Kostformen den Schwerpunkt der Energiezufuhr und sollten im Vergleich zu Fett und Eiweiß den Hauptanteil der täglichen Ernährung ausmachen. Zu empfehlen ist ein Kohlenhydratanteil von mindestens 50 Prozent der Gesamtenergiezufuhr.
Bei den Kohlenhydraten sind zwei Gruppen zu unterscheiden: Zum einen die hochmolekularen oder komplexen Kohlenhydrate, sogenannte Polysaccharide (»Mehrfachzucker«) wie die Stärke oder Bestandteile der Pflanzenfasern, die Zellulose.
Zur anderen Gruppe gehören die niedermolekularen, leicht löslichen Formen des Zuckers, die auch als Mono- oder Disaccharide (Einfach- bzw. Zweifachzucker) bezeichnet werden. Darunter fällt der klassische Haushaltszucker.

Auch Ballaststoffe sind Kohlenhydrate

Während der Körper einfache Kohlenhydrate wie Zucker und Stärke sofort abbauen und im Stoffwechsel verwerten kann, sind Faserbestandteile wie die Zellulose unverdaulich. Sie müssen von Darmbakterien aufgeschlossen werden, bevor sie dem Körper als Nährstoff zur Verfügung stehen (siehe auch Seite 74). Soweit Analysedaten vorliegen, enthält die GROSSE GU NÄHRWERT-KALORIEN-TABELLE auf Seite 6 bis 57 Angaben über die verwertbaren Kohlenhydrate und Ballaststoffe.

Stärke und Einfachzucker

Stärke kann der Körper nur dann verwerten, wenn sie vorher im Mund, hauptsächlich aber im Darm, in ihre Bausteine aufgespalten worden ist. Man könnte daher denken, es wäre belanglos, ob man die hochmolekulare (langkettige) Stärke oder gleich niedermolekularen (kurzkettigen) Zucker verzehrt. Das stimmt jedoch nicht, denn bei der Verdauung von stärkehaltigen Lebensmitteln zusammen mit

Lebensmittelpyramide
Die Pyramidenform verdeutlicht, welchen Anteil die Lebensmittelgruppen jeweils an der Ernährung haben sollen.

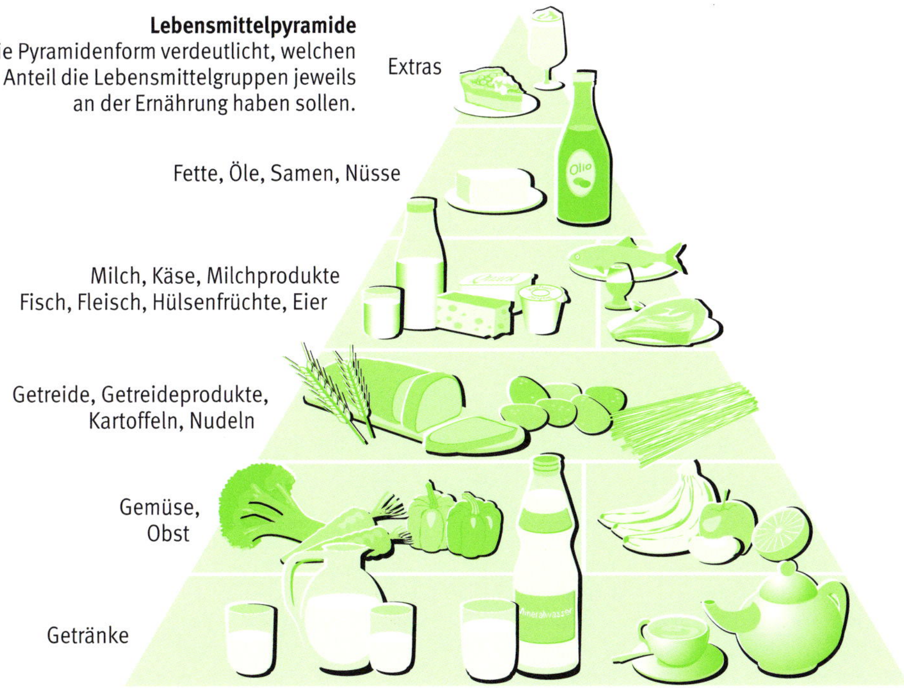

Ballaststoffen wird der entstehende Zucker langsamer aufgenommen und im Stoffwechsel verarbeitet als reiner Haushalts- oder Traubenzucker.
Dies wirkt sich günstig aus, weil es den Blutzuckerspiegel senkt und das erneute Aufkommen des Hungergefühls bei Weitem länger hinausschiebt als der Verzehr von Einfachzucker.
Stärke nehmen wir selten in reiner Form auf – etwa im Fall von Stärkepudding –, sondern meist in Lebensmitteln, die weitere wichtige Nährstoffe enthalten, wie etwa Getreide. Stärkereiche Lebensmittel sind daher ernährungsphysiologisch oft besonders wertvoll. Reiner Zucker hingegen bringt in der Regel keine Vitamine oder Mineralstoffe mit.

Nur gelegentlich etwas Süßes
Eine generelle Warnung vor Zucker ist dennoch unberechtigt, weil es immer auf die Zusammensetzung der gesamten Kost ankommt. Das heißt, dass Sie den Genuss einzelner weniger wertvoller Lebensmittel durch reichlichen Verzehr hochwertiger Nahrungsmittel mit hohem Gehalt an essenziellen Nährstoffen durchaus ausgleichen können.
Um Missverständnissen vorzubeugen, sei darauf hingewiesen, dass es gerade bei Menschen, die ihren Energiebedarf überwiegend durch Lebensmittel mit geringer Nährstoffdichte decken, zu Fehlernährung und Übergewicht kommen kann. Dabei spielt jedoch nicht nur der Zuckerverzehr eine Rolle, sondern die gesamte Ernährungsweise. Den Verzehr von Zucker hält die Weltgesundheitsorganisation dann für tolerabel, wenn dessen Menge 10 % der gesamten Energieaufnahme nicht übersteigt.

Eiweiß (Protein)

Was wir im Allgemeinen als »Eiweiß« bezeichnen, nennen die Wissenschaftler »Protein« (vom griechischen »proton« = das Erste, Wichtigste). Diese Bezeichnung ist auch besser, weil sie die Verwechslung mit dem Weißen des Hühnereis, dem Eiklar, ausschließt. Eiweiß enthält außer den drei Elementen, aus denen Fette und Kohlenhydrate bestehen (C, O, H), noch ein viertes Element, den Stickstoff (N), der im Organismus eine wichtige Rolle spielt, weil er zum Aufbau vielfältiger Verbindungen benötigt wird, zum Beispiel für Enzyme oder als Bestandteil des Harns. Lebenswichtig ist nicht das Protein selbst, sondern seine Bausteine, die Aminosäuren. Die Mengen und Arten von Aminosäuren, aus denen sich die Proteine zusammensetzen, sind ganz unterschiedlich. Beide Aspekte bestimmen aber maßgeblich, welchen Wert das jeweilige Protein in der Ernährung hat.

Tierisches und pflanzliches Eiweiß
Generell ist tierisches Eiweiß gegenüber pflanzlichem wertvoller; man sagt auch biologisch höherwertig. Das liegt daran, dass Protein aus Tiererzeugnissen wie Fleisch, Fisch, Ei oder Milchprodukten dem körpereigenen Eiweiß von seiner Aminosäurenzusammensetzung her ähnlicher ist als pflanzliche Eiweiße etwa aus Hülsenfrüchten oder Getreide.
Doch auch ohne Fleisch, also bei überwiegend vegetarischer Kost, lässt sich durch sinnvolles Kombinieren von Eiweißquellen eine im Eiweißgehalt vollwertige und ausgewogene Kost erreichen. Gut ergänzen sich zum Beispiel zwei Drittel Kartoffel- mit einem Drittel Eiprotein oder drei Viertel Milch- mit einem Viertel Weizenprotein. Zu empfehlen ist also im Hinblick auf die Eiweißversorgung die ovo-lakto-vegetarische Ernährungsform.
Mangelnde Proteinzufuhr führt zu Störungen der körperlichen und geistigen Entwicklung, die Leistungsfähigkeit und -bereitschaft lassen nach, die Widerstandsfähigkeit gegen Infektionskrankheiten sinkt. Deshalb ist immer auf eine ausreichende Zufuhr hochwertiger Proteine zu achten.
Andererseits fällt bei der heutigen Ernährung in den westlichen Industrieländern, wie Untersuchungen gezeigt haben, die Eiweißzufuhr eher zu reichlich als zu knapp aus, weshalb hierzulande – außer bei speziellen Stoffwechselerkrankungen – Eiweißmangel heute kaum noch vorkommt. Eine ständige Zufuhr von zu viel Eiweiß dagegen kann den Stoffwechsel und die Nieren überlasten und langfristig zu Erkrankungen führen.
Nach den aktuellen Empfehlungen der Ernährungswissenschaft sollten Proteine nicht mehr als 12 bis 15 Prozent der Energiezufuhr ausmachen.

Mineralstoffe

Zu den Mineralstoffen zählen die anorganischen Bestandteile der Nahrung, die im Stoffwechsel und für das Wachstum viele Funktionen haben. Sie liefern keine Energie, sind aber für den Organismus essenziell, da er sie nicht selbst bilden kann, sondern mit der Nahrung aufnehmen muss.
Mineralstoffe unterscheidet man nach der Menge, in der sie im Körper vorkommen. Die sogenannten Mengenelemente machen mehr als 50 mg pro kg Körpergewicht aus (0,005 Prozent); Stoffe mit noch geringerer Konzentration heißen Spurenelemente.
Zu den Mengenelementen gehören Natrium, Kalium, Calcium, Phosphor und Magnesium. Welche Mengen wir – laut den aktuellen Referenzwerten für die Nährstoffzufuhr – davon benötigen, sehen Sie in den Tabellen auf den Seiten 77 bis 79.
Die einzige Ausnahme von der Einteilung in Mengen- und Spurenelemente bildet das Eisen, weil es zu den Letzteren gezählt wird, obwohl es in größerer Menge (mehr als 60 mg/kg) im Körper enthalten ist.
Ein anderes Unterscheidungsmerkmal ist die vom Körper vom jeweiligen Element benötigte Menge. Der Bedarf an den Mengenelementen liegt in der Größenordnung von Gramm, während der Bedarf an den Spurenelementen sich im Bereich von Milli- oder Mikrogramm bewegt.

Natrium und Kalium regulieren im Körper den Wasserhaushalt sowie die Muskelkontraktion und sind an vielen Stoffwechselvorgängen beteiligt.

Calcium und Phosphor sind wichtig für Aufbau und Erhaltung von Knochen und Zähnen. Calcium wird zudem für die Blutgerinnung und die Muskelkontraktion benötigt. Der Bedarf ist schwierig zu bestimmen. Obwohl sich der gesunde Organismus an eine geringe Calciumzufuhr anpassen kann (der Mindestbedarf liegt bei 500 mg), sollten Erwachsene am besten mehr als 800 mg Calcium pro Tag aufnehmen, um beispielsweise einer Knochenerweichung (Osteoporose) im höheren Alter vorzubeugen. Die empfehlenswerte Calciumzufuhr je nach Lebensalter ist der Tabelle auf Seite 77 zu entnehmen.

Die Zufuhr an Phosphor dagegen liegt bei der hierzulande üblichen Ernährung weit oberhalb des Bedarfs. Eine Ausnahme bilden lediglich gestillte Neugeborene. Die in der Tabelle auf Seite 79 genannten Werte für eine gut verträgliche Phosphorzufuhr beruhen nicht etwa auf Bedarfsschätzungen, sondern ergeben sich nebenbei, wenn man die Empfehlungen für die übrigen Nährstoffe so gut wie möglich einhält. Die beste Verwertung von Calcium ist bei einem Calcium-Phosphor-Mengenverhältnis von 1:1,2 gegeben.

Magnesium ist ebenfalls am Aufbau der Knochen und Zähne beteiligt. Außerdem wird es für die Muskelarbeit, den Wasserhaushalt und die Funktion vieler Enzyme benötigt. Unzureichende Magnesiumzufuhr führt daher relativ rasch zu Stoffwechselstörungen. Der Magnesiumbedarf von 300 bis 400 mg pro Tag wird in Deutschland und in Österreich durch die übliche Ernährung annähernd gedeckt.

Spurenelemente

Zu den für unseren Körper essenziellen Spurenelementen zählen **Eisen, Zink, Mangan, Kupfer, Selen, Chrom, Molybdän, Kobalt, Jod und Fluor**. Sie sind Bestandteile von Enzymen und anderen Wirkstoffen im Körper und haben mithin wichtige Funktionen im Stoffwechsel. Eine Unterversorgung damit führt zu vielfältigen, mitunter diffusen Mangelsymptomen. In der Tabelle ab Seite 86 sind einige der Spurenelemente aufgeführt, für die zumindest umfangreiche analytische Werte vorliegen. Mit den meisten davon sind wir wahrscheinlich ausreichend versorgt, wenn die Ernährung vielseitig ist und keine speziellen Erkrankungen vorliegen.

Frauen im gebärfähigen Alter weisen meist einen Eisenmangel auf, weil sie bei der Monatsblutung Eisen als Bestandteil der roten Blutkörperchen verlieren.

Die Fluorzufuhr ist vor allem in Gegenden unzureichend, wo das Trinkwasser fluorarm ist, und damit in weiten Teilen Deutschlands.

Jodmangel ist weit verbreitet. Eine Ausnahme bilden nur die Küstenregionen, in denen viel Seefisch gegessen wird, denn Jod ist ursprünglich in Meerwasser gelöst und findet sich daher eigentlich nur in Seefisch in nennenswerten Mengen. Eine zweite Quelle stellt heute jodiertes Speise- oder Meersalz dar. Die mittlerweile übliche Praxis, auch industriell hergestellte Lebensmittel und Speisen in Kantinen und Mensen mit Jodsalz zuzubereiten, zeigt Wirkung und hat die Jodversorgung deutlich verbessert.

Da für die meisten Lebensmittel analytische Angaben zum Eisen- und Fluorgehalt zur Verfügung stehen, haben wir diese beiden Elemente in die Haupttabelle Seite 6 bis 57 aufgenommen.

Für den Gehalt an Mangan, Kupfer, Zink, Chrom, Selen und Jod liegen weit weniger Analysewerte vor, weshalb diese Spurenelemente in der Tabelle ab Seite 86 separat erfasst sind. Für Eisen, Jod und Zink sind außerdem Werte zur empfehlenswerten Zufuhr in der Tabelle auf Seite 77 angegeben.

Der genaue Bedarf an den übrigen Spurenelementen ist der Wissenschaft nicht bekannt. Deshalb können wir in der Tabelle auf Seite 79 nur Schätzwerte für eine angemessene Zufuhr angeben.

Bedarfsdeckung nicht immer gewährleistet
Bei **Eisen, Zink, Jod** und **Fluor** ist die Zufuhr in manchen Bevölkerungsgruppen und Regionen oft mangelhaft und kann die Gesundheit deutlich beeinträchtigen: bei Eisen die Blutbildung und den Sauerstofftransport im Blut, bei Jod die Funktion der Schilddrüse und bei Fluor die Widerstandsfähigkeit der Zähne gegenüber Karies.

Vollwertig essen und trinken nach den zehn Regeln der DGE

Die Lebensmittelvielfalt genießen
Kein Lebensmittel allein enthält alle Nährstoffe.

Gemüse und Obst – nimm »5 am Tag«
3 Portionen Gemüse und 2 Portionen Obst essen senkt das Risiko für Herz-Kreislauf- und andere Erkrankungen.

Vollkorn wählen
Vollkornballaststoffe senken deutlich das Risiko für Diabetes mellitus Typ 2, Fettstoffwechselstörungen, Dickdarmkrebs und Herz-Kreislauf-Erkrankungen.

Mit tierischen Lebensmitteln die Auswahl ergänzen
Tierprodukte sind Lieferanten für gut verfügbares Protein, Vitamin B_{12} und mehr.
Täglich Milchprodukte und Käse, ein- bis zweimal pro Woche Fisch, maximal 300 bis 600 g Fleisch pro Woche.

Gesundheitsfördernde Fette nutzen
Pflanzliche Öle und Ölsamen liefern – wie alle Fette – viele Kalorien, aber auch lebensnotwendige Fettsäuren und Vitamin E.

Mit Zucker und Salz sparen
Zuckergesüßtes ist meist nährstoffarm, enthält unnötige Kalorien und erhöht das Kariesrisiko. Zu viel Salz kann den Blutdruck erhöhen.

Am besten Wasser trinken
Täglich rund 1,5 Liter Wasser. Zucker- und alkoholhaltige Getränke sind nicht zu empfehlen.

Richtig zubereiten
Der natürliche Geschmack wird erhalten, die Nährstoffe werden geschont. Verbrannte Stellen enthalten schädliche Stoffe.

Achtsam essen und genießen
Langsames, bewusstes Essen fördert Genuss, Verträglichkeit und Sättigungsempfinden.

Gesundes Gewicht halten und in Bewegung bleiben
30 bis 60 Minuten moderate körperliche Aktivität pro Tag fördern die Gesundheit und helfen, das Gewicht zu regulieren.

Deutsche Gesellschaft für Ernährung e. V., 2017

Vitamine

Vitamine sind für uns essenzielle Nährstoffe. Bis auf wenige Ausnahmen kann der Körper sie nicht selbst bilden, benötigt sie aber für eine Vielzahl von Stoffwechselprozessen vor allem als Katalysatoren, die bestimmte biochemische Reaktionen ermöglichen. Wir unterscheiden zwischen den fettlöslichen Vitaminen (A, D, E, K) und den wasserlöslichen (B-Vitamine, Niacin, Folsäure, Pantothensäure, Biotin, Vitamin C). Fettlösliche Vitamine kann der Körper speichern. Nach einer Phase mit ausreichender Zufuhr kann er eine Weile mit geringerer Aufnahme auskommen. Die meisten wasserlöslichen Vitamine hingegen kann der Körper nur wenige Tage lang entbehren. Wir müssen sie uns laufend zuführen.

Vitamin A (wissenschaftlich »Retinol« von lat. *retina;* Netzhaut) ist notwendig für die Funktion von Haut und Schleimhäuten. Das erste Anzeichen eines Mangels ist die verringerte Fähigkeit, Hell-Dunkel-Kontraste zu sehen – eine Funktionsstörung der Netzhaut. Das Dämmerungssehen ist beeinträchtigt (»Nachtblindheit«). Bei einem extremen Mangel, den es vor allem in Entwicklungsländern Asiens und Afrikas gibt, kann es zu Hornhautaustrocknung und Erblindung kommen.
Nur Tierprodukte enthalten Vitamin A. In Pflanzen finden sich nur seine Vorstufe »Beta-Carotin« und andere Carotine. Diese kann der Körper in die vitaminwirksame Form umwandeln. Aus Beta-Carotin wird jedoch nur zu einem Sechstel seines Gewichts Vitamin A, und auch andere Carotine erreichen nur einen kleineren Teil der Wirkung des Vitamins selbst. Der Gehalt von Lebensmitteln an Vitamin A und Carotinen wird daher wegen der unterschiedlichen Vitamin-A-Wirksamkeit in Retinol-Äquivalenten angegeben. Der Tagesbedarf ist der Tabelle auf Seite 78 zu entnehmen.
Laut neueren Studien haben die Carotine und Carotinoide nicht nur eine Bedeutung als Vitamin-A-Vorstufe, sondern bieten auch eine gewisse Schutzwirkung gegenüber freien Radikalen. Diese entstehen durch Reaktionen im Körper oder durch schädliche Umwelteinflüsse und können mit bestimmten Verbindungen zu schädlichen, eventuell sogar krebserregenden Substanzen reagieren. Den Carotinen und Carotinoiden wird ein gewisser Schutzeffekt vor Krebsarten wie Lungen-, Speiseröhren- oder Magenkrebs zugeschrieben. Als wirksam werden 2 bis 4 mg Beta-Carotin pro Tag angesehen.
Eine fettreduzierte Mischkost mit viel Gemüse, Obst und Getreideprodukten enthält genug Carotine und beugt so eventuell manchen Krebserkrankungen vor. Gesunde brauchen keine Präparate mit großen Beta-Carotin-Mengen einzunehmen. Bei mäßiger Überdosierung besteht aber keine akute Gefahr.

Vitamin A: in zu hoher Dosierung riskant
Da Vitamin A fettlöslich ist, werden über den Bedarf hinaus zugeführte Mengen im Körper gespeichert. Eine übertriebene Vitamin-A-Zufuhr kann zu ganz gravierenden Folgen wie Knochenveränderungen oder Entzündungen und Blutungen in verschiedenen Gewebearten führen. Wird in der Schwangerschaft zu viel Vitamin A zugeführt, können sogar Missbildungen des Embryos auftreten. Aus diesen Gründen sollen Vitamin-A-haltige Präparate nur nach ärztlicher Anweisung eingenommen werden. Eine überhöhte Aufnahme mit der Nahrung ist hingegen nicht zu befürchten, es sei denn, es werden zu häufig Innereien wie Leber konsumiert, denn die Leber ist eines der wichtigsten Speicherorgane für Vitamin A. Schwangere sollen beispielsweise – wegen des Risikos für den heranwachsenden Embryo – nicht öfter als einmal im Monat Leber essen.

Vitamin D (Calciferol) ist für den Knochenstoffwechsel notwendig. Nur wenn wir uns genug davon zuführen, wird ausreichend Calcium in die Knochensubstanz eingebaut. Daher führt Vitamin-D-Mangel zu Knochenerweichung; bei Kindern zu Rachitis, bei Erwachsenen zu Osteomalazie sowie Osteoporose. Vitamin D zählt zu den fettlöslichen Vitaminen – und zu den wenigen Ausnahmen, in denen der Körper von externer Zufuhr relativ unabhängig ist, denn die Vorstufe von Calciferol erzeugt er selbst, und die UV-Strahlung des Sonnenlichts wandelt es in die vitaminwirksame Form um. Wer sich also genügend dem Sonnen- oder Tageslicht aussetzt, ist nicht auf zusätzliches Vitamin D angewiesen. Allerdings ist die Strahlung in nördlichen Breiten vor allem im Winter oft zu schwach. Auch Sonnenschutzcreme kann zu Mangelversorgung führen.
Seit Kurzem wissen wir, dass Vitamin D viele weitere Funktionen im Körper hat, darunter besonders die Regulation der Immunantwort. Es beugt nicht nur Infektionen vor, sondern auch Autoimmunerkrankungen und überschießenden Entzündungen. Es spielt eine Rolle bei der Erhaltung der Muskelfunktion und wird mit verbesserter Glukoseverwertung und Insulinwirkung in Verbindung gebracht. Ferner wird eine Schutzwirkung vor Herz-Kreislauf-Krankheiten und manchen Krebsarten vermutet.
Die Vitamin-D-Gehalte von Lebensmitteln sind in der Tabelle ab Seite 80 zusammengestellt. Da es nur in wenigen Produkten vorkommt, empfiehlt sich für manche Personengruppen (vor allem Senioren) unter Umständen eine Supplementierung.

Vitamin E (Tocopherol) ist ein Bestandteil aller Zellmembranen. Als Antioxidans hat es eine wichtige Schutzfunktion gegen freie Radikale, also gegen Krebs und Arteriosklerose. Über unseren Vitamin-E-Bedarf und eventuelle Risiken bei überhöhter Zufuhr dieses Vitamins wissen wir noch nicht genug, um exakte Werte angeben zu können. Fest steht aber, dass der Bedarf von der Aufnahme mehrfach ungesättigter Fettsäuren abhängt. Vermehrt man deren Zufuhr, steigt parallel der Vitamin-E-Bedarf. Neuere Beobachtungen sprechen aber auch dafür, dass es zu einer Überdosierung kommen kann, wenn extreme Mengen Vitamin E – etwa in hochdosierten Präparaten – zugeführt werden. Die empfehlenswerte Zufuhr ist der Tabelle auf Seite 78 zu entnehmen.

Vitamin K (Phyllochinon) ist vor allem für die Blutgerinnung wichtig. Allerdings ist es kein echter essenzieller Nährstoff, denn in gewisser Menge bilden es die Darmbakterien des (gesunden) Menschen selbst. Nicht ganz klar ist, inwieweit der Organismus diesen im Dickdarm gebildeten (synthetisierten)

Stoff verwerten kann, denn das Vitamin K wird in den unteren Darmabschnitten produziert, wo an sich keine fettlöslichen Vitamine in nennenswerter Menge aufgenommen werden. Daher ist eine Zufuhr mit der Nahrung in bestimmten Grenzen unerlässlich. Andererseits sind bei gesunden Menschen keine ernährungsbedingten Symptome eines Vitamin-K-Mangels bekannt – auch nicht bei einer vegetarischen Ernährung. Dies lässt vermuten, dass die Eigensynthese im Darm offensichtlich doch einen nennenswerten Beitrag zur Bedarfsdeckung leistet.

Neue Werte für Vitamin K
Da die Analysemethoden zur Bestimmung des Vitamin-K-Gehalts in Lebensmitteln in den letzten Jahren verbessert wurden, gibt es seit einiger Zeit neue Vitamin-K-Werte. Diese Werte sind allerdings nicht ganz so umfassend und beziehen sich auf weniger Lebensmittel als die früheren. Da aber mit einer gewissen Eigensynthese von Vitamin K im Körper zu rechnen ist, sind Lücken in der Kenntnis um den Vitamin-K-Gehalt der Nahrung kein Risiko. Die aktuellen Werte sind in der Tabelle ab Seite 80 aufgeführt.

Bei mangelhafter Bildung von Gerinnungsfaktoren, also bei Blutungsneigung, wird besonders Vitamin-K-reiche Ernährung empfohlen. Umgekehrt sollen sich Menschen, die mit Gerinnungshemmern (Antikoagulanzien) behandelt werden, eher Vitamin-K-arm ernähren. Das war bis vor Kurzem die offizielle Empfehlung. Heute wird weniger Wert gelegt auf Vitamin-K-arme Ernährung, sondern darauf, die Zufuhr von Vitamin K während einer Behandlung mit Gerinnungshemmern möglichst konstant zu halten, weil häufige Schwankungen der Aufnahme die Wirkung der Medikamente beeinträchtigen.

Empfindlichkeit von Vitaminen

Vitamin	Zerstörung durch Einfluss von				Kochverluste
	Hitze	Sauerstoff	Licht	Säure	in %
A	–	++	++	–	10–30
D	–	+	+	–	gering
E	–	+	+	–	50
K	+	–	+	–	–
B_1	++	+	–	–	30–50
B_2	+	–	+	–	0–50
B_6	+	–	+	–	0–40
B_{12}	–	+	+	–	–
Folsäure	+	–	–	+	0–90
Niacin	–	–	–	–	0–30
Pantothensäure	+	–	–	+	0–45
C	+	+	+	–	20–80

– = unempfindlich **+** = empfindlich **++** = sehr empfindlich

Vitamine der B-Gruppe ist der Sammelbegriff für Verbindungen mit zentralen, teils sehr unterschiedlichen Wirkungen im Stoffwechsel. Zur B-Gruppe zählen die »klassischen« B-Vitamine B_1 (Thiamin), B_2 (Riboflavin), B_6 (Pyridoxin), B_{12} (Cobalamin) sowie die Vitamine Niacin, Folsäure, Pantothensäure, Biotin und die vitaminähnlichen Verbindungen Cholin, Inosit und p-Aminobenzoesäure. Diese haben im Körper überwiegend die Funktion von Katalysatoren, unterstützen also Stoffwechselprozesse.
Eine wichtige Vitamin-B-Quelle sind die Randschichten von Getreidekörnern. Vollkornprodukte sind daher besonders reich an B-Vitaminen. Bei hellem Mehl, bei dem die Schale zum Großteil entfernt ist, ist der Vitamin-B-Gehalt hingegen relativ gering.
Vitamine der B-Gruppe stecken aber auch in anderen Lebensmitteln. Zum Beispiel sind Milchprodukte eine Quelle für die Vitamine B_2 und B_{12}. Auch bei den Vitaminen der B-Gruppe ist die Lebensmittelanalytik noch weit davon entfernt, exakte Inhaltsangaben für alle dazugehörigen Stoffe machen zu können. Aus diesem Grund sind in der Haupttabelle lediglich Werte für die Vitamine B_1, B_2 und B_6 sowie Niacin aufgenommen worden. Bei Folsäure, Vitamin B_{12}, Pantothensäure und Biotin liegen nur für einen Teil der Lebensmittel Analysewerte vor. Diese Vitamine sind in der Vitamin-Tabelle ab Seite 80 für viele Lebensmittel angegeben.
Vitamine der B-Gruppe kommen in tierischen und pflanzlichen Nahrungsmitteln vor. Eine Ausnahme macht das Vitamin B_{12}, das ausschließlich von Mikroorganismen gebildet werden kann und das deshalb – außer in fermentierten Nahrungsmitteln wie zum Beispiel Sauerkraut – nur in tierischen Lebensmitteln enthalten ist. Vitamin B_{12} kommt in pflanzlichen Lebensmitteln nur dann vor, wenn man diese einer mikrobiellen Fermentation unterzogen hat. Für strenge Vegetarier und Veganer sind solche fermentierten Produkte die einzigen verfügbaren Quellen für Vitamin B_{12}.

Bedeutung der B-Vitamine
Die B-Vitamine spielen vor allem eine Rolle bei der Energiegewinnung und für den Stoffwechsel und damit die Funktionen des Nervensystems sowie der Haut und der Schleimhäute. Bei einem Mangel an **B_1** drohen Störungen der Nervenfunktion, bei einer Unterversorgung mit **B_2** Schleimhautveränderungen. Mangel an **Niacin** und **B_6** stört die Verwertung von Nährstoffen und bewirkt ebenfalls Hautveränderungen. Bei Mangel an **Folsäure** können neben Anämie (Blutarmut) Schleimhautveränderungen im Mund sowie Magen-Darm-Störungen auftreten. Besonders wichtig ist Folsäure für Schwangere, da sie eine große

Vitamin-B-Mangel nicht selten
Der Körper kann etliche B-Vitamine nur kurzfristig speichern, und viele davon gehen bei der Verarbeitung oder längerer Lagerung des Lebensmittels zum Teil verloren. Vitamin-B-Mangel ist daher keine Seltenheit; zumindest in manchen Bevölkerungsgruppen. Auch einseitige Ernährung kann dazu führen.

Rolle in der Zellteilung und -differenzierung des Fötus spielt. Viele Schwangere sind unterversorgt! Ein Mangel an **Vitamin B_{12}** schädigt infolge einer Zellbildungsstörung im Knochenmark nicht nur die Blutzellen, was Blutarmut verursacht (»megaloblastische Anämie«), sondern – je nach Stärke des Mangels – auch die Darmschleimhaut. B_{12}-Mangel kann auch Folsäuremangel bewirken. Der sehr seltene Mangel an **Biotin** äußert sich in Form schuppiger Veränderungen der Haut an den Extremitäten. Besonders wichtig für eine gute Versorgung mit Vitamin B ist eine ausgewogene, abwechslungsreiche Mischkost, die Vollkorngetreide, frisches Gemüse, mageres Fleisch und auch Fisch umfasst.

Vitamin C ist als eines der ersten Vitamine erforscht worden, was auf die Vitamin-C-Mangelkrankheit zurückzuführen sein dürfte: Skorbut, der sich durch Zahnfleisch-, Magen- und Darmblutungen sowie Appetitlosigkeit äußert. Vitamin C schützt den Körper – ähnlich wie Vitamin E und Beta-Carotin – vor unkontrollierter Radikalbildung und damit vor Zellschädigung. Sicher ist, dass ein Vitamin-C-Mangel die Leistungsfähigkeit beeinträchtigt und die Widerstandsfähigkeit gegen Krankheiten beeinträchtigt.

Viel Frischkost deckt den Vitamin-C-Bedarf
Mischkost mit viel frischem Gemüse und Obst erübrigt im Allgemeinen die Einnahme von Vitamin-C-Präparaten. Ständige überhöhte Zufuhr kann den Bedarf sogar noch steigern. Außerdem verbessert die Zufuhr zwar die Bioverfügbarkeit (Verwertung) von Eisen und Folsäure im Körper, andererseits steigert sie aber den Bedarf an Kupfer und Selen. Vitamin C kommt in der Nahrung als Ascorbinsäure und als Dehydroascorbinsäure vor. Da beide die gleiche Vitamin-C-Wirksamkeit haben, ist in den Tabellen nur der Gesamtwert angegeben. Die Referenzwerte für die Zufuhr finden Sie auf Seite 78.

Nahrungsbestandteile ohne Nährstoffcharakter

Neben den bis hier genannten Nährstoffen haben Nahrungsmittel unverdauliche Bestandteile, etwa Ballaststoffe, und andere Verbindungen, von denen manche die Gesundheit fördern (sekundäre Pflanzeninhaltsstoffe), andere aber eher unerwünschte Wirkungen haben (etwa Cholesterin, Oxalsäure, Harnsäure bildende Substanzen). Da Letztere nur bei bestimmten Stoffwechselerkrankungen eine Rolle spielen, werden die Inhaltsstoffe Cholesterin, Oxalsäure und Harnsäure bildende Substanzen separat behandelt (ab Seite 94). Unerwünschte Inhaltsstoffe können aber auch Schadstoffe sein, beispielsweise Umweltgifte.

Ballaststoffe

Eine Gruppe von Nahrungskomponenten (vor allem Zellwandbestandteile der Pflanzen) hielt man früher für unnötigen »Ballast«, weil der Körper sie mit seinen Enzymen nicht aufschließen kann. Darmbakterien können sie zu einem kleinen Teil aufspalten und verwertbar machen. Zu den Ballaststoffen zählen Zellulose, Hemizellulosen, Pektin, der Holzbestandteil Lignin sowie die resistenten Stärken.
Bis vor einigen Jahren verstand man unter Ballaststoffen jene Nahrungsbestandteile, die nach Aufschluss durch verdünnte Schwefelsäure oder Lauge übrigbleiben (Rohfaser). Heute rechnet man auch andere unverdauliche Stoffe dazu, für deren Bestimmung es enzymatische Methoden gibt. Die Werte liegen daher nun viel höher (Faktor 3 bis 4) als die früher für Rohfaser ermittelten.
Es gibt lösliche und unlösliche Ballaststoffe. Lösliche quellen in Wasser auf; Darmbakterien können sie teilweise verwerten, weshalb sie als fermentierbar bezeichnet werden. Sie sind eine wichtige Nahrungsquelle für Darmbakterien und fördern eine gesunde Darmflora (»präbiotische Wirkung«). Die bei der Fermentation entstehenden kurzkettigen Fettsäuren kann der Körper teilweise zur Energiegewinnung nutzen. Im Durchschnitt liefern lösliche Ballaststoffe 1,5-2,5 kcal bzw. 6,3-10,5 kJ je Gramm. Kurzkettige Fettsäuren sollen viele gesundheitsfördernde Wirkungen haben, darunter die Gesunderhaltung der Darmschleimhaut als Schutz vor Entzündungen und Krebs. Lösliche Ballaststoffe senken ferner den Cholesterin- und Triglyzeridspiegel und bremsen den Blutzuckeranstieg nach der Mahlzeit. Diesen Effekt haben besonders Pektine und die immunstimulierenden Betaglukane, die vor allem in Vollkornhafer und -gerste stecken.
Unlösliche Ballaststoffe werden weitgehend unverändert ausgeschieden. Sie tragen vor allem zum Stuhlvolumen bei und beugen Darmträgheit vor.
Eine eigene Klasse bilden die resistenten Stärken. Sie sind wie Stärke aufgebaut, in der Nahrung aber für die Verdauungsenzyme nicht zugänglich. Dazu gehören z. B. in intakten Zellen abgeschirmte Stärke, rohe Kartoffel- und manche Arten rohe Getreidestärke oder nach dem Erhitzen kristallisierte (»retrograde«) Stärke. Resistente Stärken weisen Eigenschaften sowohl der löslichen als auch der unlöslichen Ballaststoffe auf. So sind sie zwar nicht wasserlöslich, können aber von der Darmflora fermentiert werden und

Ballast? Der Name täuscht
Ballaststoffe verbessern die Verdauung und beugen Darmträgheit vor. Seit Kurzem schreibt man ihnen noch größeren Nutzen zu: die Verhütung einer Reihe chronischer Darmkrankheiten bis hin zu Dickdarmkrebs sowie die Senkung überhöhter Cholesterinwerte. Auch wenn diese Erkenntnisse noch nicht völlig gesichert sind und der Wirkmechanismus noch diskutiert wird, sollte die Ernährung ballaststoffreicher sein als bisher üblich und mindestens 30 g Ballaststoffe pro Tag liefern. Sehr gute Quellen sind Vollkorngetreideprodukte sowie bestimmte Obst- und Gemüsesorten.

haben ähnlich positive Wirkungen auf den menschlichen Körper wie die löslichen Ballaststoffe.
Die Ballaststoffangaben in der GROSSEN GU NÄHRWERT-KALORIEN-TABELLE sind größtenteils als Näherungswerte aufzufassen.

Sekundäre Pflanzenstoffe

Erst in jüngerer Zeit sind die sekundären Pflanzenstoffe aufgrund ihrer vielfältigen gesundheitsfördernden Wirkungen ins Blickfeld gerückt. Bekannt sind sie vor allem als Farb- und Aromastoffe wie die Carotinoide und Flavonoide. Auch manche Stoffe, die Pflanzen zum Schutz vor natürlichen Feinden bilden, gehören zu dieser Klasse von Substanzen.
Im Unterschied zu den Vitaminen und Mineralstoffen zählen diese über 10 000 Substanzen nicht zu unseren essenziellen Nährstoffen, da keine Mangelerscheinungen auftreten, wenn sie in der Nahrung fehlen. Manche sekundären Pflanzenstoffe sind giftig (z. B. Alkaloide und Hämagglutinine in rohen und unreifen Hülsenfrüchten), viele andere tragen jedoch dazu bei, das Risiko etwa für Krebs oder Herz-Kreislauf-Krankheiten zu senken.
Eine vor Krebs schützende Wirkung wurde unter anderem für die Senfölglycoside (Glucosinolate) in Kreuzblütlern (z. B. Sulforaphan in Brokkoli) oder die Monoterpene (z. B. in Zitrusfrüchten) gezeigt. Die Carotinoide (z. B. Lycopin in Tomaten) und die Phenolsäuren (z. B. Quercetin in Traubensaft und Rotwein) schützen die Zellen vor Schäden, die freie Radikale auslösen können.
Darüber hinaus scheinen die sekundären Pflanzenstoffe auch günstig auf das Immunsystem, den Cholesterin- und Blutzuckerspiegel, den Blutdruck sowie bei Entzündungen zu wirken. Allerdings sollten Sie diese Stoffe nicht etwa in Form von Präparaten einnehmen, sondern naturbelassen aus Obst, Gemüse, Hülsenfrüchten und Vollkorngetreide. So vermeiden Sie eine möglicherweise schädliche Überdosierung und profitieren stattdessen von der großen Vielfalt von Verbindungen in natürlicher Nahrung. Vorkommen und Gehalt einiger sekundärer Pflanzenstoffe in Lebensmitteln zeigt die Tabelle ab Seite 91.

Ubichinone (Coenzym Q)

Ubichinone sind Bestandteile der Mitochondrien, der Energiezentralen der Körperzellen. Aus ihnen werden energiereiche Verbindungen gebildet (Adenosintriphosphat; ATP), ohne die kein energieverbrauchender Vorgang möglich ist. In der Natur gibt es zehn Ubichinone, auch Coenzym Q_1 bis Q_{10} genannt. Der Mensch braucht zur Energiegewinnung den Typ Q_{10}. Der Organismus kann ihn sowohl selbst herstellen als auch aus der Nahrung aufnehmen. Die Leber kann die Vorstufen Q_1 bis Q_9 zum Coenzym Q_{10} umwandeln. Den Ubichinongehalt wichtiger Gemüsesorten zeigt eine Tabelle auf Seite 92 .

Wichtiges zur Säuglingsernährung

Muttermilch ist trotz möglicher Schadstoffbelastungen die ideale Nahrung für die ersten Lebensmonate. Ihre Zusammensetzung ist den Bedürfnissen des Säuglings angepasst und verändert sich sogar über die ersten Monate je nach den Nährstoffen, die das Baby in der jeweiligen Phase braucht. Der enge Kontakt zur Mutter beim Stillen hat auch großen Einfluss auf die psychische Entwicklung des Kindes.

Wenn Stillen nicht möglich ist …
Wenn z. B. aufgrund von Frühgeburt, Unverträglichkeiten, Trinkschwäche, Enzymdefekten und Stoffwechselerkrankungen beim Säugling, Arzneibehandlung der Mutter etc. Stillen nicht oder nur eingeschränkt möglich ist, muss in Absprache mit dem Kinderarzt ein Ersatz für die Muttermilch gewählt werden. Im Handel sind Säuglingsanfangsnahrungen »Pre« (Milchzucker), »1, B« (Milchzucker, Stärke, teilweise zusätzlich andere Kohlenhydrate), Folgenahrungen »2, 3, C« und Spezialnahrungen (Hypoallergene »H. A.« Anfangs- und Folgemilch, Spezialnahrungen auf Sojabasis, stark hydrolisierte Nahrungen). Empfehlungen und Schätzwerte für die Nährstoffzufuhr von Säuglingen siehe Tabellen ab Seite 77.

Light-Produkte

Da es keine gesetzlichen Vorschriften über die Verwendung dieser Begriffe bei der Benennung von Lebensmitteln gibt, kann »light« oder »leicht« Verschiedenes bedeuten: Ein Light-Produkt kann gut bekömmlich, kalorienarm oder kalorienreduziert sein oder auch relativ wenig Alkohol, Kohlensäure oder Koffein enthalten.
Am häufigsten ersetzt man in Lebensmitteln Energieträger wie Fett, Zucker oder Alkohol durch Stoffe mit weniger Kalorien bei möglichst gleichem Sättigungseffekt. Der Austausch natürlicher Fette gegen energieärmere Stoffe ist vor allem in den USA gängig. Zu den »Pseudofetten« gehören Stoffe wie Olestra® (Saccharosepolyester) oder Simplesse® (mikropartikuläre Proteinmischung). Diese Stoffe sind in Deutschland teilweise noch verboten, einige dürften aber rechtlich als Lebensmittel einzustufen sein und bei der Herstellung von Light-Produkten an Bedeutung gewinnen. Angaben zum Energie- und Nährstoffgehalt von energiereduzierten Produkten liefert die Tabelle ab Seite 62.

Bedeutung von Lebensmittelzusätzen

Verarbeitete Lebensmittel enthalten häufig Zusatzstoffe, die etwa der Verlängerung der Haltbarkeit, einem bestimmten Geschmack, einer speziellen Farbe, Struktur oder Konsistenz dienen. Zur Reduzierung des Zuckergehalts werden häufig Zuckeraustauschstoffe und Süßstoffe verwendet. Früher durften dafür bestimmte Substanzen eingesetzt werden, ohne dass diese auf Gesundheitsrisiken hin geprüft waren.
Dies hat sich grundlegend gewandelt: Heute dürfen nach den europäischen und deutschen Lebensmittelvorschriften, die zu den strengsten aller Industrieländer zählen, nur noch Substanzen verwendet werden, deren gesundheitliche Unbedenklichkeit nachgewiesen ist. Das bedeutet etwa bei Konservierungsstoffen, dass nur noch Sorbinsäure, Benzoesäure und deren Derivate, PHB-Ester und Propionsäure zulässig sind, und zwar innerhalb bestimmter Höchstwerte und auch nur den im Gesetz aufgeführten Lebensmitteln.

Außerdem ist eine genaue Kennzeichnung auf der Verpackung vorgeschrieben, also die Angabe der Bezeichnung oder der E-Nummer der verwendeten Substanzen. Verdorbene Lebensmittel stellen selbst heute noch ein größeres Gesundheitsrisiko dar als die zugelassenen Konservierungsmittel. Um deren Überdosierung zu verhindern, wurde der sogenannte ADI-Wert (= Acceptable Daily Intake) eingeführt. Das ist die tolerierbare Tagesdosis, die ein Mensch lebenslang ohne Schädigung aufnehmen kann.

Gefährdung der Gesundheit durch Umweltschadstoffe

Die Technisierung macht zwar das Leben bequemer, erhöht aber die Umweltgefahren: So ist die Nahrung nicht nur Nährstofflieferant, sondern kann auch Schadstoffe enthalten, die aus Luft, Wasser und Boden in die pflanzlichen und mit dem Futter in die tierischen Nahrungsmittel gelangt sind.
Um Lebensmittel auf Schadstoffe zu untersuchen, nimmt man laufend viele Stichproben. Nur selten sind darin Reste von Pestiziden in gesundheitlich bedenklichen Mengen nachzuweisen.
Pestizide sind zur Sicherung der Ernte oft unabdingbar, und das Eindringen toxischer Substanzen in Lebensmittel ist nicht immer zu verhindern. Die zuständigen Behörden und die Erzeuger müssen jedoch dafür Sorge tragen, dass betroffene Produkte nicht in den Handel, also zum Verbraucher gelangen.

Schadstoffbelastung relativ harmlos
Die Gefahr, die von etwaigen Schadstoffen in Lebensmitteln ausgeht, hat eine untergeordnete Bedeutung im Vergleich zu dem Risiko, das die weit verbreitete Fehlernährung – zu viel Energie, zu viel Fett, zu viel Alkohol – in den westlichen Industrieländern für die Häufigkeit sogenannter Zivilisationskrankheiten wie zum Beispiel Herz- und Kreislauferkrankungen darstellt. Eine vollwertige und ausgewogene Ernährung mit genügend Vitaminen und Mineralstoffen und mehr Ballaststoffen ist die beste Garantie dafür, das Stoffwechselgleichgewicht zu bewahren und lange gesund und leistungsfähig zu bleiben.

Nitrat und Nitrit werden oft als Beispiele für die mögliche Gefährdung des Menschen durch Umweltschadstoffe und die heutigen Bewirtschaftungsmethoden genannt. Werden in einem Gebiet große Mengen an stickstoffhaltigem Kunst- oder Naturdünger ausgebracht, kann der Nitratgehalt im Grund- und Oberflächenwasser sowie im Grundwasser erhöht sein. Daher wurde in Deutschland für Trinkwasser ein Grenzwert von höchstens 50 mg Nitrat pro Liter festgelegt. Die örtlichen oder regionalen Wasserversorger (Wasserwerke) müssen gewährleisten, dass dieser Grenzwert eingehalten wird.
Nitrat stellt für Pflanzen eine wesentliche Stickstoff- und damit Nährstoffquelle dar. Es ist deshalb in allen Pflanzenteilen zu finden. Manche Pflanzen können Nitrat in besonders großer Menge speichern, zum Beispiel Spinat, Kopfsalat, Rote Bete, Rettich und verschiedene Kohlarten.
Nitrat und dessen Abbaustufe Nitrit kommen aber auch in Lebensmitteln vor, denen Nitrat- oder Nitritsalz zum Zweck der Konservierung und zur intensiveren Färbung zugesetzt werden. Zu nennen sind beispielsweise manche Fleischprodukte wie gepökelte Schinken- und Rohwurst.
Der Nitratgehalt von Trinkwasser und manchen Lebensmitteln sowie dessen Auswirkungen auf den menschlichen Organismus sind derzeit Gegenstand einer wissenschaftlichen Debatte. Im Vordergrund stehen dabei die Abbauprodukte des Nitrats, von denen eine Gesundheitsgefährdung ausgehen kann. Nitrat wird im Körper nämlich in Nitrit umgewandelt, das unter anderem blutdrucksenkend und gefäßerweiternd wirkt und den Sauerstofftransport im Blut hemmt. Für Säuglinge kann eine übermäßige Zufuhr von Nitrat sogar lebensgefährlich werden. Nitrit kann im Körper aber auch weiter zu Nitrosaminen umgewandelt werden, die möglicherweise krebserregend sind. Zur Veranschaulichung, welche Lebensmittel möglicherweise besonders viel Nitrat enthalten, ist der Nitratgehalt einiger Lebensmittel in der Tabelle auf Seite 93 angegeben.

Auswirkungen der Verarbeitung auf den Nähr- und Gesundheitswert

In den Medien wird immer wieder die Ansicht diskutiert, dass Lebensmittel dann für den Menschen am besten seien, wenn sie in möglichst natürlicher, unveränderter und unverarbeiteter Form aufgenommen werden. Durch diese Naturbelassenheit sollen sie ihren vollen Wert für Ernährung und Gesundheit am besten behalten.
Der Mensch hat im Lauf seiner Geschichte gelernt, aus den von Flora und Fauna geschaffenen Produkten diejenigen als Nahrung auszuwählen, die dafür besonders geeignet sind. Manche Lebensmittel sind allerdings seit jeher erst nach einer bestimmten Art der Verarbeitung für Verzehr und Genuss geeignet. Sie werden erst durch eine bestimmte Behandlung, sei es durch Erhitzen, durch Räuchern oder durch Einlegen in Lake, so nahrhaft und verträglich, wie es für den Menschen zweckmäßig ist. Zwei Beispiele dafür: Rohe Bohnen enthalten toxische Stoffe, die erst beim Erhitzen neutralisiert werden, also beim Kochen der Bohnen. Rohe Kartoffelstärke wird erst verdaulich, wenn sie durch Erhitzen aufgequollen ist.

Naturbelassen: nicht in jedem Fall besser
Die Begriff »naturbelassen« oder »natürlich« ist weder eine Garantie für den Nährwert noch für die Verträglichkeit eines Lebensmittels. Hitzeempfindliche Nährstoffe können natürlich durch Maßnahmen der Zubereitung und Konservierung in einem gewissen Ausmaß zerstört werden. Solche Verluste treten aber oft schon dann auf, wenn zwischen Ernte und Verzehr zu viel Zeit verstreicht. Eine möglichst schnell nach der Ernte vorgenommene, korrekt durchgeführte Haltbarmachung insbesondere durch Gefrieren (Tiefkühlkost) ist zwar auch mit Nährwertverlusten verbunden, diese können jedoch bei schonendem Vorgehen geringer ausfallen als die häufig bei unbehandelten »frischen« Lebensmitteln eintretenden Lagerungsverluste. Abgesehen davon werden »frische« Produkte oft unreif geerntet.

D-A-CH-Referenzwerte für die tägliche Nähr- und Mineralstoffzufuhr (2018)

	Ruhe-energie-verbrauch kcal/Tag m/w[b]	Richtwerte für die Energie-zufuhr[a] kcal m/w[b]	Nährstoffe: Protein g pro kg Körpergewicht	Essenzielle Fettsäuren % der Energie n-6	n-3	Wasser (Getränke und Speisen) ml	Mineralstoffe: Calcium mg	Magnesium mg m/w[b]	Eisen mg m/w[b, c]	Jod µg[d]	Zink mg m/w[b]
Säuglinge	kcal pro kg Körpergewicht										
0 bis unter 4 Monate		100	2,5/1,8/1,4[e]	4,0	0,5	680	220	24	0,5	40	1
4 bis unter 12 Monate		80	1,3/1,1[f]	3,5	0,5	1000	330	60	8	80	2
Kinder		kcal/Tag									
1 bis unter 4 Jahre	820/760	1200/1100	1,0	3,0	0,5	1300	600	80	8	100	3
4 bis unter 7 Jahre	970/910	1400/1300	0,9	2,5	0,5	1600	750	120	8	120	5
7 bis unter 10 Jahre	1170/1080	1700/1500	0,9	2,5	0,5	1800	900	170	10	140	7
10 bis unter 13 Jahre	1340/1230	1900/1700	0,9	2,5	0,5	2150	1100	230/250	12/15	180	9/7
13 bis unter 15 Jahre	1610/1380	2300/1900	0,9	2,5	0,5	2450	1200	310/310	12/15	200	9,5/7
Jugendliche und Erwachsene			g pro kg Sollgewicht m/w[b]								
15 bis unter 19 Jahre	1850/1430	2600/2000	0,9/0,8	2,5	0,5	2800	1200	400/350	12/15	200	10/7
19 bis unter 25 Jahre	1730/1370	2400/1900	0,8/0,8	2,5	0,5	2700	1000	400/310	10/15	200	10/7
25 bis unter 51 Jahre	1670/1310	2300/1800	0,8/0,8	2,5	0,5	2600	1000	350/300	10/15	200	10/7
51 bis unter 65 Jahre	1580/1220	2200/1700	0,8/0,8	2,5	0,5	2250	1000	350/300	10/10	180	10/7
65 Jahre und älter	1530/1180	2100/1700	1,0/1,0	2,5	0,5	2250	1000	350/300	10/10	180	10/7
Schwangere		+ 255–500[f]	0,9[l]/1,0[m]	2,5	0,5	2700	1000[h]	310[j]	30	230	10[l]
Stillende		+ 500[g]	1,2	2,5	0,5	3100	1000[h,i]	390	20[k]	260	11

a = Unter Berücksichtigung der Referenzmaße von Körpergröße und -gewicht. Die angegebenen Werte gelten bei ausschließlich sitzender Tätigkeit mit wenigen oder ohne Anstrengungen in der Freizeit. Körperlicher Aktivitätslevel (physical activity level) PAL = 1,4 (Ruheenergie × 1,4). Für andere Aktivitätslevel gelten diese PAL:
überwiegend sitzend, wenig/keine Anstrengungen in der Freizeit: Ruheenergie × 1,6–1,7
überwiegend gehend und stehend Arbeit: Ruheenergie × 1,8–1,9
körperlich anstrengende Arbeit/anstrengende Freizeitaktivität: Ruheenergie × 2,0–2,4

b = m: männlich; w: weiblich

c = nicht menstruierende Frauen, die weder schwanger sind noch stillen: 10 mg

d = Referenzwerte Jod für Deutschland und Österreich. Davon abweichend Schweiz: 0 bis unter 12 Monate: 50 µg, 1 bis unter 7 Jahre: 90 µg, 7 bis unter 13 Jahre: 120 µg, 13 bis 65 Jahre und älter: 150 µg, Schwangere und Stillende: 200 µg

e = 0–1/1–2/2–4 Monate

f = Schwangere im 2. Trimester + 250 kcal/Tag und im 3. Trimester + 500 kcal/Tag. Diese Angaben gelten nur bei Normalgewicht vor der Schwangerschaft, bei einer wünschenswerten Gewichtsentwicklung während der Schwangerschaft (Körpergewichtszunahme von 12 kg bis zur Niederkunft) und bei unverminderter körperlicher Aktivität.

g = zusätzliche Energiezufuhr bei ausschließlichem Stillen in den ersten 4–6 Monaten

h = Schwangere und Stillende unter 19 Jahren: 1200 mg Calcium. Obwohl durch den Bedarf des Fötus im Mutterleib bzw. des gestillten Kindes ein zusätzlicher Calciumbedarf der Mutter besteht, gilt keine erhöhte Zufuhrempfehlung, da die hormonellen Veränderungen in dieser Zeit die Calciumabsorption im Darm der Mutter stark erhöhen. Entsprechend zeigten höhere Calciumgaben in Interventionsstudien auch keinen zusätzlichen Nutzen.

i = Die Empfehlungen für die Calciumzufuhr basieren auf der Annahme, dass längstens 6 Monate voll gestillt wird.

j = Schwangere ‹ 19 Jahre 350 mg Magnesium

k = Gilt für stillende und nicht stillende Frauen zum Ausgleich der Verluste in der Schwangerschaft

l = 2. Trimester

m = 3. Trimester

D-A-CH-Referenzwerte für die tägliche Vitaminzufuhr (2018)

Vitamine	A (Retinol-Äquivalent) mg m/w[a]	D (Calciferol) µg[b]	E (Tocopherol-Äquivalent) mg m/w[a]	K µg m/w[a]	B_1 (Thiamin) mg m/w[a]	B_2 (Riboflavin) mg m/w[a]	Niacin mg m/w[a]	B_6 (Pyridoxin) mg m/w[a]	Folsäure[c] (Äquivalent) µg	B_{12} µg	C (Ascorbinsäure) mg m/w[a]
Säuglinge											
0 bis unter 4 Monate	0,5	10[d]	3	4	0,2	0,3	2	0,1	60	0,5	20
4 bis unter 12 Monate	0,6	10[d]	4	10	0,4	0,4	5	0,3	80	1,4	20
Kinder											
1 bis unter 4 Jahre	0,6	20	6/5	15	0,6	0,7	8	0,4	120	1,5	20
4 bis unter 7 Jahre	0,7	20	8/8	20	0,7	0,8	9	0,5	140	2,0	30
7 bis unter 10 Jahre	0,8	20	10/9	30	0,9/0,8	1,0/0,9	11/10	0,7	180	2,5	45
10 bis unter 13 Jahre	0,9	20	13/11	40	1,0/0,9	1,1/1,0	13/11	1,0	240	3,5	65
13 bis unter 15 Jahre	1,1/1,0	20	14/12	50	1,2/1,0	1,4/1,1	15/13	1,4	300	4,0	85
Jugendliche und Erwachsene											
15 bis unter 19 Jahre	1,1/0,9	20	15/12	70/60	1,4/1,1	1,6/1,2	17/13	1,6/1,2	300	4,0	105/90[e]
19 bis unter 25 Jahre	1,0/0,8	20	15/12	70/60	1,3/1,0	1,4/1,1	16/13	1,5/1,2	300	4,0	110/95[e]
25 bis unter 51 Jahre	1,0/0,8	20	14/12	70/60	1,2/1,0	1,4/1,1	15/12	1,5/1,2	300	4,0	110/95[e]
51 bis unter 65 Jahre	1,0/0,8	20	13/12	80/65	1,2/1,0	1,3/1,0	15/11	1,5/1,2	300	4,0	110/95[e]
65 Jahre und älter	1,0/0,8	20	12/11	80/65	1,1/1,0	1,3/1,0	14/11	1,4/1,2	300	4,0	110/95[e]
Schwangere	1,1[f]	20	13	60	1,2[f]	1,3[f]	14[f]	1,9[f]	550[g]	4,5	105
Stillende	1,5	20	17	60	1,3	1,4	16	1,9	450	5,5	125

a = m: männlich; w: weiblich
b = Die Vitamin-D-Versorgung muss über die Zufuhr mit der Nahrung hinaus durch endogene Synthese und/oder Einnahme eines Präparats sichergestellt werden. Wer sich häufig genug dem direkten Sonnenlicht aussetzt, kann ohne ein Präparat auskommen (D/A/CH).
c = Summe folatwirksamer Verbindungen in der üblichen Nahrung = Folat-Äquivalente
1 µg Folat-Äquivalent = 1 µg Nahrungsfolat = 0,5 µg synthetische Folsäure
d = Empfohlen werden Tabletten mit täglich 10–12,5 µg Vitamin D ab Ende der ersten Lebenswoche.
e = Raucher: Männer 155 mg, Frauen 135 mg
f = ab 4. Schwangerschaftsmonat
g = Frauen, die schwanger werden wollen oder könnten, sollten sich folatreich ernähren und zusätzlich pro Tag 400 µg synthetische Folsäure (= 800 µg Folsäureäquivalent) als Präparat einnehmen, um Neuralrohrdefekten beim Fötus vorzubeugen. Die Einnahme spätestens 4 Wochen vor Beginn der Schwangerschaft beginnen und während des ersten Drittels der Schwangerschaft beibehalten (D/A/CH).

D-A-CH-Referenzwerte für die tägliche Vitamin- und Mineralstoffzufuhr (2018)

Mineralstoffe								Vitamine		
Natrium[a]	Kalium[a]	Phosphor	Fluorid[a]	Kupfer[a]	Mangan[a]	Chrom[a]	Selen[a]	Pantothensäure[a]	Biotin[a]	
mg	mg	mg	mg m/w[b]	mg	mg	µg	µg m/w[b]	mg	µg	
										Säuglinge
130	400	120	0,25	0,2–0,6	*	1–10	10	2	5	0 bis unter 4 Monate
200	600	300	0,5	0,6–0,7	0,6–1,0	20–40	15	3	5–10	4 bis unter 12 Monate
										Kinder
400	110	500	0,7	0,5–1,0	1,0–1,5	20–60	15	4	10–15	1 bis unter 4 Jahre
500	1300	600	1,1	0,5–1,0	1,5–2,0	20–80	20	4	10–15	4 bis unter 7 Jahre
750	2000	800	1,1	1,0–1,5	2,0–3,0	20–100	30	5	15–20	7 bis unter 10 Jahre
1100	2900	1250	2,0	1,0–1,5	2,0–5,0	20–100	45	5	20–30	10 bis unter 13 Jahre
1400	3600	1250	3,2/2,9	1,0–1,5	2,0–5,0	20–100	60	6	25–35	13 bis unter 15 Jahre
										Jugendliche und Erwachsene
1500	4000	1250	3,2/2,9	1,0–1,5	2,0–5,0	30–100	70/60	6	30–60	15 bis unter 19 Jahre
1500	4000	700	3,8/3,1	1,0–1,5	2,0–5,0	30–100	70/60	6	30–60	19 bis unter 25 Jahre
1500	4000	700	3,8/3,1	1,0–1,5	2,0–5,0	30–100	70/60	6	30–60	25 bis unter 51 Jahre
1500	4000	700	3,8/3,1	1,0–1,5	2,0–5,0	30–100	70/60	6	30–60	51 bis unter 65 Jahre
1500	4000	700	3,8/3,1	1,0–1,5	2,0–5,0	30–100	70/60	6	30–60	65 Jahre und älter
1500	4000	800[d]	3,1	1,0–1,5	2,0–5,0	30–100	60	6	30–60	**Schwangere**
1500	4400	900[d]	3,1	1,0–1,5	2,0–5,0	30–100	75	6	30–60	**Stillende**

a = Schätzwerte für eine angemessene Zufuhr
b = m: männlich; w: weiblich
c = Schwangere/Stillende unter 19 Jahren: 1250 mg Phosphor

Gehalt von Lebensmitteln an Vitamin D, Vitamin K, Pantothensäure, Biotin, Folsäure und Vitamin B_{12} je 100 g des verzehrbaren Anteils

Lebensmittel	D (Calciferol) µg	K µg	Pantothensäure mg	Biotin µg	Folsäure (Äquivalente) µg	B_{12} µg
Getreide, Getreideprodukte						
Amaranth, roh	(0)	1	1,05	1	49	0
Buchweizen, Korn, geschält, roh	(0)	7	1,2	5	50	0
Grütze	(0)	7	1,45	4	29	0
Vollkornmehl	(0)	7	1,45	1	50	0
Dinkel, Vollkornmehl	(0)	*	1,2	6	50	0
Mehl Type 630	(0)	*	1,2	5	50	0
Gerste, Korn, entspelzt	(0)	1	0,68	10	65	0
Graupen	(0)	1	0,5	4	20	0
Vollkornflocken	(0)	1	0,49	4	19	0
Hirse, ganzes Korn, roh	(0)	50	0,71	13	33	0
Vollkornflocken	(0)	63	1,09	20	87	0
Hirse, Korn	(0)	1	1,2	1	32	0
Flocken	(0)	1	1	6	20	0
Kamut, Khorasanweizen	(0)	*	*	4	21	0
Mais, Korn, roh	(0)	40	0,65	6	26	0
Grieß	(0)	*	0,55	6	5	0
Mehl	(0)	*	0,55	7	10	0
Quinoa (Reismelde), roh	(0)	1	1,05	1	49	0
Reis, Korn, Naturreis,						
ungeschält, roh	(0)	*	1,7	12	22	0
poliert, roh	(0)	1	0,63	3	11	0
poliert, parboiled, roh	(0)	1	0,9	3	16	0
Reismehl	(0)	*	0,5	1	10	0
Wildreis, roh	(0)	2	1,07	3,5	95	0
Roggen, Korn, roh	(0)	*	1,5	5	143	0
Flocken	(0)	*	1,5	5	56	0
Keime, getrocket	(0)	*	0,8	10	100	0
Mehl Type 815	(0)	*	0,6	2,5	15	0
Mehl Type 1150	(0)	*	1	3	37	0
Schrot Type 1800	(0)	*	1	6	78	0
Vollkornmehl	(0)	*	1,5	5	143	0
Weizen, Korn oder Flocken	(0)	*	1,18	6	87	0
Grieß	(0)	*	0,5	1	17	0
Keime, getrocknet	(0)	131	1	17	520	0
Kleie	(0)	83	2,5	44	195	0
Mehl Type 405	(0)	*	0,21	2	10	0
Mehl Type 550	(0)	*	0,4	1	16	0
Mehl Type 1050	(0)	*	0,63	3	22	0
Vollkornmehl	(0)	*	1,2	8,3	50	0
Backwaren, Teigwaren						
Dinkelbrot	(0)	*	0,76	14,2	84	0
Knäckebrot, Roggen	(0)	5	0,79	7	27	0
Knäckebrot, Weizen	(0)	1	1,02	4	32	0
Nudeln, Eiernudeln, roh	0,03	*	0,3	1	22	0
eifrei, roh	(0)	*	0,3	1	31	0
Roggenbrot	(0)	3	0,47	4,3	16	0
Roggenvollkornbrot	(0)	*	0,53	4,9	14	0
Weizenbrot (Weißbrot)	(0)	2	0,69	3	22	0
Baguette	(0)	2	*	*	44	0
Fladenbrot	0,02	*	0,69	3	22	0
Vollkornbrot	(0)	3	0,65	4	29	0
Obst, Obstprodukte						
Ananas, roh	(0)	*	0,18	0,5	4	0
Apfel, roh	(0)	6	0,1	5	5	0
Apfelsine (Orange), roh	(0)	*	0,24	2	22	0
Aprikose (Marille), roh	(0)	3	0,29	1	4	0
Avocado, roh	3,43	14	*	*	20	0
Banane, roh	(0)	*	0,23	5	14	0
Birne, roh	(0)	5	0,06	*	14	0
Brombeeren, roh	(0)	*	0,22	0,4	34	0
Cherimoya (Anone), roh	(0)	*	0,45	2	7	0
Clementine, roh	(0)	3	0,2	0,5	15	0
Datteln, getrocknet	(0)	*	0,8	4	21	0
Erdbeeren, roh	(0)	5	0,3	4	44	0
Feige, roh	(0)	*	0,3	5	7	0
getrocknet	(0)	*	0,39	18	14	0
Granatapfel, roh	(0)	*	0,6	2	7	0

Der Vitamingehalt schwankt je nach Sorte und Herkunft zum Teil erheblich.

* = keine Daten verfügbar + = nur in Spuren nachweisbar (0) = Gehalt zu vernachlässigen

Gehalt von Lebensmitteln an Vitamin D, Vitamin K, Pantothensäure, Biotin, Folsäure und Vitamin B_{12} je 100 g des verzehrbaren Anteils

Lebensmittel	D (Calciferol) µg	K µg	Pantothen-säure mg	Biotin µg	Folsäure (Äquivalente) µg	B_{12} µg
Grapefruit (Pampelmuse), roh	(0)	3	0,25	*	11	0
Guave, roh	(0)	*	0,15	3	30	0
Heidelbeeren (Blaubeeren), roh	(0)	12	0,16	1	11	0
Himbeeren, roh	(0)	10	0,3	2	30	0
Holunderbeeren, roh	(0)	*	0,18	2	17	0
Honigmelone, roh	(0)	1	0,17	4	30	0
Johannisbeeren, rot, roh	(0)	11	0,06	3	11	0
schwarz, roh	(0)	30	0,4	2	9	0
weiß, roh	(0)	*	0,06	2,6	6	0
Kaki, roh	(0)	*	0,2	0,3	8	0
Kaktusfeige, roh	(0)	*	0,3	5	7	0
Kapstachelbeeren (Physalis), roh	(0)	*	0,2	0,1	8	0
Kirschen, sauer (Weichseln), roh	(0)	*	0,23	0,4	75	0
süß, roh	(0)	2	0,19	*	27	0
Kiwi, roh	(0)	25	0,2	0,5	20	0
Kumquat, roh	(0)	3	0,2	0,5	7	0
Litschi, roh	(0)	*	0,25	0,5	25	0
Loganbeeren, roh	(0)	*	0,24	1,2	14	0
Mandarine, roh	(0)	3	0,2	*	7	0
Mango, roh	(0)	*	0,16	2,1	36	0
Maulbeeren, roh	(0)	*	0,25	0,4	6	0
Mirabellen, roh	(0)	*	0,2	0,7	3	0
Mispeln, roh	(0)	*	0,08	0,1	6	0
Moosbeeren, roh	(0)	*	0,22	2	2	0
Nektarine, roh	(0)	*	0,16	1	5	0
Oliven, grüne, gesäuert, abgetropft	(0)	*	0,56	2,8	50	0
schwarze, gesäuert, abgetropft	(0)	*	0,02	*	44	0
Papaya, roh	(0)	*	0,22	1,8	2	0
Passionsfrucht (Maracuja), roh	(0)	*	0,2	5	20	0
Pfirsich, roh	(0)	2	0,14	2	3	0
Pflaume, roh	(0)	8	0,18	*	2	0
Preiselbeeren (Kronsbeeren), roh	(0)	*	*	2,4	3	0
Quitte, roh	(0)	*	0,08	0,1	8	0
Reineclaude, roh	(0)	*	0,2	0,8	3	0
Sanddornbeeren, roh	(0)	*	0,15	3	10	0

Lebensmittel	D (Calciferol) µg	K µg	Pantothen-säure mg	Biotin µg	Folsäure (Äquivalente) µg	B_{12} µg
Stachelbeeren, roh	(0)	*	0,2	1	19	0
Tamarillo, roh	(0)	*	0,2	1	24	0
Tamarinden (Sauerdatteln), reif, roh	(0)	*	0,14	10	20	0
Wassermelone, roh	(0)	*	1,6	4	5	0
Weintrauben, roh	(0)	9	0,06	2	43	0
Zitrone, roh	(0)	*	0,27	0,5	6	0
Zwetschge, roh	(0)	*	0,15	0,1	3	0
Gemüse, Gemüseprodukte						
Artischocke, roh	(0)	*	0,3	4,1	68	0
Aubergine (Eierfrucht), roh	(0)	1	0,23	0,8	31	0
Basilikum, roh	(0)	*	0,2	2	50	0
Bleichsellerie (Staudensellerie), roh	(0)	29	0,43	*	7	0
Blumenkohl (Karfiol), roh	(0)	31	1,01	2	52	0
Bohnen, grüne (Fisolen), roh	(0)	36	0,5	7	56	0
Brokkoli, roh	(0)	179	1,29	1	39	0
Brunnenkresse, roh	(0)	250	0,1	0,4	40	0
Chicorée, roh	(0)	*	0,4	5	50	0
Chinakohl, roh	(0)	80	0,2	0,5	66	0
Eisbergsalat, roh	(0)	*	0,05	0,7	53	0
Endivie, roh	(0)	*	0,9	0,7	109	0
Feldsalat (Rapunzel), roh	(0)	*	0,2	1	145	0
Fenchel, Knolle, roh	(0)	*	*	*	37	0
Frühlingszwiebel (Lauchzwiebel), roh	(0)	*	0,11	0,9	17	0
Grünkohl (Braunkohl), roh	(0)	817	*	1	187	0
Gurke, roh	(0)	13	0,24	1	15	0
Kartoffel (Erdapfel), geschält, roh	(0)	2	0,4	0,4	15	0
Knollensellerie, roh	(0)	41	0,51	0,7	76	0
Kohlrabi, roh	(0)	7	0,1	3	70	0
Kohlrübe (Steckrübe), roh	(0)	5	0,11	*	42	0
Kürbis (Gartenkürbis), roh	(0)	5	0,1	0,4	23	0
Mangold, roh	(0)	*	0,17	0,8	30	0
Meerrettich (Kren), roh	(0)	*	0,2	1,5	26	0
Möhre (Karotte), roh	(0)	15	0,27	5	17	0
Okra (Lady's Finger), roh	(0)	5	0,25	0,6	88	0

Der Vitamingehalt schwankt je nach Sorte und Herkunft zum Teil erheblich. * = keine Daten verfügbar + = nur in Spuren nachweisbar (0) = Gehalt zu vernachlässigen

Gehalt von Lebensmitteln an Vitamin D, Vitamin K, Pantothensäure, Biotin, Folsäure und Vitamin B_{12} je 100 g des verzehrbaren Anteils

Lebensmittel	D (Calciferol) µg	K µg	Pantothensäure mg	Biotin µg	Folsäure (Äquivalente) µg	B_{12} µg
Paprikaschote, gelb, roh	(0)	5	0,08	3	55	0
grün, roh	(0)	11	0,23	3	55	0
rot, roh	(0)	5	0,27	3	55	0
Pastinake, roh	(0)	1	0,5	*	59	0
Petersilienwurzel, roh	(0)	*	0,13	0,5	22	0
Porree (Lauch), roh	(0)	47	0,14	2	103	0
Radicchio, roh	(0)	*	0,18	1,5	34	0
Radieschen, roh	(0)	*	0,18	1	24	0
Rettich, roh	(0)	*	0,18	0,5	24	0
Rhabarber, roh	(0)	11	0,08	1	3	0
Rosenkohl, roh	(0)	153	*	*	101	0
Rote Bete (Rote Rübe), roh	(0)	5	0,13	0,1	83	0
Rotkohl (Blaukraut), roh	(0)	24	0,32	2	35	0
Rucola (Rauke), roh	(0)	250	0,1	0,4	40	0
Sauerkraut, abgetropft, roh	(0)	25	0,23	0,2	31	0
Schnittlauch, roh	(0)	380	0,18	1,3	80	0
Schwarzwurzel, roh	(0)	*	0,2	1	57	0
Spargel, weiß, roh	(0)	39	0,62	2	108	0
Spinat, roh	(0)	381	0,25	7	141	0
Süßkartoffel (Batate), roh	(0)	*	0,83	4	12	0
Tomate (Paradeiser), roh	(0)	6	0,31	4	33	0
Topinambur, roh	(0)	*	0,06	1,7	35	0
Weiße Rübe, roh	(0)	2	0,2	2	20	0
Weißkohl (Weißkraut), roh	(0)	121	0,26	3	27	0
Wirsing, roh	(0)	*	0,21	*	29	0
Zucchini, roh	(0)	11	0,08	2	10	0
Zuckermais, roh	(0)	3	0,89	4	43	0
Zwiebel, roh	(0)	1	0,17	4	11	0
Pilze						
Austernpilz, roh	0,1	*	0	16	51	0,1
Champignon, roh	1,94	14	2,1	16	25	0
Pfifferling (Eierschwammerl), roh	2,1	*	2,5	15	25	0
Steinpilz, roh	3,1	*	2,7	15	25	0
Trüffel, roh	2	*	2,5	15	25	0

Lebensmittel	D (Calciferol) µg	K µg	Pantothensäure mg	Biotin µg	Folsäure (Äquivalente) µg	B_{12} µg
Hülsenfrüchte und Produkte daraus						
Alfalfasprossen (Luzerne), roh	(0)	5	0,56	10	36	0
Bohnen, weiße, reif, roh	(0)	*	0,87	10	135	0
Bohnensprossen, roh	(0)	5	0,45	0,3	100	0
Erbsen, reif, roh	(0)	*	2	19	213	0
Kichererbsen, reif, roh	(0)	*	1,31	8	275	0
Kidneybohnen, roh	(0)	*	0,78	10	182	0
Limabohnen, roh	(0)	*	0,75	3	33	0
Linsen, reif, roh	(0)	22	1,57	9,1	132	0
Mungbohnen, reif, roh	(0)	130	3,5	7	140	0
Sprossen, roh	(0)	5	0,39	2	46	0
Saubohnen, reif, roh	(0)	*	0,97	7	75	0
Sojabohnen, reif, roh	(0)	*	1,86	60	240	0
Sojakäse (Tofu), roh	(0)	2	0,22	5	60	0
Sojasprossen, roh	(0)	*	1,44	1,4	160	0
Milch						
Büffelmilch	0,05	8	0,37	11	6	0,3
Kuhmilch, Trinkmilch, < 1 % Fett	+	*	0,28	2	5	0,3
1,5 % Fett	0,03	*	0,35	4	8	0,4
3,5 % Fett	0,09	1	0,35	4	9	0,4
Schafsmilch	0,16	7	0,35	9	6	0,5
Stutenmilch	0,05	2	0,3	7	4	0,3
Ziegenmilch	0,25	4	0,31	4	1	0,1
Milchprodukte, Sauermilchprodukte						
Buttermilch	0,01	*	0,3	2	5	0,2
Crème fraîche, 40 % Fett	0,8	*	0,3	3	8	0,3
Dickmilch (Sauermilch), < 1 % Fett	+	*	0,37	3,7	5	0,5
3,5 % Fett	0,08	4	0,36	3,5	5	0,5
Joghurt, < 1 % Fett	+	*	0,36	4	12	0,4
1,5 % Fett	0,03	2	0,33	3	13	0,4
3,5 % Fett	0,06	*	0,35	4	10	0,4
10 % Fett	0,2	1	0,34	3,3	14	0,5
Joghurt aus Schafsmilch	0,06	*	0,35	4	10	0,4

Der Vitamingehalt schwankt je nach Sorte und Herkunft zum Teil erheblich.

* = keine Daten verfügbar + = nur in Spuren nachweisbar (0) = Gehalt zu vernachlässigen

Gehalt von Lebensmitteln an Vitamin D, Vitamin K, Pantothensäure, Biotin, Folsäure und Vitamin B_{12} je 100 g des verzehrbaren Anteils

Lebensmittel	D (Calciferol) µg	K µg	Pantothensäure mg	Biotin µg	Folsäure (Äquivalente) µg	B_{12} µg
Kefir, 1,5 % Fett	0,03	2	0,37	4	5	0,5
Molke, süß	+	*	0,34	1	1	0,2
Sahne, Rahm, 30 % Fett	1,1	*	0,3	3	4	0,4
Saure Sahne, Sauerrahm, 10 % Fett	0,2	*	0,34	3	7	0,3
Frischkäse, Speisequark						
Feta	*	*	*	*	21	0,4
Frischkäse, ≥ 60 % Fett i. Tr.	0,31	*	0,44	4	23	0,5
körnig, (Hüttenkäse)	0,09	*	0,57	6,4	15	2
Mascarpone	*	*	*	*	10	0,3
Mozzarella	*	*	*	*	9	1,3
Ricotta, ≥ 45 % Fett i. Tr.	*	*	*	*	13	0,6
Speisequark (Topfen), 20 % Fett i. Tr.	0,09	*	0,68	6	16	0,8
40 % Fett. i. Tr.	0,19	*	0,61	6	28	0,7
mager	0,01	1	0,74	7	16	0,9
Hartkäse, Schnittkäse, Weichkäse						
Appenzeller, ≥ 50 % Fett i. Tr.	0,6	*	0,4	3	15	1
Bel Paese, ≥ 50 % Fett i. Tr.	1	*	2	3	40	0,8
Bergkäse ≥ 45 % Fett i. Tr.	0,6	*	0,4	3	20	2,7
Brie, ≥ 60 % Fett i. Tr.	0,7	*	0,69	6	60	1,8
Butterkäse, ≥ 60 % Fett i. Tr.	0,7	*	0,8	2,5	18	2
Camembert, ≥ 30 % Fett i. Tr.	0,2	*	0,9	5	143	3,1
≥ 60 % Fett i. Tr.	0,7	*	0,7	3	38	2,4
Chester (Cheddar), ≥ 50 % Fett i. Tr.	0,7	*	0,36	3	33	1,1
Edamer, ≥ 40 % Fett i. Tr.	0,3	*	0,35	2	20	1,9
Emmentaler, ≥ 45 % Fett i. Tr.	1,1	3	0,4	3	9	3,1
Gouda, ≥ 40 % Fett i. Tr.	0,5	*	0,4	1,5	36	1,9
Gruyère (Greyerzer), ≥ 45 % Fett i. Tr.	1,1	3	0,4	3	9	3,1
Harzer (Korb-/Mainzer Handkäse)	0,01	1	0,6	1,4	3	2
Jarlsberg, ≥ 45 % Fett i. Tr.	0,5	*	0,5	2	30	2
Limburger, ≥ 45 % Fett i. Tr.	*	*	1,15	9	60	2
Parmesan	0,7	*	1,2	2,7	7	2
Provolone, ≥ 50 % Fett i. Tr.	0,8	*	0,4	2,8	18	1,8
Romadur, ≥ 30 % Fett i. Tr.	0,3	*	0,4	2	50	2

Lebensmittel	D (Calciferol) µg	K µg	Pantothensäure mg	Biotin µg	Folsäure (Äquivalente) µg	B_{12} µg
Roquefort	0,7	*	1,73	2,3	49	0,6
Tilsiter, ≥ 45 % Fett i. Tr.	0,5	*	0,35	2	30	2,2
Ziegenweichkäse, ≥ 45 % Fett i. Tr.	0,7	*	0,31	5	50	2
Seefische						
Flunder, roh	0,8	3	0,68	1,2	11	1
Heilbutt, Weißer, roh	5	*	0,31	3	9	1
Hering (Atlantikhering), roh	25	*	0,94	5	5	8,5
Kabeljau (Dorsch), roh	1,3	*	0,26	2	8	1,2
Katfisch (Steinbeißer), roh	0,5	*	0,57	2	1	2,2
Makrele, roh	4	2	0,46	4	1	9
Rotbarsch (Goldbarsch), roh	2,3	*	0,36	11	14	3,8
Sardine, roh	10,8	*	0,75	8,4	4	0,1
Schellfisch, roh	1	1	0,22	2	9	0,7
Scholle, roh	3	*	0,8	1,2	11	1,5
Seelachs (Köhler), roh	*	*	*	*	8	2,6
Seezunge, roh	*	*	0,3	4,3	10	1
Thunfisch, roh	4,5	*	0,66	1,5	15	4,3
Krustentiere, Meerestiere						
Auster, roh	8	*	0,32	10	7	14,6
Garnele (Speisekrabbe), roh	0,5	*	0,08	1	12	1,7
Hummer, roh	0,2	*	2,4	5	16	1
Krebs (Flusskrebs), roh	0,1	*	0,41	6,5	18	2,7
Miesmuschel (Blau-/Pfahlm.), roh	8	*	0,29	1,9	33	8
Steckmuschel (Klaffmuschel), roh	8	*	0,62	2	3	152,5
Tintenfisch (Sepia), roh	1	*	0,5	11	14	5,3
Süßwasserfische						
Aal (Flussaal), roh	20	*	0,15	5,1	13	1
Felchen (Renke), roh	1	*	0,64	10	9	3,2
Forelle (Bachforelle), roh	18	8	1,72	5	9	5
Hecht, roh	2	*	0,24	2	6	2
Karpfen, roh	1	3	0,56	8,5	23	1,5
Lachs (Salm), roh	3,8	*	*	*	54	3,9

Der Vitamingehalt schwankt je nach Sorte und Herkunft zum Teil erheblich.   * = keine Daten verfügbar   + = nur in Spuren nachweisbar   (0) = Gehalt zu vernachlässigen

Gehalt von Lebensmitteln an Vitamin D, Vitamin K, Pantothensäure, Biotin, Folsäure und Vitamin B_{12} je 100 g des verzehrbaren Anteils

Lebensmittel	D (Calciferol) µg	K µg	Pantothen-säure mg	Biotin µg	Folsäure (Äquivalente) µg	B_{12} µg
Schleie, roh	0	*	0,67	4,3	21	2,1
Zander, roh	0	3	0,17	2,1	10	1,6
Fischdauerwaren						
Aal, geräuchert	90	*	0,12	4,5	10	1
Brathering, Konserve, abgetropft	19,8	*	0,58	3,6	5	6,8
Bückling	30	*	1	5	4	9,7
Flunder, geräuchert	0,9	3	0,53	1,1	9	0,9
Hering, mariniert (Bismarckhering)	13	*	0,59	3,5	3	7,3
Lachs (Salm), geräuchert	4,2	*	*	*	42	3,5
Makrele, geräuchert	6,9	*	*	*	54	7,3
Matjeshering, gesalzen	27,2	*	0,98	6,7	3	5,4
Ölsardinen in Dosen, abgetropft	5	1	0,51	9	8	0,2
Rotbarsch (Goldbarsch), geräuchert	2,6	*	0,28	9,8	11	3,4
Schellfisch, geräuchert	1,1	1	0,17	1,8	7	0,7
Schillerlocken	0,4	*	0,54	1,4	2	1,6
Thunfisch, Dose, in Öl, abgetropft	2,2	1	0,22	2	5	1,3
Geflügel						
Ente, roh	*	2	0,95	6	25	0,3
Gans, roh	*	*	0,6	6	4	0,3
Huhn, Brathähnchen	0,01	*	0,96	2	12	0,4
Brust	0,01	*	0,84	2	9	0,4
Keule (Schlegel) mit Haut	0,01	*	0,84	3	11	0,3
Leber	1,3	80	7,16	210	380	25,7
Pute (Truthahn), roh	*	*	1,1	2	16	0,4
Brust	0,01	*	0,59	10	7	0,5
Jungtier (Babypute)	*	*	0,84	2	12	0,4
Keule (Schlegel)	0,01	*	1,13	2	25	0,4
Lammfleisch						
Brust	*	*	0,65	*	21	2,4
Filet	*	*	0,66	*	24	2,2
Keule (Schlegel) oder Kotelett	*	*	0,72	*	23	2,7
Schnitzel	*	*	0,68	*	20	2,5

Lebensmittel	D (Calciferol) µg	K µg	Pantothen-säure mg	Biotin µg	Folsäure (Äquivalente) µg	B_{12} µg
Kalbfleisch						
Bug (Schulter)	*	*	0,85	*	5	1,2
Filet	*	*	1,39	*	14	1,2
Keule (Schlegel)	*	*	1,09	*	14	1,1
Kotelett	*	*	1,36	*	13	1,3
Leber	0,3	89	7,9	75	240	60
Schnitzel	*	*	0,91	*	5	1,2
Rindfleisch						
Filet	*	*	1	5	10	2
Hochrippe (Rostbraten)	*	*	0,26	2,8	1	4,8
Kamm (Hals)	*	*	0,59	2,9	3	4,9
Keule (Schlegel)	*	*	0,6	3	3	5
Leber	1,7	75	7,3	100	592	65
Lende (Roastbeef)	*	*	0,33	3	3	5
Niere	1	*	3,85	58	170	33,4
Ochsenschwanz	*	*	0,6	3,8	10	2,2
Tatar (Schabefleisch)	*	*	0,6	3	3	5
Schweinefleisch						
Bug (Schulter)	*	*	0,6	4,8	1	0,6
Filet	*	*	0,7	5	3	2
Keule (Schlegel)	*	*	0,7	5	3	2
Kotelett	*	*	0,53	5	2	2
Leber, roh	*	*	6,8	27	136	39
Schnitzel (Oberschale)	*	*	0,68	5	9	1
Wild, Wildgeflügel						
Fasan	*	*	0,93	2	8	0,8
Wachtel	*	*	0,66	2	8	0,5
Wildschwein	*	*	0,7	1	5	5
Fleischwaren, Wurstwaren						
Bierschinken	*	13	0,48	2	2	1,3
Bratwurst grob, Schwein	*	2	0,49	1,9	3	1,4

Der Vitamingehalt schwankt je nach Sorte und Herkunft zum Teil erheblich.

* = keine Daten verfügbar + = nur in Spuren nachweisbar (0) = Gehalt zu vernachlässigen

Gehalt von Lebensmitteln an Vitamin D, Vitamin K, Pantothensäure, Biotin, Folsäure und Vitamin B_{12} je 100 g des verzehrbaren Anteils

Lebensmittel	D (Calciferol) µg	K µg	Pantothen-säure mg	Biotin µg	Folsäure (Äquivalente) µg	B_{12} µg
Kalbsleberwurst grob	*	*	1,56	4	29	7,7
Leberkäse	*	9	0,64	2,1	9	2,7
Salami	*	2	0,47	1,9	2	2,3
Schinken, gekocht	*	21	0,51	5	3	2
Schinkenspeck, geräuchert	*	*	0,61	2,6	3	1,6
Speck, durchwachsen (Bacon)	*	*	0,36	2	1	0,7
Eier						
Hühnerei (Gesamtinhalt)	2,9	9	1,6	25	74	1,9
Hühnereigelb	5,6	2	3,72	53	162	2
Hühnereiklar	(0)	*	0,14	7	9	0,1
Fette, Öle						
Butter (Süß- und Sauerrahm-)	1,24	7	0,05	*	*	*
Butter, halbfett	1,4	*	0,35	*	10	0,5
Butterschmalz	1,6	8	0,01	*	*	*
Distelöl (Safloröl)	(0)	11	*	*	*	0
Erdnussöl	(0)	1	*	*	*	0
Kürbiskernöl	(0)	112	*	*	*	0
Lebertran	330	*	*	*	*	*
Maiskeimöl	(0)	3	*	*	*	0
Olivenöl	(0)	55	*	*	*	0
Palmöl	(0)	8	*	*	*	0
Rapsöl (Rüböl)	(0)	113	*	*	*	0
Sesamöl	(0)	10	*	*	*	0
Sojaöl	(0)	131	*	*	*	0
Sonnenblumenöl	(0)	6	*	*	*	0
Traubenkernöl	(0)	280	*	*	*	0
Walnussöl	(0)	15	*	*	*	0
Weizenkeimöl	(0)	24	*	*	*	0
Nüsse, Samen						
Cashewkerne, roh	*	*	*	11,4	68	0
Edelkastanien (Maronen), roh	*	*	0,5	2	62	0
Erdnusskerne, roh	*	*	2,9	34	169	0
Erdnusspaste (Erdnussmus)	*	*	0,92	17,2	85	0
Haselnusskerne, roh	*	11	*	61,6	90	0
Haselnussmus	*	11	*	31,5	46	0
Kokosmilch	*	*	0,05	0,5	10	0
Kokosnuss, roh	*	*	0,2	12	30	0
Kokosraspel, getrocknet	*	*	*	9,5	11	0
Kürbiskerne, roh	*	*	0,6	10	50	0
Leinsamen, roh	2,8	4	*	16,4	73	0
Macadamianusskerne, roh	*	*	0,61	6	50	0
Mandelmus, pur	*	*	0,26	0,3	65	0
Mandeln, süß, roh	*	*	0,58	*	45	0
Mohnsamen, roh	*	*	3	10	100	0
Paranusskerne, roh	*	1	*	6,9	31	0
Pekannusskerne, roh	*	10	1,71	30	39	0
Pistazienkerne, roh	*	59	1,19	18	58	0
Sesamsamen, roh	*	2	1,41	11	97	0
Sonnenblumenkerne, roh	*	*	*	56	121	0
Tahini aus rohem Sesam	*	2	0,05	20	90	0
Walnusskerne, roh	*	3	*	35,5	73	0
Getränke						
Alkoholfreies Bier	(0)	*	0,08	0,7	8	*
Malzbier	(0)	*	0,09	0,5	2	*
Pilsener Lagerbier	(0)	*	0,15	1,2	6,3	*
Rotwein, schwere Qualität	(0)	*	0,2	1,4	0,2	0
Vollbier	(0)	*	0,08	0,5	2,7	*
Weißwein, mittlere Qualität	(0)	*	0,02	0,5	7	0
Sonstiges						
Bäckerhefe	(0)	*	3,5	33	716	0
Bierhefe	(0)	*	7,2	115	3200	0
Honig	(0)	25	0,07	*	*	0
Kaffee, geröstet	(0)	10	0,23	*	22	0
Kakaopulver, schwach entölt	(0)	4	*	*	44	1,2
Milchschokolade	(0)	2	0,9	3	10	0

Der Vitamingehalt schwankt je nach Sorte und Herkunft zum Teil erheblich. * = keine Daten verfügbar + = nur in Spuren nachweisbar (0) = Gehalt zu vernachlässigen

Gehalt von Lebensmitteln an Jod, Fluor, Zink, Kupfer, Mangan, Chrom und Selen je 100 g des verzehrbaren Anteils

Lebensmittel	Jod µg	Fluor mg	Zink mg	Kupfer mg	Mangan mg	Chrom µg	Selen µg
Getreide, Getreideprodukte							
Amaranth, roh	2,5	0,05	3,18	0,78	2,26	*	*
Buchweizen, Korn, geschält, roh	0,5	0,05	2,7	0,58	1,54	8,8	8,3
Vollkornmehl	2,5	0,07	2,5	0,9	2	*	4,9
Dinkel, Korn oder Flocken	0,6	0,06	3,65	0,4	4,41	*	*
Mehl Type 630	0,2	0,03	1,55	0,1	1,16	*	*
Vollkornmehl	0,8	0,03	3,36	0,46	3,26	21	3,5
Gerste, Korn, roh	7,4	0,12	2,3	0,43	1,44	13	7
Graupen	1	*	2,1	0,4	1,3	*	1
Vollkornflocken	1	0,1	1,28	0,12	1,27	*	*
Hafer, ganzes Korn, roh	8	0,1	3,2	0,41	3	3,9	7,1
Vollkornflocken	0,8	0,08	3,64	0,41	4,93	*	9,7
Hirse, ganzes Korn, roh	5	0,04	2,24	0,49	0,71	2,7	2
Flocken	2,5	0,05	2,87	0,61	1,11	*	*
Kamut, Khorasanweizen	*	*	2,90	0,45	2,8	*	*
Mais, Korn, roh	2,6	0,04	1,48	0,24	0,4	8,8	12
Grieß	2,5	0,06	0,41	0,08	0,11	*	*
Quinoa (Reismelde), roh	1,6	0,02	2,25	0,48	1,53	*	8,5
Reis, Naturreis, ungeschält, roh	2,2	0,04	2,0	0,3	2,14	2,6	10
poliert, roh	1,9	0,05	1,44	0,22	0,99	2	7
poliert, parboiled, roh	2,2	0,04	1,7	0,34	3,9	*	*
Reismehl	1	0,03	0,4	0,2	0,6	*	*
Wildreis, roh	3	0,05	5,96	0,52	1,33	*	*
Roggen, Korn, roh	7,2	0,15	2,76	0,39	2,85	6,6	1,4
Flocken	7,2	0,15	2,48	0,3	2,67	*	*
Mehl Type 1150	2,9	0,15	2,1	0,31	2,33	0,7	*
Vollkornmehl	7,2	0,15	2,76	0,39	2,85	*	*
Weizen, Korn, roh	6,7	0,09	2,56	0,37	3,1	*	2,1
Flocken	6,7	0,09	2,56	0,37	3,1	*	*
Grieß	5,1	0,06	3,3	0,15	0,6	*	*
Keime, getrocknet	0,3	0,14	17,80	1,1	16,24	5,8	3
Kleie	2,4	0,16	9,22	1,3	13,03	3,2	2
Mehl Type 405	7,4	0,05	0,51	0,11	0,4	0,7	*
Mehl Type 550	0,7	0,05	0,78	0,14	0,69	*	1,2
Vollkornmehl	2,7	0,09	3,4	0,63	3,1	*	*

Lebensmittel	Jod µg	Fluor mg	Zink mg	Kupfer mg	Mangan mg	Chrom µg	Selen µg
Backwaren, Teigwaren							
Dinkelbrot	1,2	0,03	2,09	0,48	1,43	*	*
Knäckebrot, Roggen	1,6	0,01	2,32	0,3	2,41	*	*
Knäckebrot, Weizen	9	0,11	0,99	0,32	0,88	*	*
Nudeln, Eiernudeln, roh	3,3	0,08	1,21	0,2	0,58	4	20
eifrei, roh	0,6	0,04	1,5	0,3	0,86	*	*
Roggenbrot	2,4	0,01	1,51	0,19	1,32	7,8	3
Roggenvollkornbrot	2,3	0,04	1,53	0,24	1,54	*	0,8
Weizenbrot (Weißbrot)	5,8	0,07	0,67	0,22	0,6	5	5
Baguette	6,8	0,03	0,81	0,14	0,65	*	*
Fladenbrot	5,8	0,07	0,67	0,22	0,6	*	*
Vollkornbrot	1,4	0,04	1,54	0,24	1,53	*	2,4
Obst, Obstprodukte							
Ananas, roh	*	0,01	0,10	0,06	0,32	11	0,6
Apfel, roh	0,8	0,01	0,04	0,05	0,04	4,1	1,4
Apfelsine (Orange), roh	0,8	0,01	0,06	0,05	0,04	1	1,2
Aprikose (Marille), roh	0,5	0,01	0,1	0,13	0,17	*	1,3
Avocado, roh	3	0,05	0,64	0,39	0,19	*	1
Banane, roh	2	0,01	0,16	0,11	0,26	2	1,4
Birne, roh	0,8	0,01	0,11	0,08	0,06	27	0,6
Brombeeren, roh	0,4	0,02	0,19	0,1	0,97	1	+
Clementine, roh	0,8	0,01	0,1	0,09	0,04	*	*
Datteln, getrocknet	1	0,03	0,42	0,28	0,15	29	3
Erdbeeren, roh	2,8	0,02	0,1	0,05	0,4	0,9	1,3
Feige, roh	1,5	0,02	0,36	0,09	0,04	*	1,6
getrocknet	4	0,07	0,9	0,38	0,35	*	5,6
Grapefruit (Pampelmuse), roh	1,3	0,02	0,04	0,04	0,03	1	1
Heidelbeeren (Blaubeeren), roh	1,2	0,00	0,13	0,08	4,17	0,3	*
Himbeeren, roh	3	0,02	0,36	0,09	0,38	0,6	1,3
Holunderbeeren, roh	3	0,04	0,21	0,06	0,6	4,1	*
Honigmelone, roh	2	0,01	0,11	0,05	0,05	*	0,5
Johannisbeeren, rot, roh	1	0,02	0,25	0,14	0,24	2	1,3
schwarz, roh	1	0,03	0,26	0,1	0,33	0,8	1,7
weiß, roh	1	0,02	0,20	0,14	0,6	*	2,2

Der Gehalt an Spurenelementen schwankt je nach Sorte und Herkunft zum Teil erheblich. * = keine Daten verfügbar + = nur in Spuren nachweisbar (0) = Gehalt zu vernachlässigen

Gehalt von Lebensmitteln an Jod, Fluor, Zink, Kupfer, Mangan, Chrom und Selen je 100 g des verzehrbaren Anteils

Lebensmittel	Jod µg	Fluor mg	Zink mg	Kupfer mg	Mangan mg	Chrom µg	Selen µg
Kaki, roh	1,8	0,02	0,04	0,02	0,05	*	0,6
Kaktusfeige, roh	1,5	0,02	0,25	0,07	0,13	*	*
Kapstachelbeeren (Physalis), roh	1	0,02	0,11	0,12	0,35	*	*
Kirschen, sauer (Weichseln), roh	0,2	0,02	0,1	0,1	0,08	*	*
süß, roh	1,2	0,02	0,08	0,1	0,09	3	1,2
Kiwi, roh	1,6	0,01	0,06	0,1	0,09	*	1
Litschi, roh	1,6	0,01	0,21	0,2	0,11	*	*
Mandarine, roh	0,8	0,01	0,05	0,06	0,04	1	2,4
Mango, roh	1,6	0,01	0,12	0,06	0,17	*	0,6
Mirabellen, roh	1	0,002	0,1	0,09	0,09	*	1,3
Nektarine, roh	0,5	0,01	0,14	0,06	0,1	*	*
Oliven, grüne, gesäuert, abgetropft	4,3	0,03	0,13	0,27	0,06	*	0,9
schwarze, gesäuert, abgetropft	7,1	0,05	0,22	0,43	0,09	*	*
Papaya, roh	1,6	0,02	0,38	0,04	0,02	*	*
Passionsfrucht (Maracuja), roh	1,3	0,02	0,65	0,16	0,46	*	0,2
Pfirsich, roh	3	0,01	0,14	0,07	0,06	1,7	1,3
Pflaume, roh	1,4	0,002	0,08	0,06	0,06	2	0,6
Preiselbeeren (Kronsbeeren), roh	5	0,04	0,19	0,17	0,26	1	*
Quitte, roh	1,6	0,01	0,20	0,09	0,02	*	*
Sanddornbeeren, roh	1	0,02	0,15	0,2	0,6	*	*
Stachelbeeren, roh	1	0,01	0,16	0,16	0,1	1	1,3
Wassermelone, roh	1	0,01	0,08	0,03	0,03	*	0,4
Weintrauben, roh	1	0,01	0,05	0,1	0,07	2	1,7
Zitrone, roh	1,6	0,01	0,13	0,13	0,05	*	1
Zwetschge, roh	0,1	0,002	0,1	0,1	0,1	*	*
Gemüse, Gemüseprodukte							
Artischocke, roh	4	0,05	0,47	0,32	0,38	*	1
Aubergine (Eierfrucht), roh	0,8	0,02	0,12	0,09	0,11	*	3,9
Basilikum, roh	0,9	0,07	0,7	0,23	0,52	*	*
Bleichsellerie (Staudensell.), roh	1	0,07	0,11	0,04	0,1	*	*
Blumenkohl (Karfiol), roh	0,7	0,01	0,29	0,05	0,18	2	0,9
Bohnen, grüne (Fisolen), roh	3	0,01	0,3	0,08	0,22	2,2	1,4
Brokkoli, roh	15	0,01	0,46	0,06	0,47	16	0,7
Chicorée, roh	1	0,07	0,16	0,1	0,3	*	*

Lebensmittel	Jod µg	Fluor mg	Zink mg	Kupfer mg	Mangan mg	Chrom µg	Selen µg
Chinakohl, roh	0,3	0,02	0,37	0,06	0,17	0,9	*
Eisbergsalat, roh	2	0,1	0,15	0,03	0,15	*	*
Endivie, roh	2,9	0,06	0,36	0,04	0,15	*	2,8
Feldsalat (Rapunzel), roh	35	0,10	0,31	0,11	0,2	*	*
Frühlingszwiebel, roh	2	0,04	1	0,08	0,23	*	*
Grünkohl (Braunkohl), roh	4,5	0,02	0,33	0,06	0,55	8,5	1,4
Gurke, roh	2,9	0,01	0,11	0,04	0,08	14	0,8
Ingwerknolle	5	0,08	1,2	0,15	2	*	*
Kartoffel (Erdapfel), geschält, roh	3,4	0,01	0,42	0,1	0,11	2,5	1,5
Knoblauch, roh	2,7	0,05	0,58	0,15	0,46	*	5,7
Knollensellerie, roh	2,4	0,01	0,4	0,12	0,15	4	0,9
Kohlrabi, roh	0,7	0,01	0,25	0,05	0,11	*	0,7
Kohlrübe (Steckrübe), roh	4	0,03	0,1	0,08	0,07	*	*
Kürbis (Gartenkürbis), roh	1,4	0,02	0,2	0,02	0,16	2	*
Mangold, roh	1	0,06	0,3	0,08	0,3	*	*
Meerrettich (Kren), roh	1	0,04	1,4	0,2	0,46	3	0,2
Möhre (Karotte), roh	3,1	0,02	0,26	0,06	0,1	4	1,4
Okra (Lady's Finger), roh	5,6	0,02	1,3	0,01	0,14	*	0,1
Paprikaschote, gelb, roh	2	0,02	0,1	0,02	0,1	*	*
grün, roh	1	0,02	0,14	0,07	0,13	*	4,3
rot, roh	1	0,02	0,26	0,08	0,1	*	*
Pastinake, roh	3,6	0,01	0,85	0,14	0,4	4	1,7
Petersilienblätter, roh	3,4	0,08	0,73	0,14	0,76	7	1,4
Petersilienwurzel, roh	1	0,08	0,18	0,2	0,15	5,2	1,4
Porree (Lauch), roh	8,6	0,01	0,28	0,05	0,19	5,1	0,8
Portulak, roh	4	0,05	0,28	0,28	0,29	*	*
Radicchio, roh	3,3	0,03	0,2	0,05	0,35	*	*
Radieschen, roh	1,2	0,07	0,19	0,03	0,05	*	2
Rettich, roh	8	0,03	0,28	0,04	0,08	1	1,9
Rhabarber, roh	2,3	0,04	0,13	0,04	0,17	4	0,5
Rosenkohl, roh	0,7	0,01	0,54	0,07	0,33	14	0,6
Rote Bete (Rote Rübe), roh	0,4	0,01	0,36	0,08	0,24	3	0,6
Rotkohl (Blaukraut), roh	2,9	0,01	0,19	0,04	0,16	0,5	0,9
Rucola (Rauke), roh	2	0,02	0,4	0,14	0,5	*	*
Sauerkraut, abgetropft, roh	1	0,05	0,32	0,13	0,14	5	2

Der Gehalt an Spurenelementen schwankt je nach Sorte und Herkunft zum Teil erheblich. * = keine Daten verfügbar + = nur in Spuren nachweisbar (0) = Gehalt zu vernachlässigen

Gehalt von Lebensmitteln an Jod, Fluor, Zink, Kupfer, Mangan, Chrom und Selen je 100 g des verzehrbaren Anteils

Lebensmittel	Jod µg	Fluor mg	Zink mg	Kupfer mg	Mangan mg	Chrom µg	Selen µg
Schnittlauch, roh	4,2	0,05	0,49	0,06	0,3	*	*
Schwarzwurzel, roh	2,5	0,02	0,22	0,3	0,41	*	*
Spargel, weiß, roh	7	0,05	0,44	0,15	0,1	*	1
Spinat, roh	11,6	0,08	0,74	0,09	0,6	8,8	0,8
Süßkartoffel (Batate), roh	2,4	0,02	0,23	0,13	0,24	*	1,8
Tomate (Paradeiser), roh	1,1	0,02	0,09	0,06	0,11	20	1
Topinambur, roh	0,1	0,01	0,06	0,15	0,06	*	*
Weiße Rübe, roh	7,5	0,01	0,07	0,06	0,07	8,1	3,1
Weißkohl (Weißkraut), roh	3	0,01	0,16	0,03	0,20	8	2,4
Wirsing, roh	2,6	0,01	0,41	0,03	0,16	*	1,2
Zucchini, roh	2,3	0,02	0,25	0,05	0,13	*	1
Zuckermais, roh	3,3	0,02	0,56	0,05	0,16	*	0,6
Zwiebel, roh	1,8	0,04	0,18	0,04	0,13	13	1,5
Pilze							
Austernpilz, roh	3	0,03	0,87	0,12	0,16	7,4	2,7
Champignon, roh	18	0,02	0,52	0,35	0,08	17	7
Pfifferling (Eierschwammerl), roh	3,3	0,05	0,65	*	0,18	4	0,6
Steinpilz, roh	3,6	0,06	1,51	0,28	0,11	5	187
Trüffel, roh	45	0,07	0,6	0,35	0,25	*	*
Hülsenfrüchte und Produkte daraus							
Alfalfasprossen (Luzerne), roh	1	0,004	0,92	0,16	0,19	*	*
Bohnen, weiße, reif, roh	0,6	0,09	2,64	0,64	1,62	20	14
Bohnensprossen, roh	1	0,01	0,5	0,4	0,5	*	*
Erbsen, reif, roh	14	0,04	3,8	0,74	1,3	4,1	3
Zuckererbsen, roh	4	0,03	0,33	0,2	0,4	0,8	0,9
Kichererbsen, reif, roh	20	0,04	3,35	0,81	2,14	5,1	9
Kidneybohnen, roh	1	0,01	3	0,68	1,2	*	*
Limabohnen, roh	4	0,03	0,5	0,2	0,4	*	1,3
Linsen, reif, roh	0,7	0,03	3,58	0,72	1,4	5,1	9,8
Mungbohnen, reif, roh	7	0,05	1,85	0,27	1,3	*	11
Sojabohnen, reif, roh	6,3	0,36	4,18	1,2	2,71	6,1	19
Sojakäse (Tofu), roh	1	0,01	0,3	0,02	0,35	*	‹10
Sojasprossen, roh	2	0,04	0,96	0,23	0,17	*	*

Lebensmittel	Jod µg	Fluor mg	Zink mg	Kupfer mg	Mangan mg	Chrom µg	Selen µg
Milch							
Kuhmilch, Trinkmilch, ‹ 1 % Fett	11,7	0,02	0,41	0,002	*	1,1	1,6
1,5 % Fett	11,7	0,02	0,43	0,01	0,002	*	*
3,5 % Fett	11,7	0,02	0,40	0,01	0,002	1,7	*
Ziegenmilch	4,1	0,02	0,24	0,01	0,01	4,6	0,7
Milchprodukte, Sauermilchprodukte							
Buttermilch	5	0,01	0,5	0,01	0,004	+	1,2
Crème fraîche, 40 % Fett	8	0,01	0,31	0,02	0,002	*	*
Joghurt, ‹ 1 % Fett	3,8	0,02	0,45	0,01	0,003	*	*
1,5 % Fett	3,6	0,02	0,36	0,01	0,002	*	*
3,5 % Fett	3,5	0,01	0,45	0,01	0,002	4	1,5
10 % Fett	7	0,01	0,34	0,01	0,01	*	*
Joghurt aus Schafsmilch	3,5	0,01	0,45	0,01	0,002	*	*
Kefir, 1,5 % Fett	7,5	0,01	0,36	0,01	0,01	*	*
Molke, süß	8	0,01	0,05	0,002	0,001	*	*
Sahne, Rahm, 30 % Fett	2,4	0,01	0,26	0,01	0,002	*	1
Saure Sahne, Sauerrahm, 10 % Fett	2,8	0,01	0,43	0,03	0,004	*	*
Frischkäse, Speisequark							
Feta	78	*	1,04	*	*	*	*
Frischkäse, ≥ 60 % Fett i. Tr.	8	0,01	0,39	0,01	0,01	*	*
≥ 70 % Fett i. Tr.	7	0,01	0,5	0,04	0,04	*	*
körnig (Hüttenkäse)	20	0,02	0,5	0,02	0,01	*	*
Mozzarella	150	*	2,71	*	*	*	*
Schichtkäse, ≥ 10 % Fett i. Tr.	10	0,02	0,50	0,02	0,01	*	*
≥ 50 % Fett i. Tr.	8	0,01	0,46	0,01	0,01	*	*
Speisequark (Topfen), 20 % F. i. Tr.	3,7	0,02	0,50	0,01	0,06	1	5
40 % Fett. i. Tr.	3,4	0,02	0,5	0,01	0,06	*	*
mager	4	0,03	0,57	0,02	0,07	*	1,9
Hartkäse, Schnittkäse, Weichkäse							
Appenzeller, ≥ 50 % Fett i. Tr.	35	0,14	4	1,25	0,03	*	*
Bel Paese, ≥ 50 % Fett i. Tr.	40	0,14	3,1	0,14	0,48	*	*
Bergkäse, ≥ 45 % Fett i. Tr.	40	0,16	5,1	0,2	0,04	*	*

Der Gehalt an Spurenelementen schwankt je nach Sorte und Herkunft zum Teil erheblich. * = keine Daten verfügbar + = nur in Spuren nachweisbar (0) = Gehalt zu vernachlässigen

Gehalt von Lebensmitteln an Jod, Fluor, Zink, Kupfer, Mangan, Chrom und Selen je 100 g des verzehrbaren Anteils

Lebensmittel	Jod µg	Fluor mg	Zink mg	Kupfer mg	Mangan mg	Chrom µg	Selen µg
Brie, ≥ 60 % Fett i. Tr.	20	0,1	2,6	0,07	0,03	*	*
Butterkäse, ≥ 60 % Fett i. Tr.	17,8	0,12	4,75	0,04	0,03	*	*
Camembert, ≥ 30 % Fett i. Tr.	3,9	0,03	3,4	0,08	0,03	*	2,6
≥ 60 % Fett i. Tr.	3	0,02	2,7	0,06	0,03	*	2,6
Chester (Cheddar), ≥ 50 % Fett i. Tr.	52	0,14	3,6	0,05	0,04	12	11
Edamer, ≥ 40 % Fett i. Tr.	5	0,07	4,9	0,05	0,04	*	4
Emmentaler, ≥ 45 % Fett i. Tr.	10,4	0,06	5,79	0,38	0,06	5	11
Gouda, ≥ 40 % Fett i. Tr.	11,8	0,12	4,25	0,04	0,04	*	12
Gruyère (Greyerzer), ≥ 45 % F. i. Tr.	10,4	0,06	5,79	0,38	0,06	8	1,6
Harzer (Korb-/Mainzer Handkäse)	10	0,02	2	0,08	0,01	*	*
Limburger, ≥ 45 % Fett i. Tr.	19	0,1	2,04	0,11	0,03	*	*
Parmesan	80,6	0,16	5,94	0,86	0,07	*	*
Provolone, ≥ 50 % Fett i. Tr.	40	0,16	3,90	0,24	0,03	*	*
Romadur, ≥ 30 % Fett i. Tr.	20	0,1	2	0,07	0,03	*	*
Roquefort	40	0,16	2,5	0,12	0,06	*	*
Tilsiter, ≥ 45 % Fett i. Tr.	30	0,12	3,69	0,07	0,05	*	*
Ziegenweichkäse, ≥ 45 % Fett i. Tr.	20	0,10	3	0,07	0,03	*	*
Seefische							
Flunder, roh	26	0,11	0,5	0,05	0,04	2	35
Heilbutt, Weißer, roh	37	0,03	0,41	0,04	0,01	1	*
Hering (Atlantikhering), roh	47,1	0,35	0,71	0,12	*	2	43
Kabeljau (Dorsch), roh	228,6	0,13	0,4	0,05	0,02	0,8	28
Katfisch (Steinbeißer), roh	44	0,01	0,59	0,01	0,06	*	*
Makrele, roh	49,8	0,03	0,52	0,11	0,03	1	39
Rotbarsch (Goldbarsch), roh	34,6	0,18	0,31	0,03	0,02	*	44
Schellfisch, roh	134,7	0,04	0,27	0,03	0,02	*	30
Scholle, roh	53,2	0,03	0,48	0,04	0,03	*	32
Seehecht, roh	13	0,04	0,29	0,02	0,02	*	36
Seezunge, roh	24,3	0,03	0,42	0,04	0,04	2	24
Thunfisch, roh	50	0,03	0,08	0,05	0,03	*	82
Krustentiere, Meerestiere							
Auster, roh	58	0,12	21,71	0,92	0,14	57	25
Garnele (Speisekrabbe), roh	90,5	0,16	2,2	1,11	0,03	26	50
Krebs (Flusskrebs), roh	6	0,12	1,31	0,44	0,06	*	*
Miesmuschel (Blau-/Pfahlm.), roh	150,4	0,48	1,83	0,18	2,33	128	56
Steckmuschel (Klaffm.), roh	120	0,12	1,62	0,43	0,5	80	*
Tintenfisch (Sepia), roh	20	0,1	0,7	0,83	0,01	*	65
Süßwasserfische							
Aal (Flussaal), roh	4	0,03	2,05	0,09	0,03	9,8	29
Barsch, roh	4	0,1	0,61	0,03	0,06	0,9	28
Felchen (Renke), roh	3,2	0,1	1,5	0,15	0,04	1	19
Forelle (Bachforelle), roh	4,6	0,03	0,51	0,15	0,02	2,1	25
Hecht, roh	4	0,08	0,79	0,03	0,03	2,6	21
Karpfen, roh	1,7	0,03	0,74	0,09	0,06	*	7-130
Schleie, roh	1,7	0,18	1,10	0,11	0,1	*	*
Zander, roh	4	0,04	0,58	0,05	0,08	1,2	23
Fischdauerwaren							
Aal, geräuchert	4,5	0,18	0,47	0,13	0,03	*	*
Brathering, Konserve, abgetropft	100	0,3	0,63	0,11	0,11	*	*
Bückling	72	0,36	0,69	0,33	*	*	*
Flunder, geräuchert	62,4	0,26	1,2	0,10	0,09	2	35
Matjeshering, gesalzen	62,4	0,37	0,98	0,49	0,04	*	*
Ölsardinen in Dosen, abgetropft	96	0,53	1,43	0,04	0,11	*	13
Schellfisch, geräuchert	250,3	0,07	0,5	0,06	0,04	*	*
Schillerlocken	73,8	0,28	0,75	0,08	0,25	*	*
Thunfisch, Dose, in Öl, abgetropft	149	0,02	0,61	0,23	0,02	*	*
Geflügel							
Ente, roh	1,2	0,04	1,84	0,24	0,05	*	*
Gans, roh	4	0,04	1,30	0,33	0,05	*	*
Huhn, Brathähnchen	10	0,03	1	0,04	0,01	3	10
Brust	0,4	0,04	1,04	0,14	0,02	*	*
Keule (Schlegel)	0,4	0,04	1,6	0,25	0,02	*	6,9
Pute (Truthahn), roh	1,5	0,04	2,6	0,07	0,02	1	5
Brust	1,5	0,04	1,8	0,13	0,03	*	*
Keule (Schlegel)	1,5	0,04	2,4	0,16	0,05	*	*

Der Gehalt an Spurenelementen schwankt je nach Sorte und Herkunft zum Teil erheblich. * = keine Daten verfügbar + = nur in Spuren nachweisbar (0) = Gehalt zu vernachlässigen

Gehalt von Lebensmitteln an Jod, Fluor, Zink, Kupfer, Mangan, Chrom und Selen je 100 g des verzehrbaren Anteils

Lebensmittel	Jod µg	Fluor mg	Zink mg	Kupfer mg	Mangan mg	Chrom µg	Selen µg
Lammfleisch							
Filet oder Schnitzel	0,7	0,02	3,35	0,13	0,02	*	*
Kotelett	0,6	0,02	3,54	0,11	0,02	*	*
Kalbfleisch							
Bug (Schulter)	2,8	0,09	4,06	0,25	0,03	*	*
Filet	0,1	0,02	2,49	0,1	0,03	*	1
Keule (Schlegel) oder Kotelett	0,1	0,02	2,45	0,11	0,03	*	*
Leber	4,3	0,02	6,16	5,5	0,28	*	22
Schnitzel	2,8	0,02	2,30	0,25	0,03	*	*
Rindfleisch							
Filet	0,1	0,1	4,41	0,08	0,02	*	11
Hochrippe (Rostbraten)	0,2	0,06	4,86	0,06	0,03	4	8
Kamm (Hals)	0,1	0,06	5,58	0,07	0,01	*	*
Keule (Schlegel)	0,1	0,06	4,29	0,09	0,02	*	*
Leber	14	0,13	4,82	3,2	0,34	4,9	21
Ochsenschwanz	0,1	0,06	3,9	0,09	0,02	*	*
Tatar (Schabefleisch)	3	0,01	4,29	0,09	0,02	*	*
Schweinefleisch							
Filet	1	0,06	2	0,05	0,08	*	*
Kamm	0,9	0,06	2,8	0,05	*	*	12
Kotelett	1	0,05	1,39	0,05	0,06	10	*
Schnitzel	1	0,06	2,6	0,31	0,04	*	14
Wild, Wildgeflügel							
Fasan	0,4	0,03	1,58	0,1	0,02	*	*
Wachtel	0,4	0,03	2,7	0,51	0,02	*	*
Wildschwein	6	0,03	2,25	0,11	0,03	*	*
Fleischwaren, Wurstwaren							
Bierschinken	29,5	0,01	2,04	0,06	0,05	*	*
Bratwurst grob, Schwein	1,9	0,05	2,11	0,06	0,1	*	10
Kalbsleberwurst grob	4,6	0,1	2,68	0,34	0,14	*	*
Leberkäse	3,7	0,03	1,7	0,14	0,06	*	*
Salami	3,4	0,03	2,84	0,14	0,26	*	6,9
Schinken, gekocht	1,5	0,08	2,32	0,08	0,09	*	*
Schinkenspeck, geräuchert	1	0,06	1,96	0,05	0,07	*	*
Speck, durchwachsen (Bacon)	1,9	0,03	0,82	0,04	0,05	*	*
Eier							
Hühnerei (Gesamtinhalt)	9,4	0,11	1,49	0,07	0,07	3	10
Hühnereigelb	11,7	0,03	3,8	0,35	0,13	6	18
Hühnereiklar	6,8	*	0,02	0,13	0,04	2	5
Fette, Öle							
Butter (Süß- und Sauerrahm-)	2,7	0,07	0,23	*	*	6	1,4
Butterschmalz	0,5	0,03	0,18	0,01	0,01	*	*
Lebertran	860	0,01	0,06	0,01	0,5	*	*
Olivenöl	0,1	*	0,05	0,01	*	*	*
Schweineschmalz	9,7	0,02	0,11	*	0,01	*	*
Nüsse, Samen							
Cashewkerne, roh	5	0,17	5,15	2,06	1,96	*	20
Edelkastanien (Maronen), roh	0,1	0,01	0,5	0,23	0,75	*	2
Erdnusskerne, roh	13	0,13	2,83	0,77	1,6	8	6
Haselnusskerne, roh	1	*	2,08	1,6	3,46	12	4,5
Kokosnuss, roh	1,2	0,01	0,79	*	1,31	*	810
Kürbiskerne, roh	2,7	0,09	6,15	0,83	2,77	*	6,5
Leinsamen, roh	2	0,07	4,17	1,2	2,26	5,8	38
Macadamianusskerne, roh	3	0,1	1,4	0,36	5,5	*	*
Mandeln, süß, roh	1,1	0,09	3,16	0,90	1,81	5,9	3,5
Mohnsamen, roh	10	0,04	5,95	1	12	12	18
Paranusskerne, roh	5	0,06	3,87	1,78	1,28	100	103
Pekannusskerne, roh	5	0,14	5,3	1,1	3,5	*	3
Pistazienkerne, roh	5	0,12	3,34	1,18	0,46	*	6,4
Sesamsamen, roh	10	0,06	7,78	1,46	1,47	*	*
Sonnenblumenkerne, roh	4	0,06	5,76	1,89	2,38	*	*
Walnusskerne, roh	3	*	2,64	1,34	2,74	*	5,5

Der Gehalt an Spurenelementen schwankt je nach Sorte und Herkunft zum Teil erheblich. * = keine Daten verfügbar + = nur in Spuren nachweisbar (0) = Gehalt zu vernachlässigen

Carotinoidgehalt von Lebensmitteln

in µg je 100 g des verzehrbaren Anteils

Lebensmittel	Beta-Carotin	Alpha-Carotin	Lutein	Zeaxanthin	Canthaxanthin	total
Bleichsellerie (Staudensellerie)	710		3600[a]			
Blumenkohl (Karfiol)	7		18			40
Brokkoli	300		1210			1560
Buschbohnen	280	70	630			
Chicorée	3430					
Chinakohl	140					
Dill	4500		6700[a]			
Eisbergsalat	440		690			
Endivie	1090		2080			3600
Erbsen	360		1633			
Feldsalat (Rapunzel)	3980		9650			
Grünkohl (Braunkohl)	8680		18630			
Kartoffel (Erdapfel)	5		100	16		450
Kohlrabi	10	3	11	3		70
Kopfsalat	1450	40	2270			8480
Kürbis	3100	3800	1500[a]			
Möhre (Karotte)	8480	3370	290			
Paprikaschote, grün	120	10	410			700
Paprikaschote, rot	3500	510		2200	130	30370
Petersilienblätter	5940	170	13780	340		25470
Porree (Lauch)	69		161			
Radieschen	9		12[a]			
Rhabarber	30		130			
Rosenkohl	540	50	2160			6150
Rotkohl (Blaukraut)	50		150			430
Spargel	1		28			60
Spinat	3250	90	8540	350		17310
Tomate (Paradeiser)	610	150	210		11440	12690
Tomatensaft (in Dosen)	900				8580	
Weißkohl (Weißkraut)	25		80	4		250
Wirsing	4700		21900[a]			
Zucchini	220		1330			
Zuckermais	48	55	522			
Zwiebel	2		18			20

Carotinoidgehalt in Hühnereiern in µg je 100 g

Lebensmittel	Beta-Carotin	Alpha-Carotin	Lutein	Zeaxanthin	Canthaxanthin	total
Eier aus Bodenhaltung	2	2	270	68	57	423*
Eier aus Käfighaltung	2	–	374	259	68	703*
Freilandeier (Sommer/Winter)	5	2	586	414	92	1115*

Lebensmittel	Beta-Carotin	Alpha-Carotin	Lutein	Zeaxanthin	Canthaxanthin	total
Apfel	35		84	13		
Apfelsine (Orange)	11	6	20	8		400
Aprikose (Marille)	800	27	70	18	5	1130
Avocado	35	10	275			590
Banane	30	35	26	4		60
Birne	7		60			80
Blut-Grapefruit	1310				3362	
Brombeeren	120	20	650			900
Clementine	300	5	60			1020
Erdbeeren	8	1	40			50
Grapefruit (Pampelmuse)	590	1	20	9	2770	3500
Heidelbeeren (Blaubeeren)	10		140			
Himbeeren	11	25	210	11		330
Johannisbeeren, rot	10	3	70	2		100
Johannisbeeren, schwarz	17		180			230
Kirschen, sauer (Weichseln)	400	60	50	20		1000
süß	25	6	60	12		330
Kiwi	43		180[a]			
Mandarine	274	12	50	142		
Mango	1230					
Mirabellen	250		200			
Nektarine	370	140	980	80		2400
Oliven, grüne	280					
Papaya	380	50	8	9	2070	3440
Pfirsich	90		55	51		770
Pflaume	80		160			430
Satsuma	23		44	41		
Stachelbeeren	70	5	260			400
Wassermelone	230		14[a]			
Weintrauben	4	0,3	10	3		30
Zitrone	3	3	9	1		40
Zwetschgen	105	12	110			480

Carotinoidgehalt einiger Fischarten

Lebensmittel	Asthaxanthin	Canthaxanthin
Forelle, Filet, (roh)	72	7
Lachs (Stremel-, Zucht- oder Wildlachs), geräuchert	360	115
Lachs, Filet oder Steak, Zuchtlachs, (roh)	438	0
Lachsforelle, Filet, (roh)	277	167

– = wurde nicht untersucht leere Felder = nicht nachgewiesen * Cryptoxanthin enthalten (12 µg je 100 g) a = Lutein + Zeaxanthin

GEHALT AN BIOAKTIVEN PFLANZENSTOFFEN

Flavonoidgehalt von Obst- und Gemüsesorten
in mg je 100 g Frischgewicht, bei Fruchtsäften in mg je 100 ml (Flavonolgehalte)

Lebensmittel	Quercetin	Kämpferol	Myricetin
Obst und Obstprodukte			
Apfel	3,6		
Apfelsaft	0,3		‹0,05
Apfelsinensaft (Orange)	0,3		‹0,05
Aprikose (Marille)	2,5		
Birne	0,6		
Erdbeeren	0,9	1,2	
Grapefruitsaft	0,5		‹0,05
Johannisbeeren, rot	1,3		
Kirschen,			
sauer (Weichseln)	3,2		
süß	1,5		
Pflaume	0,9		
Traubensaft	0,4		0,6
Weintrauben	≤1,5		0,5
Zitronensaft	0,7		‹0,05
Gemüse und Salat			
Bohnen, grüne (Fisolen)	≤4	1,2	
Brokkoli	≤3	7,2	
Endivie		≤4,6	
Grünkohl (Braunkohl)	11	21,1	
Knoblauch	0,4	0,6 (grüne Teile)	
	2,8 (weiße Teile)		
Kopfsalat	1,4		
Porree (Lauch)		≤3,0	
Radieschen		≤0,6	
Rosenkohl		0,7	
Rotkohl (Blaukraut)	0,5		
Tomate (Paradeiser)	0,8		
Zwiebel	≤35		

Weitere sekundäre Pflanzenstoffe
in mg je 100 g

Protease-Inhibitoren	
Bohnen , weiß	≤360
Getreidekörner	200–300
Kartoffel (Erdapfel)	100–200
Sojabohnen	≤2000
Phytoöstrogene (Lignane)	
Gemüse	0,14
Leinsamen	≤80
Maismehl	0,04
Roggenmehl	0,6
Sulfide (Alliin)	
Knoblauch	≤400
Phytinsäure	
Amaranth, Quinoa	800–1500**
Vollkorngetreide, Dinkel, Grünkern, Buchweizen, Reis, Graupen	≤200**
Weizenkeimflocken	1500–1800**

Ubichinongehalt von Gemüsesorten in mg je 100 g Frischgewicht

Lebensmittel	Coenzym Q_9	Coenzym Q_{10}
Aubergine (Eierfrucht)		0,21
Blumenkohl (Karfiol)		0,14
Brokkoli	0,03	0,86
Chinakohl		0,21
Gurke	0,13	
Kopfsalat	0,14	0,22
Kürbis	0,22	
Möhre (Karotte)		1,02
Paprikaschote	0,02	0,33
Spinat		0,36
Süßkartoffel (Batate)		0,1
Weißkohl (Weißkraut)		0,16
Zwiebel		0,1

freie Felder = nicht nachgewiesen ** = in 100 g Trockensubstanz

Nitratgehalt von Lebensmitteln

(Durchschnittswerte, angegeben in mg Nitrat je 100 g Ware. Die vom Bundesamt für Verbraucherschutz und Lebensmittelsicherheit empfohlenen Richtwerte sollten nicht überschritten werden.)

Lebensmittel	Durchschnittswert	Minimalwert	Maximalwert	Richtwert
Milch und Milchprodukte				
Buttermilch	0,28			
Joghurt, 3,5 % Fett	0,24			
Kuhmilch	0,08			
Sahne, Rahm, 30 % Fett	0,19			
Saure Sahne, Sauerrahm, extra	0,17			
Käse				
Camembert, alle Fettstufen	0,20			
Edamer, alle Fettstufen	0,1–3,3			
Gouda, 45 % Fett i. Tr.	0,4–4,0			
Romadur, alle Fettstufen	0,15			
Speisequark (Topfen), mager	0,14			
Tilsiter, 30 % und 45 % Fett i. Tr.	0,7			
Gemüse und Gemüseprodukte				
Aubergine (Eierfrucht)	20			
Bleichsellerie (Staudensellerie)	223			
Blumenkohl, biolog. Anbau (Feldanbau)	35 (42)	1 (4)	94 (103)	
Bohnen, grüne (Fisolen)	25			
Brokkoli	71			
Chicorée	15			
Chinakohl, biolog. Anbau (Feldanbau)	76 (112)	18 (20)	218 (261)	
Endivie, biolog. Anbau (Feldanbau)	49 (106)	7 (7)	112 (259)	
Erbsen, Schote und Samen	3			
Feldsalat, biolog. Anbau (Feldanbau)	71 (117)	1 (18)	195 (298)	} 250
aus Glashausanbau	320	225	433	}
Fenchel, Knolle	127			
Gartenkresse, biolog. Anbau (Feldanbau)	70 (155)	39 (63)	100 (243)	
aus Glashausanbau	334	234	463	
Grünkohl, biolog. Anbau (Feldanbau)	96 (106)	1 (1)	174 (364)	
Gurke	19			
Kartoffel (Erdapfel)	13			
Kohlrabi, biolog. Anbau (Feldanbau)	112 (133)	39 (36)	233 (295)	
aus Glashausanbau	250	90	438	
Kopfsalat, biolog. Anbau (Feldanbau)	119 (159)	6 (23)	231 (329)	} *
aus Glashausanbau	368	157	661	}
Kürbis	68			
Mangold	487			

Lebensmittel	Durchschnittswert	Minimalwert	Maximalwert	Richtwert
Möhre (Karotte), biolog. Anbau	20	2	52	
aus Feldanbau	50	9	110	
Saft (0,04 mg Nitrit)	23			
Paprikaschote (grün, gelb)	12			
Petersilienblätter, biolog. Anbau	11	6	15	
aus Feldanbau	84	10	260	
aus Glashausanbau	340	217	564	
Petersilienwurzel, biolog. Anbau	40	1	96	
aus Feldanbau	120	1	496	
Porree (Lauch)	51			
Portulak	615			
Radieschen, biolog. Anbau (Feldanbau)	131 (153)	27 (8)	337 (383)	} 300
aus Glashausanbau	286	108	453	}
Rettich, biolog. Anbau (Feldanbau)	123 (168)	42 (30)	322 (377)	}
aus Glashausanbau	358	292	496	}
Rhabarber	215			
Rosenkohl	12			
Rote Bete, biolog. Anbau (Feldanbau)	158 (195)	10 (18)	430 (536)	} 300
Saft (0,64 mg Nitrit)	23			}
Rotkohl (Blaukraut)	28			
Schwarzwurzel	31			
Sellerie, Knolle, biolog. Anbau	36	3	108	
aus Feldanbau	98	7	364	
Spargel	66			
Spinat, biolog. Anbau (Feldanbau)	97 (84)	2 (2)	273 (272)	250
Tomate (Paradeiser)	5			
Weißkohl, biolog. Anbau (Feldanbau)	74 (107)	11 (1)	211 (323)	
Wirsing	48			
Zwiebel	20			
Obst und Obstprodukte				
Apfel	3,0			

Für Eier, Fette und Öle, Fisch und andere See- und Meerestiere, Fleisch und Geflügel, Getreide und Getreideprodukte, Hülsenfrüchte, Samen, Nüsse, Süßwaren und Getränke liegen keine Daten vor.

Der Nitratgehalt gilt als sehr hoch, wenn er über 250 mg je 100 g liegt; als hoch, wenn er bei 100–250 mg je 100 g liegt; als mittel, wenn er bei 50–100 mg je 100 g liegt; als niedrig, wenn er unter 50 mg je 100 g liegt.

* = Mai – Oktober: 250, November – April: 350

Richtige Ernährung bei Krankheiten und Unverträglichkeiten

Viele Krankheiten und Beschwerden sind ernährungsbedingt, und die Einhaltung einer bestimmten Diät kann ihren Verlauf günstig beeinflussen. Dabei ist es gleichgültig, ob die Krankheit oder Intoleranz durch eine Fehlernährung bedingt oder angeboren ist. Mit speziellen Diäten können Sie Krankheiten besser in den Griff bekommen und Unverträglichkeiten aus dem Weg gehen.

Wenn der Stoffwechsel entgleist

Unsere Nahrung enthält von Natur aus einige Bestandteile, die für Gesunde kein Problem darstellen, aber bei Menschen mit entsprechender Veranlagung (Disposition) zu mehr oder minder massiven Beeinträchtigungen des Wohlbefindens oder zu Erkrankungen führen können.
Manche Menschen haben eine angeborene Neigung zu Herz-Kreislauf-Krankheiten oder zu bestimmten Stoffwechselerkrankungen wie Diabetes. Andere erwerben eine solche »Stoffwechselschwäche« im Laufe ihres Lebens – zum Beispiel weil bestimmte Drüsen nicht mehr richtig arbeiten oder weil der Organismus bestimmte Enzyme nicht mehr in ausreichender Menge bildet.
Stoffwechselerkrankungen sind sehr vielgestaltig. Der Begriff umfasst alle Krankheiten, die durch Störungen des Stoffwechselgeschehens gekennzeichnet sind, egal welche Faktoren die Stoffwechselschwäche ausgelöst haben. Zu den klassischen Stoffwechselkrankheiten zählen etwa Diabetes (Störung des Zucker- bzw. Kohlenhydratstoffwechsels), Fettstoffwechselstörungen (Fett- und/oder Cholesterinstoffwechsel), Bluthochdruck, sofern durch die Ernährung mit ausgelöst, oder Gicht.
Im Folgenden werden einige Nahrungsinhaltsstoffe näher behandelt, die im Zusammenhang mit den häufigsten Stoffwechselerkrankungen eine entscheidende Rolle spielen.

Kohlenhydratzufuhr und Diabetes

Bei Diabetes (wissenschaftlich: Diabetes mellitus) ist die Fähigkeit des Körpers gestört, Kohlenhydrate und insbesondere Zucker zu verstoffwechseln. Als Folge davon weist das Blut eine erhöhte Zuckerkonzentration auf, die zu bestimmten typischen Folgeschäden und -krankheiten führen kann. Diabetiker müssen daher die Aufnahme von Kohlenhydraten und vor allem von Zucker (Haushaltszucker = Saccharose; Traubenzucker = Glukose) auf mehrere Mahlzeiten verteilen. Die Zuckeraufnahme ist vor allem deshalb ein Problem für Diabetiker, weil Saccharose und Glukose besonders schnell ins Blut übergehen und einen starken und raschen Blutzuckeranstieg bewirken. Im Rahmen der Diabetesernährung macht der Arzt genaue Vorgaben für die Kohlenhydrat- und Zuckeraufnahme.

Die Kohlenhydrat-Einheiten (KE)
Für Diabetiker ist es wichtig, die empfohlene Menge an Kohlenhydraten in kleinen Portionen und verteilt auf mehrere Mahlzeiten pro Tag aufzunehmen. Für die Berechnung und gleichmäßige Verteilung der Kohlenhydrate haben sich »Kohlenhydrat-Austauschtabellen« als hilfreich erwiesen. In der Tabelle ab Seite 100 sind zahlreiche kohlenhydrathaltige Lebensmittel zusammengestellt, deren Kohlenhydratgehalt ist in sogenannten Kohlenhydrateinheiten (KE) angegeben ist. Dabei entspricht 1 KE 10 g bis 12 g verfügbaren Kohlenhydraten. Die Tabelle ermöglicht einen schnellen Abgleich mit der KE-Menge, die der Arzt oder eine autorisierte Ernährungsfachkraft im Rahmen eines persönlichen Diätplans empfohlen hat.

Cholesterin und Fettstoffwechselstörungen

Cholesterin ist eine fettähnliche Substanz, die in vielen Lebensmitteln tierischer Herkunft vorkommt. In pflanzlichen Fetten und Ölen sind nur derart geringe Mengen davon enthalten, dass sie praktisch vernachlässigt werden können.
Cholesterin bildet der Organismus im Rahmen des Fettstoffwechsels auch selbst, denn es hat im Körper große Bedeutung als Ausgangssubstanz beispielsweise für Gallensäuren, Vitamin D und für eine Reihe von Hormonen der Keimdrüsen und der Nebennierenrinde; außerdem als Bestandteil der Zellmembranen. Eine unerwünschte Rolle spielt es nur dann, wenn es in Blut und Gefäßwänden in zu hoher Konzentration vorkommt – vor allem bei Menschen mit einer Fettstoffwechselstörung (Hyperlipoproteinämie, Hypercholesterinämie).

Die Fettzufuhr einschränken

Ältere Menschen und solche mit Neigung zu Herz- und Gefäßerkrankungen sollten von cholesterinreichen Lebensmitteln wie Eiern oder Innereien nur wenig konsumieren. Auch der Konsum fettreicher Produkte und solcher mit einem hohen Gehalt an gesättigten Fettsäuren ist zu reduzieren. Transfettsäuren sind möglichst zu meiden, weil diese die körpereigene Cholesterinbildung anregen. Das ist besonders wichtig, da die körpereigene Cholesterinproduktion ein Mehrfaches der Zufuhr durch cholesterinhaltige Nahrung ausmachen kann.
Um die Cholesterinbildung des Organismus zu bremsen, sollte man die Zufuhr von Fett allgemein und besonders von Fetten mit einem hohen Gehalt an gesättigten Fettsäuren reduzieren sowie die gesamte Energiezufuhr (Kalorienzufuhr) verringern. Für von Herz-Kreislauf-Krankheiten Gefährdete sind die Beschränkung der Energiezufuhr und der Abbau von Übergewicht ebenso wichtig wie der Verzicht auf cholesterinreiche Speisen. Die Zufuhr an Ballaststoffen, einfach- und mehrfach ungesättigten Fettsäuren, Vitaminen und Mineralstoffen sowie den essenziellen Aminosäuren sollte unverändert bleiben.

Purinzufuhr, Harnsäure, Gicht

Die Harnsäure ist kein Inhaltsstoff der Nahrung; für die Ernährung bei Stoffwechselerkrankungen ist sie dennoch von Bedeutung. Harnsäure wird erst im Stoffwechsel aus bestimmten Nahrungsbestandteilen, den sogenannten Purinen, gebildet. Sie spielt vor allem als Ursache der Gicht eine Rolle, einer Stoffwechselkrankheit, die sich in äußerst schmerzhaften Gelenkveränderungen sowie in Nierenschäden äußert.
Das Hauptsymptom der Gicht ist die zu hohe Harnsäurekonzentration im Blut, medizinisch Hyperurikämie genannt. Diese kann auch zur Bildung von Harnsäuresteinen führen. 20 bis 40 % der Gichtpatienten weisen Harnsäuresteine auf.
Wer zu Gicht neigt, hat einen gestörten »Purinstoffwechsel« und sollte daher jene Speisen meiden, die zu vermehrter Harnsäurebildung im Körper führen, also purinreiche Lebensmittel.
Purinhaltig sind vor allem Innereien wie Leber, Niere und andere Organe. Aus purinhaltigen pflanzlichen Lebensmitteln wird im Vergleich weniger Harnsäure gebildet. Die Menge der nach Verzehr gebildeten Harnsäure für zahlreiche Lebensmittel zeigt die Tabelle ab Seite 113.
Eine purinarme Ernährung wird auch empfohlen für Menschen mit Nierensteinen, sofern es sich dabei um Harnsäuresteine handelt.

Nierensteine aus Oxalsäure

Andere Arten von Nierensteinen bestehen vorwiegend aus Salzen der Oxalsäure. Das bedeutet, dass oxalsäurereiche Lebensmittel bei entsprechender Veranlagung die Bildung von Oxalsäuresteinen verursachen können. Eine Folge davon kann eine gestörte Nierenfunktion sein. Die Betroffenen sollten möglichst wenig oxalsäurehaltige Nahrungsmittel wie Spinat konsumieren (siehe Tabelle).

Oxalsäuregehalt von Lebensmitteln
in mg pro 100 g des verzehrbaren Anteils

Teeblätter, schwarz	910
Rhabarber	460
Spinat	442
Kakaopulver	396
Rote Bete (Rote Rübe)	181
Schokolade (Kakaoanteil 40 %)	88
Milchschokolade (Kakaoanteil 30 %)	56
Bohnen, grüne (Fisolen)	44
Nuss-Nougat-Creme (Kakaoanteil 2,8–5,6 %)	36
Vollkornbrot	21
Stachelbeeren	19
Erdbeeren	16
Himbeeren	16
Brombeeren	12
Pflaume	12
Aubergine (Eierfrucht)	10
Johannisbeeren, rot	10
Schweineschinken, gekocht	10
Grünkohl (Braunkohl)	8
Rotkohl (Blaukraut)	8
Tomate (Paradeiser)	8
Weintrauben	8
Aprikose (Marille)	7
Kirschen, süß	7
Sellerie	7
Apfelsine (Orange)	6
Birne	6
Blumenkohl (Karfiol)	6
Möhre (Karotte)	6
Rosenkohl	6
Kirschen, sauer (Weichseln)	5
Wirsing	5
Kohlrabi	3
Lamm, gebraten	2
Rind, gebraten	2
Rotwein	2
Sardinen, in Dosen	2
Schokolade, weiße	2
Schweinefleisch, gebraten	2
Huhn, gebraten	1

Allergische Reaktionen gegen Nickel und Salicylsäure

Nickel zählt zu den Spurenelementen. Da einige Menschen auf Kontakt mit Nickel oder nach der Aufnahme löslicher Nickelverbindungen mit der Nahrung allergisch reagieren, informieren wir in der Tabelle auf Seite 96 über den Nickelgehalt einiger Lebensmittel.
Bei bestimmten Allergien, die sich durch Hautrötungen und andere Hautveränderungen äußern, kann mit der Nahrung zugeführte Salicylsäure das Krankheitsbild verstärken. Besonders reich an Salicylsäure sind manche Heilpflanzen, Gewürze und einige Lebensmittel (Tabelle Seite 97).

Nickelgehalt von Lebensmitteln

in µg Nickel pro 100 g des verzehrbaren Anteils

Getreide und Getreideprodukte	
Buchweizen, Korn	190
Eierteigwaren (Nudeln)	19
Gerste, Korn (entspelzt)	28
Hafer, Korn (entspelzt)	210
Flocken	172
Mais, Korn	47
Reis, poliert	10
unpoliert	37
Roggen, Korn	20–270
Brot	19
Weizen, Korn	13
Mehl, Type 405	4
Mehl, Type 1050	9
Mischbrot	9
Vollkornbrot	17

Obst	
Ananas	16
Apfel	3
Saft	5–55
Apfelsine (Orange)	4
Saft, frisch gepresst	1
Aprikose (Marille)	17
Banane	10
Birne	12
Ebereschenfrüchte	10
Erdbeeren	6
Grapefruit (Pampelmuse)	10
Hagebutten	40
Heidelbeeren (Blaubeeren)	10
Johannisbeeren, rot	5
schwarz	16
Kirschen, süß	5
Mandarine	3
Pfirsich	22
Pflaume	13
Preiselbeeren (Kronsbeeren)	5
Wassermelone	14
Weintrauben	5
Saft	4
Zitrone	20

Gemüse und Hülsenfrüchte	
Aubergine (Eierfrucht)	11
Blumenkohl (Karfiol)	15
Bohnen, grüne (Fisolen)	10
in Dosen	25
weiß	183
Brokkoli	18
Chicorée	20
Erbsen, grüne, in Dosen	16
Samen, getrocknet	93
Grünkohl (Braunkohl)	16
Gurke	4
Kartoffel (Erdapfel)	6
Knoblauch	10
Kopfsalat	6
Linsen, getrocknet	310
Meerrettich (Kren)	30
Möhre (Karotte)	6
Pastinake	20
Petersilienblätter	55
Porree (Lauch)	10
Radieschen; Rettich	8
Rhabarber	10
Rosenkohl	16
Rote Bete (Rote Rübe)	10
Rotkohl (Blaukraut)	8
Sauerkraut, abgetropft	5
Sellerie, Knolle	7
Sojabohnen	480
Sojamehl, vollfett	410
Spinat	26
Tomate (Paradeiser)	6
Saft	6
Weiße Rübe	1
Weißkohl (Weißkraut)	10
Wirsing	5
Zwiebel	7

Pilze	
Champignon	7
Pfifferling (Eierschwammerl)	10
Steinpilz	10

Milch, Milchprodukte und Käse	
Butter	10
Chester (Cheddar), 50 % Fett i. Tr.	1
Edamer, alle Fettstufen	89
Emmentaler, 45 % Fett i. Tr.	20
Gouda, 45 % Fett i. Tr.	89
Joghurt, 3,5 % Fett	1
Kondensmagermilch	15
Kuhmilch, Magermilch	1
Rohmilch	3
Trinkmilch, 3,5 % Fett	1
Molke, süß	4
Molkenpulver	80
Muttermilch	3
Schafsmilch	6
Speisequark, 20 % Fett i. Tr.	1
40 % Fett i. Tr.	5–26

Fisch	
Aal (Flussaal)	9
Auster	8
Bückling	170
Flunder	3
Felchen (Renke)	2
Forelle	2
Garnele (Speisekrabbe)	23
Hecht	13
Hering	7
Hummer	66
Kabeljau (Dorsch)	4
Karpfen	24
Lachs (Salm)	2
Miesmuschel	30–120
Pilgermuschel	340
Sardine	21
Schleie	75
Seezunge	3
Steckmuschel (Klaffmuschel)	60–150
Zander	10

Fleisch und Innereien	
Brathuhn	4
Hammel, Filet	2
Herz	2
Leber	26
Rind, Leber	≤ 480
Niere	46
Schwein, Kotelett	2
Leber	≤ 27

Ei (bezogen auf 1 Ei)	
Hühnerei (Gesamtinhalt), ca. 50 g	5

Getränke	
Rotwein, leichte Qualität	6
Rotwein, schwere Qualität	5
Vollbier, hell	1–200
Weißwein, mittlere Qualität	6

Verschiedenes	
Cashewkerne	500
Erdnuss	200
Haselnusskerne	120
Honig	2
Kaffee, geröstet	77
Extraktpulver	96
Kakaopulver, schwach entölt	940
Mandeln, süß	130
Pekannuss	1500
Pistazienkerne	80
Schokolade, milchfrei	360
Milchschokolade	150
Tee, schwarz	650
Walnusskerne	130

Salicylsäuregehalt von Lebensmitteln, Gewürzen und Gewürzkräutern

in mg Salicylsäure pro 100 g des verzehrbaren Anteils (nach Swain; Souci, Fachmann, Kraut)

Getreide	
Buchweizen, Gerste, Korn	(0)
Hafer, Mehl	(0)
Hirse, Korn	(0)
Mais, Mehl	0,43
Reis, ungeschält/geschält	(0)
Roggenflocken	(0)
Weizen, Korn	(0)
Obst	
Ananas, roh	2,1
in Dosen	1,36
Saft	0,16
Apfel	
Golden Delicious	0,08
Granny Smith	0,59
Jonathan	0,38
Red Delicious	0,19
Saft	0,19
Apfelsine (Orange), roh	2,39
Saft	0,18
Aprikose (Marille), roh	2,58
in Dosen	1,42
Nektar	0,14
Avocado, roh	0,6
Banane, roh	(0)
Birne, mit Schale	0,29
Brombeeren, in Dosen	1,86
Datteln, roh	3,73
getrocknet	4,5
Erdbeeren, roh	1,36
Feigen, roh	0,18
getrocknet	0,64
Grapefruit (Pampelmuse), roh	0,68
Saft	0,42
Heidelbeeren, in Dosen	2,76
Himbeeren, roh	5,14
gefroren	3,88
Johannisbeeren, rot, gefroren	5,06
schwarz, tiefgefroren	3,06
Kaki, roh	0,18
Kirschen, süß, roh	0,85
Kiwi, roh	0,32

Mandarine, roh	0,56
Mango, roh	0,11
Maulbeeren, roh	0,76
Nektarine, roh	0,49
Papaya, roh	0,08
Passionsfrucht, roh	0,14
Pfirsich, roh	0,58
in Dosen	0,68
Nektar	0,1
Pflaume, roh	0,14
Rosinen, i. D.	6,74
Wassermelone, roh	0,48
Weintrauben, roh	1,41
Zitrone, roh	0,18
Gemüse, Pilze und Hülsenfrüchte	
Alfalfasprossen (Luzerne), roh	0,7
Aubergine (Eierfrucht), roh, mit Haut	0,88
ohne Haut	0,3
Blumenkohl (Karfiol), roh	0,16
Bohnen, grüne (Fisolen), roh	0,11
Brokkoli, roh	0,65
Champignons, roh	0,24
Chicorée, roh	1,02
Endivie, roh	1,9
Erbsen, grüne, roh	0,04
Grünkohl (Braunkohl), roh	(0)
Gurke, roh, geschält	0,78
Salz-Dill-Gurke	6,14
Kartoffel, roh, mit Schale	0,12
ohne Schale	(0)
Kohlrübe (Steckrübe), roh	0,16
Kopfsalat, roh	(0)
Kürbis, roh	0,12
Linsen[a]	(0)
Möhre (Karotte), roh	0,23
Paprikaschote, grün, roh	1,2
Porree (Lauch), roh	0,08
Radieschen, roh	1,24
Rhabarber, roh	0,13
Rosenkohl, roh	0,07

Rote Bete (Rote Rübe), roh	0,18
Rotkohl (Blaukraut), roh	0,08
Spargel, roh	0,14
Spinat, roh	0,58
Tomate (Paradeiser), roh	0,13
Zucchini, roh	1,04
Zuckermais, roh	0,13
Zwiebel, roh	0,16
Gewürze, Gewürzkräuter[a]	
Anis, gemahlen	22,8
Basilikum, gemahlen	3,4
Cayennepfeffer	17,7
Chili, gemahlen	1,3
Currypulver	218
Dill, gemahlen	94,4
frisch	6,9
Fenchelsamen, gemahlen	0,8
Ingwer, roh	4,5
Knoblauch, roh	0,1
Kümmel, gemahlen	2,82
Lorbeerblatt	2,52
Minze, roh	9,4
Muskat, gemahlen	32,2
Nelken, ganz	5,74
Paprikapulver, scharf	203
mild	5,7
Petersilienblätter, roh	0,08
Pfeffer, schwarz, gemahlen	6,2
weiß, gemahlen	1,1
Rosmarin, gemahlen	68
Salbei	21,7
Schnittlauch	0,03
Thymian	183
Zimt, gemahlen	15,2
Milch, Milchprodukte, Eier	
Blauschimmelkäse	0,05
Camembert	0,01
Hühnerei	(0)
Hüttenkäse	(0)
Mozzarella	0,02
Vollmilch, Vollmilchjoghurt	(0)

Fischdauerwaren	
Lachs (Salm) in Dosen	(0)
Thunfisch in Dosen	(0)
Fleisch, Geflügel, Innereien	
Hähnchenfleisch	(0)
Lamm-, Rind-, Schweinefleisch	(0)
Leber	0,05
Niere	(0)
Samen und Nüsse	
Cashewkerne	0,07
Erdnuss, ungeschält	1,12
Haselnusskerne	0,14
Kokosnuss[a]	0,26
Mandeln, süß	3,0
Mohnsamen	(0)
Paranusskerne	0,46
Pinienkerne	0,51
Pistazienkerne	0,55
Sesamsamen	0,23
Sonnenblumenkerne	0,12
Walnusskerne	0,3
Alkoholfreie Getränke	
Colagetränke	0,25
Früchtetee (Beutel)	0,36
Kaffee[b], Instantpulver	0,38
Kräutertee[c]	
Kamillentee (Beutel)	0,06
Pfefferminztee (Beutel)	1,1
Tee, schwarz[c]	3,68
Alkoholische Getränke	
Apfelwein	0,17
Portwein	<4,20
Sherry	0,50
Wein, Weißwein (Riesling)	0,81
Roséwein	0,37
Wermut	0,46

a = getrocknet, soweit nicht anders angegeben b = mg Salicylsäure pro 100 ml aus 2 g Pulver pro 100 ml Wasser c = mg Salicylsäure pro 100 ml Auszug mit 4 g getrockneten Blättern

Grundlagen der Diätetik

Dieses Kapitel informiert Sie über die Grundlagen der wichtigsten Ernährungsformen und Diäten, die der Vorbeugung, Besserung und/oder Heilung von ernährungsbedingten Krankheiten dienen.
Die konkreten Empfehlungen wurden auf der Basis des »Rationalisierungsschemas für die Ernährung und Diätetik in Klinik und Praxis« der Deutschen Gesellschaft für Ernährungsmedizin (DGEM) und anderer wissenschaftlicher Institutionen ausgearbeitet. Trotzdem sollte jeder Betroffene eine Umstellung seiner Ernährung gegebenenfalls mit seinem behandelnden Arzt besprechen.

Die Basis jeder Diätform ist die »vollwertige Ernährung«, der folgende Definition zugrunde liegt: Vollwertige Ernährung ist eine Kost, die
- den Bedarf an den essenziellen Nährstoffen und Wasser deckt (siehe Seite 77 bis 79),
- den Energiebedarf berücksichtigt,
- Erkenntnisse der Ernährungsmedizin zur Vorbeugung gegen bestimmte Krankheiten einbezieht,
- in ihrer Zusammensetzung den üblichen Ernährungsgewohnheiten angepasst ist, soweit die ersten drei Punkte nicht berührt werden,
- pro Woche maximal zwei bis drei Fleisch- oder Wurstmahlzeiten und eine bis zwei Seefischmahlzeiten enthält, wobei vegetarische Kost zu bevorzugen ist und fünf Portionen Obst und Gemüse am Tag empfohlen werden (siehe ab Seite 66).

1. Leichte Vollkost

Basisdiät bei Erkrankungen des Verdauungstrakts

Klinische Grundlage
Die leichte Vollkost wird verordnet bei zahlreichen Erkrankungen von Magen, Darm, Leber und Galle sowie auch bei unspezifischen Unverträglichkeiten des Verdauungstrakts.
Diese Ernährungsweise hat keine Wirkung auf den Krankheitsverlauf, beugt aber Beschwerden wie Druck, Völlegefühl, Schmerzen, Übelkeit, Blähungen und Neigung zu Durchfall vor.

Prinzip der Ernährung
Die leichte Vollkost stellt eine vollwertige Ernährung dar. Lebensmittel und Speisen, die erfahrungsgemäß Unverträglichkeiten auslösen, werden jedoch gemieden. Die wichtigsten Vertreter dieser Produktgruppe sind in der Tabelle unten aufgelistet. Darüber hinaus gilt: Jeder muss selbst ausprobieren, was er verträgt!

1. Energiezufuhr
Die Kalorienaufnahme soll dem Bedarf angepasst sein (siehe Tabelle auf Seite 77).

2. Zusammensetzung der Kost
Empfohlen werden folgende **Anteile der Nährstoffarten** an der Gesamtenergiezufuhr:

Eiweiß	10–15 Prozent der Kalorien
Fett	30–35 Prozent der Kalorien
Kohlenhydrate	50–55 Prozent der Kalorien

Beispiele für die wünschenswerte **Nährstoffzufuhr** bei unterschiedlichem Energiegehalt:

Energie	1800 kcal	2000 kcal	2200 kcal
Eiweiß	45–65 g	50–75 g	55–85 g
Gesamtfett	60–70 g	65–75 g	75–85 g
Kohlenhydrate	225–250 g	250–275 g	275–300 g

3. Lebensmittelauswahl

In der leichten Vollkost werden gemieden:
- (sehr) fette Speisen,
- grobe und frische Brotsorten,
- blähende Gemüsearten, scharfe Gewürze,
- stark zucker- und salzhaltige Speisen,
- eisgekühlte Speisen und Getränke,
- kohlensäurehaltige Getränke,
- Alkohol.

Lebensmittel, Speisen und Getränke, die erfahrungsgemäß Unverträglichkeiten auslösen
Angabe in Prozent der von Intoleranzen Betroffenen; zu Frucht- und Milchzucker siehe Seite 118 bzw. 119

Hülsenfrüchte	30,1	Mayonnaise	11,8
Gurkensalat	28,6	Kartoffelsalat	11,4
frittierte Speisen	22,4	Geräuchertes	10,7
Weißkohl (Weißkraut)	20,2	Eisbein	9,0
CO_2-haltige Getränke	18,1	zu stark gewürzte Speisen	7,7
Grünkohl (Braunkohl)	18,1	Süßigkeiten	7,6
fette Speisen	17,2	Süßspeisen, zu heiße und zu kalte	7,6
Paprikagemüse	16,8	Weißwein	7,6
Backwaren, süße und fette	15,8	rohes Stein- und Kernobst	7,3
Rotkohl (Blaukraut)	15,8	Nüsse	7,1
Sauerkraut	15,8	Paniertes, gebraten	6,8
Zwiebel	15,8	Sahne, Rahm	6,8
Wirsing	15,6	Pilze	6,1
Pommes frites	15,3	Rotwein	6,1
hart gekochte Eier	14,7	Porree (Lauch)	5,9
frisches Brot	13,6	Spirituosen	5,8
Bohnenkaffee	12,5	Birne	5,6
Kohlsalat	12,1	Vollkornbrot	4,8

(Quelle: Deutsche Rentenversicherung Bund: Ernährungsmedizin und Diätetik in Rehabilitationszentren 2005)

4. **Zubereitungstechniken**
   - Zu bevorzugen sind fettarme Verfahren wie Dünsten, Dämpfen, Grillen, Garen in der Folie oder im Mikrowellengerät.
   - Gemüse für Rohkostsalate soll fein gerieben oder gehobelt werden.

5. **Frequenz der Mahlzeiten**
   - Häufige kleine Mahlzeiten,
   - in Ruhe eingenommen und
   - gründlich gekaut,

   verbessern die Verträglichkeit aller Speisen.

2. Reduktionskost

Klinische Grundlage
Die Reduktionskost wird verordnet bei
- Übergewicht und Adipositas zur Gewichtsreduzierung und zur
- Prävention und Behandlung von Diabetes, Fettstoffwechselstörungen, Bluthochdruck und Gicht.

Die Reduktionskost soll das Körpergewicht durch eine unter dem Bedarf liegende Kalorienzufuhr kontinuierlich reduzieren.
Anzustreben ist ein halbes bis ganzes Kilo Abnahme pro Woche während der Reduktionsphase. Ist das Wunschgewicht erreicht, muss die Energiezufuhr auf Dauer dem Bedarf angepasst werden.
Ausdrücklich zu warnen ist vor »Crash-Kuren« ohne dauerhafte Ernährungsumstellung. Sie gewährleisten zwar jeweils eine rasche Gewichtsabnahme, bringen aber keinen Langzeiterfolg; sogar ganz im Gegenteil: Infolge des gefürchteten »Jo-Jo-Effekts« kann sich das Gewicht immer weiter aufschaukeln.

Prinzip der Ernährung
Die optimale Reduktionskost
- ist im Energiegehalt reduziert, relativ reich an komplexen Kohlenhydraten und extrem fettarm,
- ist reich an Vitaminen, Mineralstoffen, Spurenelementen und Ballaststoffen,
- umfasst 2 bis 3 Liter Flüssigkeit täglich,
- sorgt für eine ausreichende Sättigung
- und kann längere Zeit eingehalten werden.

1. **Energiezufuhr**
   Konsumiert werden sollen 500–1000 kcal weniger als der Bedarf, mindestens aber 1000 kcal pro Tag. Empfohlen wird eine Energiezufuhr etwa auf dem Niveau des Grundumsatzes (siehe Seite 67).

2. **Zusammensetzung der Kost**
   Empfohlen werden folgende **Anteile der Nährstoffarten** an der Gesamtenergiezufuhr:

Eiweiß	20–25 Prozent der Kalorien
Fett	30–35 Prozent der Kalorien
Kohlenhydrate	40–50 Prozent der Kalorien

   Beispiele für die wünschenswerte **Nährstoffzufuhr** bei unterschiedlichem Energiegehalt:

Energie	1000 kcal	1200 kcal	1500 kcal
Eiweiß	50–65 g	60–75 g	75–90 g
Gesamtfett	35–40 g	40–45 g	50–60 g
Kohlenhydrate	110–125 g	135–150 g	150–190 g
Ballaststoffe	> 30 g	> 30 g	> 30 g
Cholesterin	< 300 mg	< 300 mg	< 300 mg
Trinkmenge	2–3 l	2–3 l	2–3 l

3. **Lebensmittelauswahl**
   Den Schwerpunkt bilden Lebensmittel mit einer hohen Dichte an Vitaminen, Mineral- und Ballaststoffen und zugleich möglichst geringer Energiedichte. Die Übersicht im Kasten rechts oben hilft bei der Orientierung.

4. **Zubereitungstechniken**
   - Zu bevorzugen sind fettsparende Verfahren wie Dünsten, Dämpfen, Grillen, Garen in der Folie oder im Mikrowellengerät.
   - Bei Gemüse Zubereitung als Frischkost, also roh oder höchstens kurz gedünstet.

5. **Steigerung der körperlichen Aktivität**
   3 bis 5 Stunden zusätzliche Bewegung, auf die Woche verteilt,
   - erhöht den Energieverbrauch und
   - hilft beim Durchhalten sowie beim
   - Stressabbau.

Die Grundlage der Kost bilden
- Vollkornprodukte und Kartoffeln,
- frisches Gemüse und Obst,
- fettarme Milch und Milchprodukte,
- Wasser, Früchte- und Kräutertee.

Als Ergänzung dürfen in reduzierten Mengen gegessen werden
- fettarme Fleisch- und Fischsorten,
- hochwertige Öle und Ölsamen.

Überflüssig und weitgehend zu streichen sind
- Zucker, Süßigkeiten, zuckerhaltige Speisen und Getränke,
- alkoholische Getränke,
- größere Mengen an Kochsalz und stark salzhaltige Gerichte.

3. Diät bei Diabetes mellitus

Diabetes mellitus ist eine Störung des Kohlenhydratstoffwechsels, die häufig mit einer Störung des Fettstoffwechsels einhergeht. Bedingt durch fehlende oder verminderte Insulinproduktion der Bauchspeicheldrüse verursacht der Verzehr von Kohlenhydraten eine Überhöhung des Blutzuckerspiegels.

Man unterscheidet Diabetes

Typ 1, gekennzeichnet durch absoluten Insulinmangel. Der Patient ist von regelmäßigen Insulingaben abhängig. Diät und Insulinbehandlung müssen aufeinander abgestimmt sein.

Typ 2, gekennzeichnet durch relativen Insulinmangel und in 90 % der Fälle durch langjährige Adipositas. Einhaltung der Diabetesdiät und Reduzierung des Körpergewichts führen meist zur Normalisierung des Blutzuckerwerts.

Prinzip der Ernährung
Die Diabetes-Diät muss individuell vom Arzt verordnet werden. Die folgenden Angaben stellen nur einen allgemeinen Überblick dar.

Da Diabetes mellitus oft mit einer Störung des Fettstoffwechsels verbunden ist, gilt im Wesentlichen das Gleiche wie bei Hyperlipoproteinämie.
Die Diabetes-Diät ist
- reich an komplexen Kohlenhydraten und Ballaststoffen,
- reich an ungesättigten Fettsäuren,
- arm an schnell verfügbaren Kohlenhydraten,
- arm an gesättigten Fettsäuren (siehe Tabelle Seite 106 bis 110).

1. Energiezufuhr
Die Kalorienaufnahme soll bedarfsgerecht sein unter Berücksichtigung von Gewicht und körperlicher Aktivität. Zur Erhaltung des Normalgewichts werden täglich 1700 bis 2600 kcal empfohlen, bei Übergewicht 500 kcal weniger.

2. Zusammensetzung der Kost
Empfohlen werden folgende **Anteile der Nährstoffarten** an der Gesamtenergiezufuhr:

Eiweiß	20–25 Prozent der Kalorien
Fett	30–35 Prozent der Kalorien
Kohlenhydrate	≥45–55 Prozent der Kalorien

Beispiele für die wünschenswerte **Nährstoffzufuhr** bei unterschiedlichem Energiegehalt:

Energie	1800 kcal	2000 kcal	2200 kcal
Eiweiß	68–90 g	75–100 g	83–110 g
Gesamtfett*	60–70 g	65–80 g	75–85 g
Kohlenhydrate**	202–245 g	225–275 g	245–300 g
Cholesterin	< 300 mg	< 300 mg	< 300 mg
Ballaststoffe	35 g	35 g	35 g

* Für die Fettsäureaufnahme wird empfohlen:
Gesättigte Fettsäuren (GFS) < 10 %
Einfach ungesättigte Fettsäuren (EUFS) 10–20 %
Mehrfach ungesättigte Fettsäuren (MUFS) 7–10 %

** Kohlenhydrate werden auch in Kohlenhydrateinheiten (KE) berechnet – eine Schätzhilfe. In der Tabelle (Beginn in der rechten Spalte) entspricht 1 KE 10 bis 12 g verfügbaren Kohlenhydraten. Die Tabelle ist so auch für BE-Berechnungen (1 BE = 12 g Kohlenhydrate) geeignet.

3. Lebensmittelauswahl

Zu bevorzugen sind
- ballaststoffreiche Vollkornprodukte,
- frisches Gemüse, Obst und Kartoffeln,
- fettarme Fleisch-, Fisch- und Milchprodukte.

Einzuschränken bzw. zu meiden sind
- fettreiche Fleisch- und Milchprodukte,
- weißmehl- und zuckerhaltige Erzeugnisse,
- alkoholhaltige Getränke.

4. Zubereitungstechniken
Alle Zubereitungsarten sind erlaubt; die fettsparenden Techniken sollten bevorzugt werden.

5. Frequenz der Mahlzeiten
Empfohlen werden häufige kleine Mahlzeiten. Bei medikamentösen Therapien (Sulfonylharnstoffe, CT) müssen die Kohlenhydrate auf 5 bis 6 Mahlzeiten verteilt werden.

Glykämischer Index (GLYX)

Der Anstieg des Blutzuckerwerts hängt auch von der Verdaulichkeit und der Resorptionsgeschwindigkeit der Kohlenhydrate ab. Die blutzuckersteigernde Wirkung kohlenhydrathaltiger Lebensmittel (Konzentrationsverlauf der Blutzuckerkurve über zwei Stunden ab der Aufnahme von 50 g Kohlenhydraten) wird als Glykämischer Index bezeichnet. Dieser wird stärker von der Zusammensetzung der Nahrung beeinflusst als von der Art der Kohlenhydrate. Für Glukose ist er am höchsten. Dieser Wert wird daher gleich 100 gesetzt, derjenige aller anderen Lebensmittel wird relativ zu Glukose angegeben.
Ein hoher Glykämischer Index bedeutet also einen schnellen Anstieg des Blutzuckerwerts. Bei einem niedrigen Index gelangen die Kohlenhydrate langsamer ins Blut, was vor allem für Diabetiker vom Typ 2 günstig ist. Auch hält bei Lebensmitteln mit niedrigem Glykämischem Index das Sättigungsgefühl länger an. In der Tabelle auf Seite 104 finden Sie die Lebensmittel innerhalb ihrer Kategorie abnehmend nach ihrem Glykämischen Index geordnet.

KOHLENHYDRAT-AUSTAUSCHTABELLE

Lebensmittel	Diese Menge entspricht jeweils 1 KE = 10–12 g Kohlenhydrate (Werte gerundet).
Brote, Brötchen	
Baguette	20 g
Knäckebrot	15 g
Laugenbrezel/-brötchen	20 g
Mehrkornbrot	25 g
Pumpernickel	30 g
Roggenbrot	25 g
Roggenmischbrot	25 g
Roggenschrot- und vollkornbrot	30 g
Vollkornbrot mit Sonnenblumenkernen	30 g
Weißbrot/-brötchen	20 g
Weizenmischbrot	20 g
Weizentoastbrot	20 g
Weizenvollkornbrot	25 g
Getreide, Zerealien	
Amaranth	20 g
Buchweizen, Korn, geschält	15 g
Cornflakes	15 g
Dinkel (Grünkern), Korn	18 g
Früchtemüsli, ohne Zucker	20 g
Gerste, Korn	18 g
Getreidesprossen, roh, i. D.	80 g
Hafer, Flocken	
Instant	20 g
Vollkorn	20 g
Hafer, Korn	20 g
Hirse, Korn	15 g
Kleieflocken, gezuckert	25 g
Mais, Korn	18 g
Müslimischung	15 g
Quinoa (Reismelde)	20 g
Roggen, Keime, getrocknet	50 g
Flocken	20 g
Korn	20 g
Speisekleie	65 g

KOHLENHYDRAT-AUSTAUSCHTABELLE

Lebensmittel	Diese Menge entspricht jeweils 1 KE = 10–12 g Kohlenhydrate (Werte gerundet).
Schokomüsli	20 g
Weizen, Keime, getrocknet	35 g
Kleie	60 g
Korn	20 g
Kartoffeln, Kartoffelprodukte	
Kartoffel (Erdapfel)	
gebacken (mit Schale)	60 g
gekocht (mit Schale)	70 g
roh	70 g
Kartoffelflocken	
(Püree, trocken)	15 g
Pommes frites	30 g
Sonstige Sättigungsbeilagen	
Edelkastanien (Maronen)	25 g
Pastinake, roh	90 g
Süßkartoffel (Batate), roh	45 g
Reis	
Reis, Korn, Naturreis	15 g
poliert, parboiled, roh	15 g
poliert, roh	15 g
Nudeln	
Eierteigwaren (Nudeln), roh	15 g
Nudeln, eifrei, roh	15 g
Vollkornnudeln, roh	18 g
Getreideprodukte, Mehle	
Buchweizengrütze	15 g
Gerste, Vollkornmehl	15 g
Gerstengraupen	15 g
Mais, Grieß	15 g
Popcorn	15 g
Vollmehl	15 g
Roggenmehl, Type 815	15 g
Roggenmehl, Type 997	15 g

Lebensmittel	Diese Menge entspricht jeweils 1 KE = 10–12 g Kohlenhydrate (Werte gerundet).
Roggenmehl, Type 1150	15 g
Roggenvollkornmehl	
Type 1800	20 g
Reismehl	15 g
Weizengrieß	15 g
Weizenmehl, Type 405	15 g
Type 550, Type 1050	15 g
Weizenvollkornmehl	
Type 1700	20 g
Stärkemehle	
Kartoffelstärke	12 g
Maisstärke	12 g
Reisstärke	12 g
Saucenbinder, hell	12 g
Saucenbinder, dunkel	12 g
Weizenstärke	12 g
Obst, Obstprodukte	
Ananas	85 g
Apfel, ungeschält	90 g
Mus	55 g
Apfelsine (Orange)	130 g
Aprikose (Marille)	120 g
Banane	50 g
Birne	85 g
Brombeeren	170 g
Cherimoya (Anone)	80 g
Ebereschenfrüchte	
(Vogelbeeren)	170 g
Erdbeeren	190 g
tiefgefroren	180 g
Feige	80 g
Granatapfel	70 g
Grapefruit	
(Pampelmuse)	140 g
Guave	180 g
in Dosen, mit Sirup	70 g

Lebensmittel	Diese Menge entspricht jeweils 1 KE = 10–12 g Kohlenhydrate (Werte gerundet).
Heidelbeeren (Blaubeeren)	170 g
in Dosen, ungesüßt,	
Gesamtinhalt	280 g
Kulturheidelbeeren	90 g
tiefgefroren, ungesüßt	120 g
Himbeeren	220 g
in Dosen, ungesüßt	190 g
Holunderbeeren, schwarze	160 g
Honigmelone	85 g
Johannisbeeren, rot	210 g
schwarz	170 g
Kaki	70 g
Kaktusfeige	150 g
Kirschen, sauer (Weichseln)	110 g
süß	80 g
Kiwi	90 g
Kumquat	70 g
Litschi	65 g
Loganbeeren, ganze Frucht	300 g
Mandarinen	100 g
Mango	80 g
Maulbeeren, ganze Frucht	130 g
Melone, grün	180 g
Mirabellen	70 g
Mispeln	100 g
Moosbeeren	270 g
Nektarine, ohne Stein	85 g
Papaya	100 g
Passionsfrucht, ohne Schale	110 g
Pfirsich	120 g
Pflaume (Zwetschge)	100 g
Preiselbeeren (Kronsbeeren)	170 g
in Dosen, ungesüßt	160 g
Quitte	140 g
Reineclaude	90 g
Sanddornbeeren	310 g
Stachelbeeren	150 g
Wassermelone	130 g

KOHLENHYDRAT-AUSTAUSCHTABELLE

Lebensmittel	Diese Menge entspricht jeweils 1 KE = 10–12 g Kohlenhydrate (Werte gerundet).
Weintrauben	70 g
Zitrone, geschält	320 g
Obstsäfte	
Acerolasaft	300 g
Ananassaft	110 g
Apfelsaft	100 g
Apfelsine (Orange),	
Saft, frisch gepresst	120 g
ungesüßte Handelsware	120 g
Brombeersaft	150 g
Grapefruit (Pampelmuse),	
Saft	100 g
Himbeersaft,	
frisch gepresst	150 g
Holunderbeerensaft	150 g
Kirschsaft	80 g
Mandarinensaft	110 g
Sanddornbeerensaft,	
ungesüßt	850 g
Traubensaft	65 g
Zitronensaft	420 g
Trockenfrüchte	
Apfel, getrocknet	
(geschwefelt)	20 g
Aprikose (Marille),	
getrocknet	25 g
Banane, getrocknet	15 g
Birne, getrocknet	20 g
Dattel, getrocknet	15 g
Feige, getrocknet	20 g
Korinthen, getrocknet	15 g
Pfirsich, getrocknet	20 g
Pflaume (Zwetschge),	
getrocknet	25 g
Rosinen/Sultaninen	15 g

Lebensmittel	Diese Menge entspricht jeweils 1 KE = 10–12 g Kohlenhydrate (Werte gerundet).
Kohlenhydratreiches Gemüse	
Bohnen, grüne (Fisolen)	200 g
Erbsen, grüne, Schote und Samen	100 g
Erbsen, grüne,	
tiefgefroren, Samen	80 g
Kohlrübe (Steckrübe)	200 g
Kürbis	200 g
Hokkaido-Kürbis	80 g
Rote Bete (Rote Rübe)	120 g
Saft	130 g
Trüffel, Pilz	140 g
Zuckermais	65 g
in Dosen	50 g
Milch	
Kuhmilch, entrahmt	200 g
fettarm, 1,5 % Fett	200 g
Vollmilch, 3,5 % Fett	200 g
Schafsmilch	220 g
Stutenmilch	160 g
Ziegenmilch	200 g
Sauermilchprodukte	
Buttermilch	250 g
Dickmilch, 3,5 % Fett	250 g
entrahmt	250 g
Joghurt, 1,5 oder 3,5 % Fett	250 g
Kefir 3,5 % Fett	250 g
Molke, süß	220 g
Hülsenfrüchte	
Bohnen, weiße, getrocknet	30 g
Erbsen, getrocknet	25 g
Goabohnen, getrocknet	35 g
Kichererbsen, getrocknet	30 g
Limabohnen, getrocknet	25 g
Linsen, getrocknet	25 g
Mungbohnen, getrocknet	25 g

Lebensmittel	Diese Menge entspricht jeweils 1 KE = 10–12 g Kohlenhydrate (Werte gerundet).
Saubohnen, getrocknet	20 g
Sojabohnen, getrocknet	160 g
Sojafleisch	35 g
Fein- und Dauerbackwaren	
Butterkeks/-kräcker	15 g
Müslikeks	17 g
Russisch Brot	12 g
Salzstangen, Salzbrezeln	15 g
Vollkornkeks oder	
-zwieback	20 g
Waffelmischung	15 g
Zwieback, eifrei	15 g
Süße Backwaren	
Amerikaner	30 g
Apfelkuchen, gedeckt	35 g
Berliner Pfannkuchen	25 g
Biskuit (Löffel-)	15 g
Butterkuchen	25 g
Dampfnudeln	20 g
Donut (Schmalzkrapfen)	20 g
Gewürzkuchen	20 g
Käsekuchen, tiefgefroren	35 g
Marmorkuchen,	
Backmischung	25 g
Mohnkuchen, tiefgefroren	25 g
Mutzen	20 g
Nussecke	20 g
Nusskuchen	30 g
Obstkuchen, Hefeteig	35 g
Obsttortenboden	15 g
Sahnetorte	35 g
Sachertorte,	
Backmischung	25 g
Schweinsöhrchen	25 g
Tortenboden	15 g
Waffeln, frische	30 g

KOHLENHYDRAT-AUSTAUSCHTABELLE

Lebensmittel	Diese Menge entspricht jeweils 1 KE = 10–12 g Kohlenhydrate (Werte gerundet).
Wespennester (Baiser)	20 g
Windbeutel	
mit Schlagsahne	75 g
Zitronenkuchen,	
Backmischung	20 g
Herzhafte Backwaren	
Lothringer	
Speckkuchen (Bo)	50 g
Pizza, mit Champignons	50 g
mit Salami	45 g
mit Thunfisch	50 g
Pizzateig, tiefgefroren	25 g
Quiche Lorraine	150 g
Weihnachtsgebäck	
Aachener Printen	20 g
Anisplätzchen	15 g
Dominostein	15 g
Marzipanstollen, Hefeteig	20 g
Mohnstollen, Hefeteig	30 g
Nürnberger Lebkuchen	15 g
Quarkstollen aus Rührteig	25 g
Spekulatius	20 g
Weihnachtsstollen	20 g
Zimtstern	20 g
Süße Brotaufstriche	
Apfelgelee	17 g
Aprikosenkonfitüre	17 g
Bienenhonig, i. D.	15 g
Brombeerkonfitüre	17 g
Erdbeerkonfitüre	17 g
Hagebuttenkonfitüre	17 g
Heidelbeerkonfitüre	17 g
Himbeergelee	17 g
Himbeerkonfitüre	17 g
Johannisbeergelee, rot	17 g

Lebensmittel	Diese Menge entspricht jeweils 1 KE = 10–12 g Kohlenhydrate (Werte gerundet).
Kirschkonfitüre	17 g
Nuss-Nougat-Creme	17 g
Orangenkonfitüre	17 g
Pflaumenkonfitüre	17 g
Quittenkonfitüre	17 g
Rübenkraut	17 g
Zucker	
Fruchtzucker	10 g
Haushaltszucker	10 g
Traubenzucker	10 g
Ursüße	10 g
Süßwaren	
Balisto, 1 Stück	20 g
Banjo	20 g
Bonbons, Hartkaramellen	12 g
Bonbons, Milchkaramellen	12 g
Choco Crossies	20 g
Duplo, 1 Riegel	18 g
Erfrischungsstäbchen	15 g
Fanfare	20 g
Gummibärchen, 10 Stück	16 g
Hanuta, 1 Stück	22,5 g
KitKat, 1 Mini	17 g
Lakritz	15 g
Lion, 1 Mini	15 g
Marzipan	20 g
Milka Nussini	
Nougat-Crisp, 1/2 Riegel	18,5 g
Nappo	15 g
Nougat	15 g
Schokolade, milchfrei	25 g
Vollmilchschokolade	20 g
mit Haselnüssen (20 %)	25 g
Snickers, 1/3 Riegel	20 g
Treets-Kugeln	25 g
Twix, 1/2 Riegel	14,5 g

Lebensmittel	Diese Menge entspricht jeweils 1 KE = 10–12 g Kohlenhydrate (Werte gerundet).
Speiseeis	
Eiscreme, Bourbon-Vanille	50 g
Fruchteis	50 g
Milchspeiseeis	50 g
Rahm-, Sahneeis	70 g
Softeis	55 g
Alkoholfreie Getränke	
Alkoholfreies Schankbier	200 ml
Bitter Lemon	150 ml
Colagetränk	100 ml
Fanta, Orangenlimonade	150 ml
Ginger Ale	125 ml
Malzbier (Malztrunk)	100 ml
Tonic Water	150 ml
Tiefkühlfertiggerichte	
Apfelrotkohl	100 g
Balkangemüse	70 g
Bami Goreng	85 g
Fischstäbchen	60 g
Frühlingsrollen	55 g
Lasagne Bolognese	70 g
Leipziger Allerlei m. Butter	100 g
Nasi Goreng	80 g
Fertigsaucen	
Barbecue-Feinkostsauce	50 g
Curry-Ketchup, scharf	35 g
Schaschlik-Feinkostsauce	50 g
Tomaten-Ketchup	45 g
Fast Food	
Big King (BK)	1/3 Portion
Big Mac (Mc)	1/4 Portion
Cheeseburger(Mc)	1/3 Portion
Chicken McNuggets (Mc)	4 Stück
Fish King (BK)	1/4 Portion

Herstellerschlüssel: BK = Burger King Bo = Bofrost Mc = McDonald's

KOHLENHYDRAT-AUSTAUSCHTABELLE

Lebensmittel	Diese Menge entspricht jeweils 1 KE = 10–12 g Kohlenhydrate (Werte gerundet).
Fishmac (Mc)	1/4 Portion
Hamburger (Mc)	1/3 Portion
McChicken Classic (Mc)	1/4 Portion
Pommes frites, mittel (Mc)	1/4 Portion
Whopper (BK)	1/4 Portion
Biere	
Altbier	333 g
Bier, alkoholarm (1,3 %)	100 g
mit Limonade	200 g
Diätbier	1250 g
Exportbier, hell	333 g
Hefe-Weizenbier	333 g
Kölsch Bier	250 g
Pils, hell	333 g
Pilsener Lagerbier	333 g
Radler	200 g
Starkbier	250 g
Weine	
Apfelwein	400 g
Dessertweine	80 g
Fruchtwein	200 g
Rotwein, mittel	500 g
Rotwein, schwer	400 g
Sekt	200 g
Wein, Qualitätswein, rot	400 g
Wein, Qualitätswein, weiß	400 g
Liköre	
Curaçao	40 g
Eierlikör	40 g
Kräuterlikör	120 g
Liköre	40 g

GLYKÄMISCHER INDEX VON LEBENSMITTELN

Durchschnittliche blutzuckersteigernde Wirkung im Vergleich zu Glukose (Traubenzucker); absteigend sortiert nach der Wirkung einer Lebensmittelportion, die 50 g Kohlenhydrate enthält, im Verhältnis zur Wirkung von 50 g Glukose

Lebensmittel	Glykämischer Index, ermittelt relativ zu Glukose (= 100 %)
Getreide, Brot	
Weißbrot	70
Weizenvollkornbrot	69
Maismehl	68
Reis, poliert	56
natur	55
Mehrkornbrot	45
Spaghetti, weiß	41
Vollkorn	37
Roggen	34
Gerste	25
Frühstückszerealien	
Cornflakes	84
Reiscrispies	82
Weizenschrot	69
Hafermehl	61
Müsli	52
Obst	
Wassermelone	72
Ananas	66
Rosinen	64
Banane	53
Weintrauben	52
Apfelsine (Orange)	43
Apfel	36
Birne	36
Gemüse, Hülsenfrüchte	
Kartoffeln (Erdäpfel), gebacken, geröstet	83
Kartoffelbrei	73
Möhre (Karotte)	71
Süßkartoffel (Batate)	54

Lebensmittel	Glykämischer Index, ermittelt relativ zu Glukose (= 100 %)
Bohnen, grüne, gekocht	48
Erbsen, grüne	48
Kichererbsen	33
Bohnen, weiße	31
Linsen	29
Kidneybohnen	27
Milchprodukte	
Milchreis	61
Joghurt, fettarm, gezuckert	33
Magermilch	32
Milch, vollfett	27
Snacks	
Mais-Chips	73
Weizen-Cracker	67
Popcorn	55
Kartoffelchips	54
Schokolade	49
Cashewkerne	26
Erdnusskerne	14
Zucker, Honig	
Glukose	100
Honig	73
Laktose	46
Saccharose	65
Fruktose	23
Getränke	
Sportgetränke	95
Erfrischungsgetränke, alkoholfrei	68
Apfelsinensaft (Orange)	57
Apfelsaft	41

4. Diät bei Hyperlipoproteinämie

Klinische Grundlage
Ererbte oder lebensweisebedingte Hyperlipoproteinämie (erhöhte Blutfettwerte) ist ein großer Risikofaktor für Arteriosklerose und koronare Herzkrankheiten. Eine Diät dagegen verordnet man bei Störungen des Fettstoffwechsels, erhöhten Cholesterin-, besonders LDL-Cholesterinwerten sowie erhöhten Triglyceriden und nach Herzinfarkten.
Die Basis der Behandlung ist – unabhängig von der Ursache der Hyperlipoproteinämie – eine gesunde Lebensweise ohne Nikotin und mit möglichst wenig Alkohol, Erreichen und Halten des Normalgewichts sowie angemessene körperliche Betätigung.
Zur Risikominimierung sind neben guter Blutdruckeinstellung folgende Ziele anzustreben:
- niedriger Triglyceridewert (< 150 mg/dl),
- hoher HDL-Wert (> 40 mg/dl bei Männern, > 45 mg/dl bei Frauen) und
- niedriger LDL-Wert, abhängig vom Risikoprofil:
  - unter 160 mg/dl bei 0 bis 1 Risikofaktor (siehe Kasten unten),
  - unter 130 mg/dl ab 2 Risikofaktoren,
  - unter 100 mg/dl bei bestehenden Herz-Kreislauf-Erkrankungen oder Diabetes mellitus.

Ihr Arzt wird Ihr individuelles Therapieziel bestimmen und über die Notwendigkeit begleitender medikamentöser Therapie entscheiden.

Risikofaktoren für die Entstehung von Herz-Kreislauf-Erkrankungen
- Lebensalter (Männer über 45 Jahre, Frauen über 55 Jahre oder mit vorzeitiger Menopause)
- Bluthochdruck oder -hochdruckbehandlung
- Übergewicht, besonders Stammfettsucht mit vergrößertem Bauch- bzw. Taillenumfang
  - bei Frauen mehr als 88 cm
  - bei Männern mehr als 102 cm
- körperliche Inaktivität
- Rauchen
- Diabetes mellitus Typ 2
- Gesamtcholesterin über 240 mg/dl
- HDL-Cholesterin unter 40 mg/dl

Prinzip der Diät
Für die Diät zur Senkung der Lipid- und Lipoproteinkonzentration gelten folgende Grundsätze:
- Gewichtsnormalisierung bei Übergewicht,
- Verzicht auf Nikotin,
- angemessene körperliche Aktivität,
- ausreichende Zufuhr
  - komplexer Kohlenhydrate,
  - der Vitamine A, C und E,
- reichliche Zufuhr sekundärer Pflanzenstoffe.

Speziell zur Senkung des LDL-Cholesterinwerts:
- ausreichende Zufuhr
  - der lebenswichtigen Fettsäuren Linolsäure (n-6) und Alpha-Linolensäure (n-3) möglichst im Verhältnis 5:1,
  - einfach ungesättigter Fettsäuren (Ölsäure),
  - von Ballaststoffen,
- eingeschränkte Zufuhr von
  - gesättigten Fettsäuren und Trans-Fettsäuren,
  - Cholesterin aus Lebensmitteln.

Speziell zur Senkung des Triglyceridewerts:
- ausreichende Zufuhr von n-3-Fettsäuren aus Algen oder Fisch (DHA und EPA),
- eingeschränkte Zufuhr von schnell verfügbaren Kohlenhydraten und Alkohol.

1. Energiezufuhr
Zur Erhaltung des Normalgewichts werden täglich individuell zwischen 1700 und 2600 kcal empfohlen, bei Übergewicht 500 kcal weniger.

2. Zusammensetzung der Kost
Die DGFF (Lipid-Liga) empfiehlt folgende **Anteile der Nährstoffarten** an der Energiezufuhr:

Eiweiß	10–20 Prozent der Kalorien
Fett	25–35 Prozent der Kalorien
Kohlenhydrate	50–60 Prozent der Kalorien

Beispiele für die wünschenswerte **Nährstoffzufuhr** bei unterschiedlichem Energiegehalt:

Energie	1800 kcal	2000 kcal	2200 kcal
Eiweiß *	45–90 g	50–100 g	55–110 g
Gesamtfett **	50–70 g	55–80 g	60–85 g
Kohlenhydrate	225–270 g	250–300 g	275–330 g
Cholesterin	< 200 mg	< 200 mg	< 200 mg
Ballaststoffe	30 g	30 g	30 g

* die Hälfte Eiweißzufuhr aus pflanzlichen Quellen
** Für die Fettsäureaufnahme wird empfohlen:

Gesättigte Fettsäuren (GSF)	7–10 %
Einfach ungesättigte Fettsäuren (EUFS)	10–15 %
Mehrfach ungesättigte Fettsäuren (MUFS)	7–10 %

3. Lebensmittelauswahl

Zu bevorzugen sind
- frisches Gemüse, Obst, Rohkost und Salate,
- Kartoffeln, möglichst wenig verarbeitet,
- Vollkornprodukte, besonders Hafer,
- fettarme Milchprodukte,
- Fisch, insbesondere fettreicher Seefisch (Hering, Lachs, Makrele),
- magere Geflügel- und Fleischsorten,
- Öle und pflanzliche Fettquellen, bevorzugt Rapsöl, Olivenöl sowie Nüsse und Ölsamen.

Einzuschränken bzw. zu meiden sind
- größere Mengen Obstsaft
- mehr als 2 Stück Obst pro Tag,
- Weißmehlerzeugnisse,
- fette Fleisch- und Wurstwaren,
- fettreiche Milchprodukte,
- mehr als 3 Eigelb pro Woche
- Fett von Landtieren (Speck, Geflügelfett, Talg),
- Lebensmittel mit teilgehärteten Fetten wie Chips, Fast Food, einige Margarinesorten, Fertiggerichte (in der Zutatenliste deklariert),
- zuckerhaltige Erzeugnisse,
- alkoholische Getränke.

4. Zubereitungstechniken
Alle Zubereitungsarten sind erlaubt, jedoch sollten Sie kaloriensparende, nährstoffschonende Garmethoden bevorzugen, etwa das Dünsten mit wenig Wasser und hochwertigem Öl oder das Garen im Römertopf oder im Bratschlauch.

GEHALT AN FETTSÄUREN

Gehalt von Lebensmitteln an gesättigten (GFS) sowie einfach (EUFS) und mehrfach ungesättigten (MUFS) Fettsäuren
in g je 100 g des verzehrbaren Anteils

Lebensmittel	GFS	EUFS	MUFS n-6	MUFS n-3
Getreide, Getreideprodukte				
Amaranth, roh	1,68	1,46	2,83	0,06
Buchweizen, Korn, geschält, roh	0,35	0,58	0,53	0,08
Dinkel (Grünkern), Korn, roh	0,25	0,20	0,73	0,05
Gerste, Korn, roh	0,53	0,25	1,15	0,11
Hafer, Korn, roh	1,47	2,52	2,75	0,12
Vollkornflocken	1,25	2,47	2,43	0,06
Hirse, Korn, roh	0,80	0,76	1,43	0,11
Kamut, Khorasanweizen	0,40	0,42	1,11	0,09
Mais, Vollkorn, roh	0,63	1,14	1,63	0,04
Grieß	0,15	0,40	0,38	0,02
Quinoa (Reismelde), roh	0,53	1,31	2,43	0,20
Nudeln, eifrei, roh	0,18	0,14	0,51	0,04
Reis, geschält, roh	0,14	0,23	0,22	0,01
parboiled, roh	0,12	0,13	0,18	0,01
ungeschält, roh	0,62	0,55	0,78	0,03
Wildreis, roh	0,26	0,27	0,38	0,01
Roggen, Korn, roh	0,31	0,48	0,75	0,07
Roggenvollkornbrot	0,17	0,13	0,49	0,07
Weizen, Korn, roh	0,31	0,19	0,77	0,05
Grieß	0,12	0,09	0,34	0,02
Weizenvollkornbrot	0,13	0,10	0,37	0,03
Obst, Obstprodukte				
Ananas, roh	0,02	0,03	0,05	0,03
Apfel, roh	0,20	0,02	0,20	0,07
Apfelsine (Orange), roh	0,03	0,06	0,05	0,03
Avocado, roh	2,59	7,60	1,41	0,10
Banane, roh	0,06	0,02	0,04	0,03
Birne, roh	0,04	0,07	0,11	0,02
Brombeeren, roh	0,06	0,12	0,36	0,26
Erdbeeren, roh	0,03	0,06	0,13	0,11
Granatapfel, roh	0,14	0,10	0,19	0,05
Grapefruit (Pampelmuse), roh	0,03	0,03	0,04	0,01
Heidelbeeren (Blaubeeren), roh	0,04	0,07	0,22	0,15
Himbeeren, roh	0,01	0,03	0,13	0,07
Honigmelone, roh	0,03	0,01	0,01	0,02

GEHALT AN FETTSÄUREN

Gehalt von Lebensmitteln an gesättigten (GFS) sowie einfach (EUFS) und mehrfach ungesättigten (MUFS) Fettsäuren
in g je 100 g des verzehrbaren Anteils

Lebensmittel	GFS	EUFS	MUFS n-6	MUFS n-3
Johannisbeeren, rot, roh	0,04	0,03	0,04	0,03
schwarz, roh	0,03	0,03	0,07	0,04
Kaki, roh	0,06	0,09	0,06	0,02
Kirschen, sauer (Weichseln), roh	0,11	0,14	0,08	0,07
süß, roh	0,07	0,08	0,05	0,05
Kiwi, roh	0,15	0,11	0,20	0,05
Litschi, roh	0,07	0,05	0,10	0,02
Mango, roh	0,10	0,18	0,01	0,07
Mirabelle, roh	0,04	0,03	0,06	0,04
Oliven, grüne, gesäuert, abgetropft	1,95	10,25	1,12	0,13
Pflaume, roh	0,02	0,05	0,05	0,03
Stachelbeeren, roh	0,01	0,02	0,06	0,02
Wassermelone, roh	0,06	0,03	0,03	0,04
Weintrauben, roh	0,06	0,02	0,11	0,04
Zitrone, roh	0,13	0,04	0,22	0,09
Gemüse, Gemüseprodukte, Pilze				
Austernpilz, roh	0,03	0,02	0,10	0,10
Bambussprossen, roh	0,07	0,01	0,12	0,05
Blumenkohl (Karfiol), roh	0,04	0,01	0,03	0,11
Braunalge (Wakame, Undaria pinnatifida), getrocknet	0,21	0,11	0,23	0,47
Brokkoli, roh	0,04	0,02	0,02	0,09
Champignon, roh	0,04	0,004	0,15	0,11
Chicorée, roh	0,03	0,01	0,07	0,03
Erbsen, grün, roh	0,11	0,05	0,25	0,05
Feldsalat (Rapunzel), roh	0,07	0,01	0,06	0,14
Grünkohl (Braunkohl), roh	0,11	0,02	0,13	0,36
Gurke, roh	0,07	0,01	0,05	0,04
Kartoffel (Erdapfel), geschält, roh	0,003	*	0,01	0,002
Knoblauch, roh	0,03	0,003	0,06	0,01
Knollensellerie, roh	0,07	0,02	0,16	0,02
Kohlrabi, roh	0,03	0,01	0,02	0,05
Kohlrübe (Steckrübe), roh	0,02	0,004	0,03	0,07
Kürbis (Gartenkürbis), roh	0,05	0,02	0,04	0,06
Mangold, roh	0,05	0,02	0,04	0,12
Meersalat (ulva lactuca)	0,70	0,43	0,28	0,84

* = keine Daten verfügbar

GEHALT AN FETTSÄUREN

Gehalt von Lebensmitteln an gesättigten (GFS) sowie einfach (EUFS) und mehrfach ungesättigten (MUFS) Fettsäuren
in g je 100 g des verzehrbaren Anteils

Lebensmittel	GFS	EUFS	MUFS n-6	MUFS n-3
Möhre (Karotte), roh	0,04	0,01	0,11	0,01
Paprikaschote, grün, roh	0,04	0,02	0,11	0,02
rot, roh	0,09	0,03	0,23	0,05
gelb, roh	0,05	0,02	0,14	0,03
Pastinake, roh	0,07	0,03	0,23	0,02
Petersilienblätter, roh	0,04	0,03	0,07	0,12
Porree (Lauch), roh	0,08	0,01	0,14	0,04
Radieschen, roh	0,03	0,02	0,01	0,05
Rhabarber, roh	0,03	0,01	0,05	0,02
Rosenkohl, roh	0,05	0,01	0,04	0,16
Rotalge, Dulse				
(Palmaria palmata)	0,58	0,16	0,02	0,46
Rote Bete (Rote Rübe), roh	0,02	0,01	0,04	0,01
Rotkohl (Blaukraut), roh	0,03	0,01	0,05	0,04
Rucola (Rauke), roh	0,22	0,06	0,10	0,18
Schnittlauch, roh	0,10	0,02	0,13	0,29
Spargel, weiß, roh	0,04	0,003	0,08	0,01
Spinat, roh	0,04	0,02	0,03	0,15
Tomate (Paradeiser), roh	0,04	0,03	0,09	0,01
Topinambur, roh	0,10	0,01	0,17	0,04
Weißkohl (Weißkraut), roh	0,03	0,01	0,03	0,09
Zwiebel, roh	0,10	0,03	0,09	0,01
Hülsenfrüchte und Produkte daraus				
Alfalfasprossen (Luzerne), roh	0,07	0,06	0,24	0,18
Bohnen, grüne (Fisolen), roh	0,07	0,01	0,05	0,06
weiße, reif, roh	0,19	0,12	0,34	0,59
Erbsen, reif, roh	0,27	0,18	0,59	0,12
Kichererbsen, reif, roh	0,35	0,74	1,47	0,07
Kidneybohnen, roh	0,17	0,10	0,29	0,52
Limabohnen, roh	0,04	0,01	0,05	0,06
Linsen, reif, roh	0,21	0,24	0,52	0,12
Mungbohnen, reif, roh	0,27	0,20	0,14	0,57
Saubohnen, reif, roh	0,25	0,36	0,73	0,06
Sojabohnen, reif, roh	2,53	3,94	9,27	1,09
Sojakäse (Tofu), roh	0,69	0,86	2,55	0,35
Sojasprossen, roh	0,11	0,12	0,09	0,48

GEHALT AN FETTSÄUREN

Gehalt von Lebensmitteln an gesättigten (GFS) sowie einfach (EUFS) und mehrfach ungesättigten (MUFS) Fettsäuren
in g je 100 g des verzehrbaren Anteils

Lebensmittel	GFS	EUFS	MUFS n-6	MUFS n-3
Milch				
Büffelmilch	4,99	2,04	0,08	0,09
Kuhmilch, Trinkmilch, ‹ 1 % Fett	0,04	0,02	0,00	*
1,5 % Fett	0,99	0,37	0,02	0,01
3,5 % Fett	2,21	0,81	0,05	0,02
3,8 % Fett	2,54	0,93	0,05	0,03
Schafsmilch	3,57	1,05	0,10	0,13
Ziegenmilch	2,55	0,85	0,11	0,03
Milchprodukte, Sauermilchprodukte				
Buttermilch	0,31	0,15	0,01	0,01
Joghurt, ‹ 1 % Fett	0,06	0,03	0,00	0,00
1,5 % Fett	0,96	0,43	0,04	0,01
3,5 % Fett	2,26	1,16	0,09	0,06
10 % Fett	6,07	3,02	0,24	0,13
Joghurt aus Schafsmilch	2,25	1,15	0,09	0,06
Kaffeesahne, 10 % Fett	6,66	3,21	0,20	0,12
Kefir, 1,5 % Fett	2,12	1,06	0,08	0,05
Kondensmilch, Kondenssahne,				
4 % Fett	2,43	1,21	0,10	0,05
7,5 % Fett	4,55	2,37	0,17	0,05
Sahne, Rahm, 30 % Fett	19,00	9,97	0,66	0,19
Saure Sahne, Sauerrahm, 10 % Fett	10,78	4,98	0,33	0,19
Süßmolke	0,15	0,07	0,01	0,00
Frischkäse, Speisequark				
Feta aus Schafsmilch, in Salzlake,				
abgetropft	16,06	5,14	0,63	0,24
Frischkäse, ≥ 50 % Fett i. Tr.	11,03	3,99	0,33	0,09
≥ 70 % Fett i. Tr.	22,39	11,12	0,87	0,49
körnig (Hüttenkäse)	2,50	1,40	0,11	0,04
Mozzarella	14,26	4,79	0,38	0,15
Ricotta, ≥ 45 % Fett i. Tr.	8,16	2,80	0,26	0,07
Speisequark (Topfen), 20 % Fett i. Tr.	2,89	1,46	0,11	0,03
40 % Fett i. Tr.	6,45	3,27	0,23	0,07
mager	0,15	0,08	0,01	0,00

* = keine Daten verfügbar

GEHALT AN FETTSÄUREN

Gehalt von Lebensmitteln an gesättigten (GFS) sowie einfach (EUFS) und mehrfach ungesättigten (MUFS) Fettsäuren
in g je 100 g des verzehrbaren Anteils

Lebensmittel	GFS	EUFS	MUFS n-6	MUFS n-3
Hartkäse, Schnittkäse, Weichkäse				
Appenzeller, ≥ 50 % Fett i. Tr.	19,23	9,56	0,75	0,42
Bel Paese, ≥ 50 % Fett i. Tr.	19,59	9,50	0,26	0,40
Bergkäse, ≥ 45 % Fett i. Tr.	18,20	9,04	0,71	0,40
Brie, ≥ 60 % Fett i. Tr.	20,14	10,01	0,78	0,44
Butterkäse, ≥ 60 % Fett i. Tr.	21,05	10,46	0,82	0,46
Camembert, ≥ 30 % Fett i. Tr.	7,77	3,94	0,23	0,10
≥ 45 % Fett i. Tr.	13,36	6,52	0,34	0,17
Chester (Cheddar), ≥ 50 % Fett i. Tr.	19,66	9,77	0,77	0,43
Edamer, ≥ 30 % Fett i. Tr.	10,51	4,31	0,21	0,11
≥ 40 % Fett i. Tr.	15,20	6,83	0,31	0,16
Emmentaler, ≥ 45 % Fett i. Tr.	18,95	6,62	0,54	0,31
Favorel, Danbo, ≥ 45 % Fett i. Tr.	15,41	7,66	0,60	0,34
Gorgonzola, ≥ 45 % Fett i. Tr.	18,18	7,02	0,75	0,12
Gouda, ≥ 40 % Fett i. Tr.	13,53	6,72	0,53	0,30
Gruyère (Greyerzer), ≥ 45 % Fett i. Tr.	20,16	7,04	0,58	0,33
Harzer (Harzer Roller, Korbkäse, Mainzer Handkäse)	0,43	0,21	0,02	0,01
Jarlsberg, ≥ 45 % Fett i. Tr.	16,32	8,11	0,64	0,36
Limburger, ≥ 20 % Fett i. Tr.	5,52	2,48	0,12	0,04
≥ 45 % Fett i. Tr.	14,08	6,30	0,31	0,11
Parmesan	20,78	6,23	0,99	0,17
Provolone, ≥ 50 % Fett i. Tr.	17,53	8,71	0,68	0,38
Romadur, ≥ 20 % Fett i. Tr.	5,56	2,76	0,22	0,12
≥ 30 % Fett i. Tr.	8,31	4,13	0,32	0,18
Schafskäse, ≥ 50 % Fett i. Tr.	17,53	5,61	0,69	0,27
Steppenkäse, ≥ 45 % Fett i. Tr.	15,41	7,66	0,60	0,34
Tilsiter, ≥ 30 % Fett i. Tr.	11,03	4,56	0,31	0,13
≥ 45 % Fett i. Tr.	17,78	7,36	0,50	0,21
Ziegenweichkäse, ≥ 45 % Fett i. Tr.	13,23	6,57	0,52	0,29
Seefische				
Dornhai, roh	4,79	5,35	0,78	3,11
Flunder, roh	0,17	0,30	0,02	0,14
Heilbutt, Schwarzer, roh	1,57	6,74	0,19	0,81
Weißer, roh	0,31	0,38	0,09	0,61
Hering (Atlantikhering), roh	3,27	8,92	0,33	4,04

GEHALT AN FETTSÄUREN

Gehalt von Lebensmitteln an gesättigten (GFS) sowie einfach (EUFS) und mehrfach ungesättigten (MUFS) Fettsäuren
in g je 100 g des verzehrbaren Anteils

Lebensmittel	GFS	EUFS	MUFS n-6	MUFS n-3
Hering (Ostseehering), roh	2,56	4,89	0,53	2,30
Kabeljau (Dorsch), roh	0,13	0,10	0,03	0,28
Katfisch, roh	0,38	0,82	0,08	0,50
Makrele, roh	3,45	4,77	0,53	2,32
Meeräsche, roh	1,55	1,45	0,27	0,58
Rotbarsch (Goldbarsch), roh	0,74	1,84	0,34	0,55
Rotzunge (Limande), roh	0,23	0,35	0,06	0,39
Sardelle, roh	0,65	0,51	0,09	0,58
Sardine, roh	1,17	1,10	0,15	1,52
Schellfisch, roh	0,13	0,09	0,03	0,24
Schildmakrele, roh	0,91	1,68	0,12	0,61
Scholle, roh	0,45	0,41	0,11	0,56
Schwertfisch, roh	0,92	1,93	0,13	1,17
Seehecht, roh	0,59	0,64	0,09	0,82
Seelachs (Köhler), roh	0,64	0,66	0,11	0,72
Seeteufel, roh	0,18	0,14	0,03	0,27
Seezunge, roh	0,40	0,46	0,07	0,28
Sprotte, roh	4,13	6,47	0,31	3,89
Thunfisch, roh	4,23	4,22	0,56	4,21
Krustentiere, Meerestiere				
Auster, roh	0,44	0,16	0,04	0,24
Garnele (Speisekrabbe), roh	0,34	0,20	0,16	0,41
Hummer, roh	0,27	0,45	0,11	0,62
Krebs (Flusskrebs), roh	0,07	0,10	0,06	0,09
Languste, roh	0,15	0,16	0,24	0,33
Miesmuschel (Blau-/Pfahlmuschel), roh	0,64	0,48	0,20	0,40
Süßwasserfische				
Aal (Flussaal), roh	6,14	11,37	1,63	2,04
Barsch, roh	0,15	0,11	0,05	0,20
Brasse, roh	1,59	1,21	0,08	1,47
Felchen (Renke), roh	0,73	1,45	0,28	0,74
Forelle (Bachforelle), roh	0,61	0,80	0,29	0,76
Hecht, roh	0,10	0,16	0,07	0,29
Karpfen, roh	1,04	2,28	0,54	0,58
Lachs (Salm), roh	2,40	3,64	0,86	2,36

∗ = keine Daten verfügbar

GEHALT AN FETTSÄUREN

Gehalt von Lebensmitteln an gesättigten (GFS) sowie einfach (EUFS) und mehrfach ungesättigten (MUFS) Fettsäuren
in g je 100 g des verzehrbaren Anteils

Lebensmittel	GFS	EUFS	MUFS n-6	MUFS n-3
Wels (Waller), roh	3,23	2,75	1,32	0,85
Zander, roh	0,16	0,17	0,04	0,22
Fischdauerwaren				
Aal, geräuchert	7,13	13,45	1,93	2,17
Bückling	2,92	7,65	0,39	2,63
Flunder, geräuchert	0,47	0,83	0,05	0,37
Heilbutt, Schwarzer, geräuchert	2,71	11,81	0,30	1,41
Weißer, geräuchert	0,28	0,34	0,08	0,55
Hering, geräuchert	3,33	9,08	0,34	4,11
Lachs (Salm), geräuchert	3,06	4,64	1,10	3,02
Makrele, geräuchert	7,16	7,89	0,67	6,64
Ölsardinen in Dosen, abgetropft	2,48	5,85	0,42	2,84
Rotbarsch (Goldbarsch), geräuchert	1,11	2,81	0,52	0,84
Schellfisch, geräuchert	0,10	0,07	0,03	0,19
Schillerlocken	2,17	2,43	0,35	1,41
Seelachs (Köhler), geräuchert	0,18	0,18	0,03	0,44
Sprotte, geräuchert	4,59	7,23	0,33	4,20
Geflügel				
Ente, roh	5,74	8,20	2,08	0,20
Gans, roh	8,72	16,29	3,07	0,19
Huhn, Hähnchenbrustfilet, roh	0,21	0,28	0,16	0,01
Hähnchenkeule, roh	3,67	3,42	2,39	0,25
Herz, roh	1,54	1,62	1,27	0,08
Leber, roh	1,61	1,16	0,68	0,11
Suppenhuhn, roh	6,70	6,78	5,01	0,69
Pute, Puter (Truthahn), roh	2,19	3,23	2,28	0,29
Brust, roh	0,37	0,25	0,24	0,08
Schenkel, roh	1,43	0,96	0,97	0,28
Kalbfleisch				
Bug (Schulter), roh	0,37	0,33	0,08	0,01
Filet, roh	0,57	0,60	0,16	0,10
Herz, roh	2,48	1,35	0,35	0,02
Keule (Schlegel), roh	0,55	0,53	0,17	0,03
Kotelett, roh	2,44	2,37	0,74	0,12

GEHALT AN FETTSÄUREN

Gehalt von Lebensmitteln an gesättigten (GFS) sowie einfach (EUFS) und mehrfach ungesättigten (MUFS) Fettsäuren
in g je 100 g des verzehrbaren Anteils

Lebensmittel	GFS	EUFS	MUFS n-6	MUFS n-3
Leber, roh	0,35	0,20	0,23	0,07
Niere, roh	3,06	3,14	0,20	0,07
Schnitzel, roh	0,26	0,24	0,06	0,01
Zunge, roh	4,18	5,32	0,73	0,21
Lammfleisch				
Bug (Schulter), roh	1,82	1,98	0,19	0,05
Herz, roh	2,19	1,69	0,43	0,18
Kotelett, roh	6,41	6,86	0,63	0,20
Leber, roh	1,64	1,30	0,45	0,34
Nacken (Hals, Kamm), roh	5,55	5,66	0,44	0,20
Niere, roh	1,04	0,71	0,35	0,10
Nuss, roh	1,82	1,98	0,19	0,05
Zunge, roh	4,82	5,98	0,48	0,40
Rindfleisch				
Bug (Schulter), roh	2,24	2,36	0,21	0,07
Filet, roh	1,76	1,74	0,14	0,04
Herz, roh	2,94	1,60	0,16	0,09
Hochrippe (Rostbraten), roh	3,74	3,88	0,20	0,12
Leber, roh	1,34	0,59	0,50	0,28
Lende (Roastbeef), roh	1,89	1,98	0,17	0,06
Niere, roh	2,42	1,60	0,18	0,05
Zunge, roh	5,72	7,30	1,00	0,29
Schweinefleisch				
Bauch, roh	8,68	9,27	1,26	0,10
Bug (Schulter), roh	6,50	7,24	1,13	0,29
Eisbein (Hinterhaxe), roh	4,81	5,33	0,83	0,21
Filet, roh	0,77	0,91	0,13	0,03
Herz, roh	0,66	0,40	0,85	0,18
Kamm (Nacken), roh	5,58	6,23	0,86	0,24
Kotelett, roh	1,87	2,38	0,38	0,08
Leber, roh	1,72	0,59	1,02	0,44
Niere, roh	1,17	0,58	0,82	0,26
Schnitzel, roh	0,69	0,89	0,14	0,03
Zunge, roh	3,60	4,90	1,16	0,04

* = keine Daten verfügbar

GEHALT AN FETTSÄUREN

Gehalt von Lebensmitteln an gesättigten (GFS) sowie einfach (EUFS) und mehrfach ungesättigten (MUFS) Fettsäuren
in g je 100 g des verzehrbaren Anteils

Lebensmittel	GFS	EUFS	MUFS n-6	MUFS n-3
Wild, Wildgeflügel				
Fasan, roh	2,14	2,81	0,60	0,09
Wachtel, roh	0,56	0,97	0,40	0,20
Wildschwein	3,37	4,69	0,76	0,02
Fleischwaren, Wurstwaren				
Bierschinken	3,53	4,53	0,97	0,09
Bratwurst grob, Schwein	10,54	11,54	1,50	0,28
Kalbsleberwurst	12,58	13,93	3,79	0,37
Lachsschinken	1,59	2,02	0,32	0,07
Leberkäse	9,05	12,15	3,65	0,50
Mettwurst (Braunschweiger)	14,58	16,26	2,12	0,55
Salami	12,90	14,11	3,37	0,52
Schinken, gekocht	2,14	2,78	0,53	0,07
Schinkenspeck, geräuchert	2,86	3,54	0,63	0,10
Wiener Würstchen	9,61	10,67	1,33	0,41
Eier				
Hühnerei, 48 g (Gewichtsklasse S)	1,62	2,27	0,83	0,09
58 g (Gewichtsklasse M)	1,96	2,74	1,00	0,11
Hühnereigelb, mittelgroß, 19 g	1,79	2,45	0,94	0,10
Hühnereiklar, mittelgroß, 33 g	0,003	0,004	0,001	0,000
Fette, Öle				
Butter (Süß- und Sauerrahm-)	53,81	22,97	1,33	0,46
Butterschmalz	62,65	26,88	1,76	0,49
Distelöl (Safloröl)	9,47	11,00	75,12	0,47
Erdnusspaste (Erdnussmus)	8,86	23,65	13,50	0,37
Gänseschmalz	27,68	57,50	9,60	1,19
Hanfsaatöl	8,80	11,27	57,56	21,57
Haselnussöl	7,25	77,85	10,30	0,00
Kürbiskernöl	17,65	28,01	49,18	0,48
Lebertran	17,94	47,90	2,58	27
Leindotteröl	9,25	33,50	18,00	35,13
Leinöl	9,98	19,20	14,30	52,80
Maiskeimöl	13,95	26,39	55,53	0,96
Mandelöl	8,01	64,69	22,52	0,19

GEHALT AN FETTSÄUREN

Gehalt von Lebensmitteln an gesättigten (GFS) sowie einfach (EUFS) und mehrfach ungesättigten (MUFS) Fettsäuren
in g je 100 g des verzehrbaren Anteils

Lebensmittel	GFS	EUFS	MUFS n-6	MUFS n-3
Olivenöl	14,38	71,24	8,32	0,86
Palmöl	48,74	37,18	9,6	0,5
Rapsöl	9,16	48,92	14,97	8,58
Schweineschmalz	39,02	44,48	11,05	1,01
Sesamöl	13,00	40,78	42,70	0,00
Sojaöl	15,37	19,24	52,85	7,70
Sonnenblumenöl	10,68	24,59	50,20	0,18
Traubenkernöl	9,09	16,78	65,90	0,48
Walnussöl	10,51	19,16	53,26	12,20
Weizenkeimöl	17,47	14,86	55,66	7,80
Nüsse, Samen				
Cashewkerne, roh	9,26	28,83	8,55	0,08
Edelkastanien (Maronen), roh	0,30	1,01	0,45	0,05
Erdnusskerne, roh	9,12	22,65	13,90	0,53
Haselnusskerne, roh	5,27	50,66	6,26	0,06
Kokosnuss, roh	32,08	2,23	0,68	*
Kürbiskerne, roh	8,87	16,93	19,27	*
Leinsamen, roh	3,60	7,16	5,40	19,97
Macadamianusskerne, roh	10,53	57,18	1,74	0,98
Mandeln, süß, roh	4,06	30,50	10,28	0,04
Mohnsamen, roh	4,85	4,47	30,72	0,42
Paranusskerne, roh	16,67	21,73	28,67	0,08
Pekannusskerne, roh	5,58	46,44	15,21	0,76
Pinienkerne	6,11	19,63	22,10	0,63
Pistazienkerne, roh	6,14	34,56	7,41	0,20
Sesamsamen, roh	7,65	20,09	18,70	0,67
Sonnenblumenkerne, roh	3,02	6,45	16,55	0,03
Walnusskerne, roh	6,59	11,80	42,04	10,17

* = keine Daten verfügbar

5. Diät bei Bluthochdruck (Hypertonie)

Klinische Grundlage
Eine Bluthochdruckdiät wird verordnet bei primärer Hypertonie ohne erkennbare organische Ursache. Tritt zugleich eine Stoffwechselkrankheit auf, ist zusätzlich die entsprechende Diät einzuhalten. Veranlagung und Alter sowie Ernährungsfaktoren – vor allem Übergewicht und hohe Natrium- bzw. Kochsalzzufuhr – beeinflussen das Ausmaß der Blutdruckerhöhung. Epidemiologischen Studien zufolge haben etwa 70 % der Adipösen eine Hypertonie. Bei Bluthochdruck können die Nieren nicht genügend Natrium ausscheiden. Der Wasserhaushalt ist gestört, und Natrium und Wasser sammeln sich im Körpergewebe an. Nicht allen Betroffenen hilft eine natriumarme Diät. Eine Blutdrucksenkung durch Kalium wird deshalb zusätzlich diskutiert.

Prinzip der Diät
Die Diät bei Bluthochdruck verfolgt diese Ziele:
- bei Übergewicht Gewichtsreduktion,
- Verringerung der Natrium- bzw. Kochsalzzufuhr,
- vermehrte Kaliumzufuhr sowie
- Steigerung der körperlichen Aktivität.

1. **Energiezufuhr**
   Zur Erhaltung des Normalgewichts werden täglich 1700 bis 2600 kcal empfohlen, bei Übergewicht 500 kcal weniger.

2. **Zusammensetzung der Kost**
   Empfohlen werden folgende **Anteile der Nährstoffarten** an der Gesamtenergiezufuhr:

Eiweiß	15 Prozent der Kalorien
Gesamtfett (modifiziert)*	30 Prozent der Kalorien
Kohlenhydrate	55 Prozent der Kalorien

* Für die Fettsäureaufnahme wird empfohlen:

Gesättigte Fettsäuren (GSF)	< 10 %
Einfach ungesättigte Fettsäuren (EUFS)	10–20 %
Mehrfach ungesättigte Fettsäuren (MUFS)	7–10 %

Beispiele für die wünschenswerte **Nährstoffzufuhr** bei unterschiedlichem Energiegehalt:

Energie	1800 kcal	2000 kcal	2200 kcal
Eiweiß	70 g	75 g	80 g
Gesamtfett	60 g	65 g	70 g
Kohlenhydrate	250 g	275 g	305 g

Die **Natriumaufnahme** wird verringert, die **Kaliumzufuhr** gesteigert.

Natriumzufuhr, nach Verordnung des Arztes
»streng natriumarm«
400 mg Natrium = 1 g Kochsalz täglich
»natriumarm«
1200 mg Natrium = 3 g Kochsalz täglich
»erweitert natriumarm«
2400 mg Natrium = 6 g Kochsalz täglich

Kaliumzufuhr, nach Verordnung des Arztes
»kaliumreich« = mehr als 2000 mg Kalium

3. **Lebensmittelauswahl**
   Ein optimales Natrium-Kalium-Verhältnis ist anzustreben. Dafür gelten folgende Grundsätze:

Zu bevorzugen sind unverarbeitete Grundnahrungsmittel wie
- frisches Gemüse, Obst und Kartoffeln,
- Vollkorngetreide,
- magere Milchprodukte,
- Tee, Mineral- und Heilwässer (siehe Tabelle Seite 64 und 65),
- frische Kräuter und Gewürze.

Einzuschränken bzw. zu meiden sind
- Käse, Wurst-, Räucher- und Pökelwaren,
- Fischkonserven, Gemüsekonserven,
- Fertiggerichte aus der Dose und tiefgefroren,
- Fertigsoßen, -suppen und -salate,
- Alkohol.

Natrium- und Kaliumgehalt der Lebensmittel sind in der Haupttabelle Seite 6 bis 57 angegeben.

4. **Zubereitungstechniken**
   - Alle Zubereitungsarten sind erlaubt.
   - Braten, Backen, Dünsten, Grillen, Rösten und Garen in Folie oder im Römertopf verbessert den Geschmack und hilft beim Salzsparen.
   - Gewürzt wird vorzugsweise mit frischen und getrockneten Kräutern und Gewürzen.
   - Fleisch und Fisch sollten mit Kräutern und Gewürzen, Zwiebeln und Knoblauch, Essig und Öl, Rot- oder Weißwein mariniert werden, um den Geschmack salzarm zu verbessern.

Lebensmittel mit wenig Natrium und Kochsalz[a]

Lebensmittel (je 100 g verzehrb. Anteil)	Natrium mg	Kochsalz g
Brathähnchen	83	0,2
Hackfleisch, halb und halb	70	0,2
Kalbfleisch	105	0,3
Rindfleisch	65	0,2
Schweinefleisch	74	0,2
Wild	60	0,1
Fische, Salzwasser	115	0,3
Fische, Süßwasser	42	0,1
Hühnerei, 1 Stück, 58 g	85	0,2
Joghurt	48	0,1
Quark (Topfen), mager	40	0,1
Trinkmilch	48	0,1
Eierteigwaren	17	+
Grieß, Mehl, Reis	13	+
Dinkel (Grünkern)	3	+
Haferflocken	5	+
Roggenkorn	4	+
Weizenkorn	8	+
Frischobst	3	+
Gemüse	10	+
Kartoffel (Erdapfel)	3	+
Nüsse, i. D.	10	+

a = 1 g Kochsalz (NaCl) enthält 0,4 g Natrium (Na)
\+ = in Spuren nachweisbar

Lebensmittel mit viel Natrium und Kochsalz[a]

Lebensmittel (je 100 g verzehrb. Anteil)	Natrium mg	Kochsalz g
Cervelatwurst, Salami	1260	3,2
Dosenwürstchen	711	1,8
Schinken, gekocht	965	2,4
Schinken, roh	2580	6,5
Streichwurst, i. D.	950	2,4
Dosenfisch, i. D.	800	2,0
Matjeshering	2500	6,4
Räucherfisch, i. D.	822	2,1
Hartkäse, 45 % Fett i. Tr.	550	1,4
Schmelzkäse, 45 % Fett i. Tr.	1260	3,2
Schnittkäse, 45 % Fett i. Tr.	716	1,8
Weichkäse, 45 % Fett i. Tr.	700	1,8
Brötchen	553	1,4
Mischbrot	553	1,4
Nüsse, gesalzen	1130	2,9
Salzgebäck	1790	4,7
Vollkornbrot	440	1,1
Salz-Dill-Gurke	960	2,5
Gemüsekonserven, Dose	290	0,7
Mixed Pickles	940	2,4
Sauerkraut	495	1,3

a = 1 g Kochsalz (NaCl) enthält 0,4 g Natrium (Na)

6. Diät bei Gicht und Hyperurikämie

Klinische Grundlage

Diese Diät wird verordnet bei primärer (angeborener) und sekundärer (erworbener) Hyperurikämie sowie bei akuter und chronischer Gicht.
Hyperurikämie liegt vor, wenn der Harnsäurewert den durchschnittlichen Referenzwert überschreitet. Referenzwerte für Harnsäure im Blutserum sind

- für Frauen: 2,5–5,7 mg pro 100 ml oder 149–339 µmol/l,
- für Männer: 3,5–7,0 mg pro 100 ml oder 208–419 µmol/l.

Die Harnsäure, das Endprodukt des Purinstoffwechsels, wird von den Nieren aus dem Blut gefiltert und mit dem Urin ausgeschieden. Die Purine sind Bestandteile der DNS (Nukleinsäuren; Speicher der Erbinformation) und werden sowohl im Körper gebildet als auch mit der Nahrung zugeführt. Die häufigste Ursache der Hyperurikämie ist zu geringe Ausscheidung; verstärkte Bildung von Harnsäure ist sehr selten. Beide Ursachen können angeboren oder Folge anderer Erkrankungen sein. Auch manche Medikamente steigern den Harnsäurewert. Übergewicht und Alkohol begünstigen die Hyperurikämie.

Gicht entsteht, wenn das Blut so viel Harnsäure enthält, dass sie sich nicht mehr darin löst und deshalb auskristallisiert. Die nadelförmigen Kristalle lagern sich bevorzugt in Gelenken und Extremitäten ab.
In der Folge werden Milchsäure, freie Radikale und entzündungsauslösende Substanzen gebildet.
Manche Betroffene erleiden – bevorzugt im Grundgelenk der Großzehen – Gichtanfälle mit Rötung, Schwellung, Überhitzung und extremem Berührungs- und Bewegungsschmerz. Entzündungshemmer und kühlende Umschläge sowie Bewegungsruhe lassen die Beschwerden relativ schnell abklingen.
Bei Hyperurikämie und Gicht liegt häufig zugleich Diabetes oder Hyperlipoproteinämie vor. Dann sollten zusätzlich die dafür geltenden Diätregeln beachtet werden (ab Seite 99 und Seite 105).

Prinzip der Diät

Die Diät bei Hyperurikämie und Gicht ist

- bei Übergewicht leicht energiereduziert; Fastenkuren und Low-Carb- oder Null-Diäten sollen vermieden werden, weil sie die Bildung von Ketonkörpern anregen, welche die Harnsäureausscheidung hemmen!
- arm an harnsäurebildenden Purinen,
- maßvoll in der Eiweißzufuhr, um den pH-Wert von Blut und Urin nicht zu senken,
- arm an Alkohol, maximal 1 Glas pro Tag (wegen des hohen Puringehalts möglichst kein Bier),
- reich an kalorienfreier Flüssigkeit (etwa 2 Liter am Tag),
- vorwiegend pflanzlich bzw. ovo-lakto-vegetarisch (selbst purinhaltige pflanzliche Lebensmittel sind weniger harnsäurewirksam als Fleisch und Fisch),
- arm an Fruktose, vor allem aus Fruchtsäften und gezuckerten Getränken.

1. Energiezufuhr
Zur Erhaltung des Normalgewichts werden täglich 1700 bis 2600 kcal empfohlen, bei Übergewicht 500 kcal weniger.

2. Zusammensetzung der Kost
Purinzufuhr (gemessen an der Harnsäurebildung)

- »purinarm«: maximal 500 mg Harnsäure/Tag oder 3000 mg Harnsäure/Woche
- »streng purinarm«: 120 bis maximal 300 mg Harnsäure/Tag oder 2000 mg Harnsäure/Woche.

In der Tabelle ab Seite 113 ist die Menge der vom Körper gebildeten Harnsäure (in mg) aus den in 100 g des verzehrten Lebensmittels enthaltenen Purinen angegeben.

Empfohlen werden folgende **Anteile der Nährstoffarten** an der Gesamtenergiezufuhr:

Eiweiß	15 Prozent der Kalorien
Fett	25–30 Prozent der Kalorien
Kohlenhydrate	55–60 Prozent der Kalorien

Beispiele für die wünschenswerte **Nährstoffzufuhr** bei unterschiedlichem Energiegehalt:

Energie	1800 kcal	2000 kcal	2200 kcal
Eiweiß*	70 g	75 g	85 g
Gesamtfett**	50–60 g	55–65 g	60–75 g
Kohlenhydrate	225–270 g	250–300 g	275–330 g

* Milchprodukte und pflanzliche Eiweißquellen sind zu bevorzugen.
** Pflanzliche Öle bevorzugen, n-3-Fettsäuren mildern möglicherweise die entzündlichen Prozesse (siehe ab Seite 106).

3. Lebensmittelauswahl

Zu bevorzugen sind
- Gemüse und Salate mit einem Harnsäuregehalt von bis zu 50 mg pro 100 g Lebensmittel,
- Obst (bis zu 2 Portionen/Tag),
- Milch, Milchprodukte und Eier,
- Getreideprodukte, Backwaren und Wurstwaren mit einem Harnsäuregehalt von bis zu 100 mg pro 100 g Lebensmittel.

Einzuschränken bzw. nur bei einer Mahlzeit täglich zu konsumieren sind
- Fleisch, Wurstwaren, Fisch und Fischkonserven mit einem Harnsäuregehalt von bis zu 150 mg pro 100 g Lebensmittel,
- Hülsenfrüchte mit einem Harnsäuregehalt von bis zu 200 mg pro 100 g (Bohnen, Linsen). Zudem sollten nicht mehrere harnsäureliefernde Lebensmittel in derselben Mahlzeit kombiniert werden. Genießen Sie anstelle von »Linseneintopf mit Würstchen« besser »Linseneintopf mit roter Paprika«.

Zu meiden sind
- alle Lebensmittel mit einem Harnsäuregehalt von über 250 mg pro 100 g:
  - Hülsenfrüchte (Erbsen, Kichererbsen, Soja),
  - Innereien, Fleischextrakt,
  - Anchovis, Hering, Makrele, Ölsardinen, Sprotten,
- Bier, vor allem Weizenbier, und Spirituosen,
- fettreiche Lebensmittel,
- Lebensmittel mit hohem Anteil schnell resorbierbarer Kohlenhydrate wie Saccharose (Haushaltszucker).

4. Zubereitungstechniken
- Alle Zubereitungsarten sind erlaubt.
- Die Haut sowohl von Geflügel als auch von Fisch soll entfernt werden.
- Bei »streng purinarmer Diät« das Fleisch kochen und die Fleischbrühe nicht verzehren.

LEBENSMITTELVERZEHR UND HARNSÄUREBILDUNG

Lebensmittel (100 g des verzehrbaren Anteils)	gebildete Harnsäure in mg
Getreide, Getreideprodukte	
Buchweizen, Korn, geschält	156
Grieß/Grütze	125
Vollmehl	180
Bulgur	69
Dinkel (Grünkern), Grütze	155
Gerste, Korn	108
Flocken	82
Graupen	100
Grieß, Vollkorn	82
Mehl	102
Getreidesprossen, i. D.	15
Hafer, Korn	102
Grieß/Grütze	139
Mehl	149
Vollkornflocken	100
Hirse, geschält	117
Flocken	85
Mais	60
Grieß	29
Reis, geschält	87
Naturreis	134
Roggen, Korn/Flocken	70
Keime/Keimflocken	1230
Mehl Type 815	51
Type 997	54
Type 1150	66
Type 1800, Backschrot	80
Vollkornmehl	70
Weizen, Korn/Flocken	90
Grieß	80
Keime/Keimflocken	843
Kleie	142
Mehl Type 405	40
Type 630	43
Type 1050	46
Vollkornmehl	82

Lebensmittel (100 g des verzehrbaren Anteils)	gebildete Harnsäure in mg
Frühstückszerealien	
Cornflakes	83
Früchtemüsli	95
Müslimischung	105
Nestlé Cini Minis/Trio	80
Schokomüsli	86
Brot, Backwaren	
Baguette	44
Brötchen (Semmel)	74
Croissant (Hefeblätterteig)	42
Hafervollkornbrot	62
Leicht & Cross Knäckebrot	77
Leinsamenbrot (Weizenbrot)	45
Mehrkornbrot (Mischbrot)	46
Vollkornbrot	63
Pumpernickel	57
Roggenknäckebrot mit Ballaststoffen	97
mit Weizenkeimen	149
Roggenmischbrot mit Weizenkeimen	85
Roggenvollkornbrot	77
Rosinenbrötchen (Hefeteig)	49
Schlüterbrot	57
Simonsbrot	57
Steinmetzbrot	44
Toastbrot	104
Vollkornbrot mit Leinsamen	59
mit Sonnenblumenkernen	61
Weißbrot	73
Weizenmischbrot	49
mit Weizenkeimen	93
Weizenvollkornbrot	83
mit Weizenkeimen	97

LEBENSMITTELVERZEHR UND HARNSÄUREBILDUNG

Lebensmittel (100 g des verzehrbaren Anteils)	gebildete Harnsäure in mg
Glutenfreie Brote	
Hirsebrot	40
Körnerbrot	18
Maiswaffelbrot	14
Weißbrot	8
Teigwaren (Nudeln)	
Eierteigwaren, roh	60
mit Spinat, roh	89
Hartweizengrießnudeln, roh	60
Spätzle (hoher Eianteil), roh	76
Vollkornweizennudeln, roh	80
Kartoffeln	
Kartoffel (Erdapfel)	20
Kartoffelknödel, halb & halb	18
Pulver, halb & halb	87
Kartoffelkroketten	16
Kartoffelpüree	
frisch, mit Milch & Butter	11
aus Pulver mit Vollmilch	17
Flocken, trocken	94
Pommes frites	18
Süßkartoffel (Batate)	14
Obst	
Ananas	19
Apfel	19
Apfelsine (Orange)	19
Aprikose (Marille)	20
Avocado	31
Banane	25
Birne	17
Brombeeren	15
Erdbeeren	26
Feige	15
Grapefruit (Pampelmuse)	15
Heidelbeeren aus Kultur, tiefgefroren	22

Lebensmittel (100 g des verzehrbaren Anteils)	gebildete Harnsäure in mg
Himbeeren	18
Holunderbeeren	33
Honigmelone	25
Johannisbeeren, rot	17
Kirschen, süß	17
Kiwi	19
Kochbanane	27
Oliven, grüne	27
schwarze	31
Pfirsich	21
Pflaume	20
Preiselbeeren (Kronsbeeren)	13
Quitte	30
Stachelbeeren, tiefgefroren	16
Wassermelone	20
Weintrauben, blau	25
weiß	30
Zitrone	20
Zwetschge	24
Trockenfrüchte	
Aprikose (Marille), getrocknet	73
Dattel, getrocknet	54
Feige, getrocknet	64
Pflaume, getrocknet	64
Rosinen, getrocknet	107
Obstsäfte	
Apfelsaft	16
Apfelsinensaft (Orange)	21
Grapefruitsaft	15
Mangosaft	16
Maracujasaft	16
Traubensaft	21
Gemüse, Salat, Kräuter	
Alfalfasprossen (Luzerne)	15
Artischockenböden, in Dosen	42

Lebensmittel (100 g des verzehrbaren Anteils)	gebildete Harnsäure in mg
Aubergine (Eierfrucht)	22
Bambussprossen	29
Blumenkohl (Karfiol)	45
Bohnen, grüne (Fisolen)	43
tiefgefroren	32
Brennnessel	60
Chicorée	15
Chinakohl	26
Eisbergsalat	11
Endivie	11
Feldsalat (Rapunzel)	24
Fenchel, Knolle	16
Gartenkresse	30
Gurke, Gewürzgurke	8
Knoblauch	15
Kohlrabi	30
Kohlrübe (Steckrübe)	20
Kopfsalat	10
Kürbis	7
Linsenkeime	12
Mangold	57
Möhre (Karotte)	15
Mungbohnensprossen	76
Okra (Lady's Finger)	9
Pak Choi	25
Paprikaschote, gelb/grün	10
rot	15
Petersilienblätter	40
Petersilenwurzel	32
Porree (Lauch)	40
Radicchio	10
Radieschen, Rettich	10
Rhabarber, gegart	13
Römersalat	10
Rosenkohl	56
Rote Bete (Rote Rübe)	21
Sauerkraut	20
Schnittlauch	30

LEBENSMITTELVERZEHR UND HARNSÄUREBILDUNG

Lebensmittel (100 g des verzehrbaren Anteils)	gebildete Harnsäure in mg
Sellerie, Knollensellerie	30
Bleichsellerie	
(Staudensellerie)	70
Spargel, gegart	28
Spinat, Blattspinat	57
Tomate (Paradeiser)	10
Tomatenmark	120
Weinblätter, Konserve	37
Weißkohl (Weißkraut)	20
Wirsing	40
Zucchini	24
Zwiebel	25
Gemüsesäfte	
Möhrensaft	5
Tomatensaft	5
Pilze	
Austernpilz	50
Champignon	92
Morchel (Speisemorchel)	30
Pfifferling	
(Eierschwammerl)	17
Steinpilz, frisch	92
getrocknet	488
Hülsenfrüchte	
Bohnen, dick, getrocknet	167
weiße, Dose	45
weiße, getrocknet	180
Erbsen, grüne, getrocknet	544
Kichererbsen, getrocknet	356
Linsen, getrocknet	198
Sojabohnen, getrocknet	356
Sojafleisch, getrocknet	355
Sojakäse (Tofu)	68
Sojamehl, vollfett	380
Tempeh	110

Lebensmittel (100 g des verzehrbaren Anteils)	gebildete Harnsäure in mg
Milch, Sauermilchprodukte	
Buttermilch	0
Crème fraîche, 40 % Fett	0
Dickmilch, alle Fettstufen	0
Joghurt, Naturjoghurt, 0,1 % Fett	‹10
1,5 % Fett	‹10
3,5 % Fett	8
Joghurt mit Früchten, alle Fettstufen	‹10
Kefir, 3,5 % Fett	‹10
Kondensmilch, alle Fettstufen	0
Kuhmilch, alle Fettstufen	0
Milchmixgetränk mit Kakao	3
Molke, süß	0
Sahne, Rahm	0
Saure Sahne, Sauerrahm	0
Schafsmilch	0
Ziegenmilch	16
Käse, Frischkäse	
Appenzeller, 50 % Fett i. Tr.	10
Bel Paese, 50 % Fett i. Tr.	19
Blauschimmelkäse, 50 % Fett i. Tr.	10
Brie, 50 % Fett i. Tr.	7
Camembert, 45 % Fett i. Tr.	30
Chester (Cheddar), 50 % Fett i. Tr.	7
Doppelrahmfrischkäse	0
Edamer, 40 % Fett i. Tr.	7
Emmentaler, 45 % Fett i. Tr.	8
Feta, 45 % Fett i. Tr.	30
Gouda, Alter Gouda, 45 % Fett i. Tr.	16
Harzer Käse (Roller), 10 % Fett i. Tr.	20
Limburger, 20 % Fett i. Tr.	24
45 % Fett i. Tr.	18
Mozzarella	10
Parmesan, 37 % Fett i. Tr.	10
Ricotta, 45 % Fett i. Tr.	5
Schmelzkäse, 20 % Fett i. Tr.	29
30 % Fett i. Tr.	24

Lebensmittel (100 g des verzehrbaren Anteils)	gebildete Harnsäure in mg
Schmelzkäse, 60 % Fett i. Tr.	13
Speisequark (Topfen), alle Fettstufen	0
Tilsiter, 30 % und 45 % Fett i. Tr.	10
Fisch – Süßwasserfische	
Aal (Flussaal)	65
Barsch, Flussbarsch	130
Felchen (Renke)/Bachsaibling	270
Forelle, mit Haut	311
Hecht	140
Karpfen	160
Lachs (Salm)	170
Schleie	80
Wels (Waller)	110
Zander	110
Fisch – Seefische	
Flunder	120
Heilbutt, Schwarzer (Grönlandheilbutt)	100
Heilbutt, Weißer	178
Hering, Atlantikhering, mit Haut	317
ohne Haut	178
Kabeljau (Dorsch)	109
Katfisch (Steinbeißer)	110
Lachsforelle, Meerforelle	300
Lengfisch	130
Lumb (Brosme)	170
Makrele, mit Haut	186
Matjeshering, mit Haut	317
ohne Haut	219
Meeräsche	140
Pferdemakrele (Stöcker)	170
Pollack	140
Rotbarsch (Goldbarsch)	241
Rotzunge (Limande)	120
Sardelle	239
Sardine	345
Schellfisch, mit Haut	184

LEBENSMITTELVERZEHR UND HARNSÄUREBILDUNG

Lebensmittel (100 g des verzehrbaren Anteils)	gebildete Harnsäure in mg
Scholle, mit Haut	174
Scholle, ohne Haut	140
Schwertfisch	140
Seehecht	120
Seelachs (Köhler)	163
Seeteufel	130
Seezunge	131
Sprotte	440
Steinbutt	120
Thunfisch	257
Sonstige Meerestiere, Algen	
Auster	90
Garnele (Speisekrabbe)	147
Hummer oder Flusskrebs, gegart	120
Jakobsmuschel	330
Krabben (Shrimps)	147
Krebs (Flusskrebs)	60
Languste	60
Miesmuschel (Blau-/Pfahlmuschel)	112
Pilgermuschel	136
Rotalge, Dulse, getrocknet	351
Spirulina, getrocknet	506
Steckmuschel (Klaffmuschel), gegart	300
Tintenfisch (Sepia)	110
Venusmuschel	330
Fischdauerwaren	
Aal, geräuchert	78
Brathering	300
Bückling, ohne Haut	146
Hering, mariniert (Bismarckhering)	180
Kaviar, echter (russischer)	144
Kaviarersatz (deutscher Kaviar)	18
Makrele, geräuchert	153
Matjeshering	210
Ölsardinen mit Haut	350
Schillerlocken	65

Lebensmittel (100 g des verzehrbaren Anteils)	gebildete Harnsäure in mg
Sprotte, geräuchert	804
Stockfisch (getrockneter Kabeljau)	478
Thunfisch in Öl (ganzer Doseninhalt)	290
Geflügel	
Brathähnchen, i. D.	115
Entenfleisch, i. D.	138
Gänsefleisch, mit Haut	170
ohne Haut	120
Hähnchenbrust, mit Haut	175
ohne Haut	120
Hähnchenflügel	160
Hähnchenkeule, mit Haut	162
Putenbrust, ohne Haut	120
Putenkeule, ohne Haut	120
Suppenhuhn, i. D.	159
Kalbfleisch	
Bug (Schulter)	140
Filet	164
Hackfleisch	142
Haxe	150
Keule (Schlegel)	150
Rindfleisch	
Brust	90
Bug (Schulter)	110
Filet	154
Gulasch	105
Hackfleisch	108
Hochrippe (Rostbraten)	120
Hüfte	120
Kamm (Hals)	120
Keule (Schlegel)	150
Lende (Roastbeef)	110
Roulade, mager	120
Tatar	130

Lebensmittel (100 g des verzehrbaren Anteils)	gebildete Harnsäure in mg
Schweinefleisch	
Bauch	100
Braten, mager	182
Bug (Schulter)	167
Eisbein (Hinterhaxe)	120
Filet	152
Hackfleisch	129
Kamm (Hals)	140
Kotelett	145
Sonstige Fleischsorten, Wild	
Hase, i. D.	105
Kaninchen, i. D.	132
Lamm, Filet	150
Lamm, Kotelett	179
Pferd, i. D.	200
Reh, Keule (Schlegel)	138
Reh, Rücken	105
Ziege, i. D.	130
Innereien	
Entenleber	250
Hähnchen, Herz	135
Leber	243
Kalb, Bries	918
Herz	180
Leber	460
Lunge	147
Milz	343
Niere	218
Rind, Herz	256
Leber	554
Lunge	399
Niere	269
Zunge	160
Schwein, Herz	530
Hirn	83
Leber	515

LEBENSMITTELVERZEHR UND HARNSÄUREBILDUNG

Lebensmittel (100 g des verzehrbaren Anteils)	gebildete Harnsäure in mg
Lunge	434
Milz	516
Niere	253
Zunge	136
Fleischwaren, Wurstwaren	
Bierschinken	85
Bockwurst	110
Bratwurst, Kalb	91
Schwein	101
Cervelatwurst	133
Corned Beef	57
Fleischwurst	78
Frankfurter Würstchen	89
Hackfleisch,	
halb Rind, halb Schwein	116
Jagdwurst	112
fettreduziert	121
Kalbsleberwurst, fein	155
Kasseler Rippenspeer,	
roh, geräuchert	119
Lachsschinken	184
Leberkäse	73
Leberwurst, grob	165
Luncheon Meat (Frühstücksfleisch)	70
Mettwurst (Braunschweiger)	74
Mortadella	96
fettreduziert	136
Münchner Weißwurst	73
Rotwurst (Blutwurst)	55
Salami, deutsche	104
Schinken, gekocht, mager	131
roh, mager	168
Schinkenspeck, durchwachsen,	
roh	127
Schweinebauch, geräuchert	127
Sülzwurst	158
Teewurst, Rügenwalder	122

Lebensmittel (100 g des verzehrbaren Anteils)	gebildete Harnsäure in mg
Wiener Würstchen	78
Würstchen, fettreduziert	105
Eier	
Hühnerei, 1 Stück	9
Hühnereigelb, 1 Stück	9
Hühnereiklar, 1 Stück	0
Speisefette, Öle	
Butter	0
Margarine (Pflanzenmargarine)	0
Öle, alle Sorten	0
Schmalz	0
Nüsse, Samen, Ölsaaten	
Erdnusskerne	70
Erdnussmus	70
Haselnusskerne	42
Leinsamen	105
Mandeln, süß	41
Mohnsamen	170
Paranusskerne	23
Sesamsamen	88
Sonnenblumenkerne	157
Tahini aus rohem Sesam	80
Walnusskerne	26
Kuchen, Torten, Kekse	
Apfelkuchen, gedeckt,	
aus Mürbeteig	19
Berliner Pfannkuchen	28
Biskuit (Löffel-)	15
Butterhefekuchen, Zuckerkuchen	24
Butterkeks	26
Hefezopf	37
Marmorkuchen	13
Stollen, Dresdner	54
Streuselkuchen aus Hefeteig	25

Lebensmittel (100 g des verzehrbaren Anteils)	gebildete Harnsäure in mg
Vollkornkeks, Vollkornmüslikeks	55
Zwieback, mit Ei	67
ohne Ei	60
Sonstige Extras	
Lakritze	20
Marzipan	54
Müsliriegel	95
Nougat, Rohmasse	27
Schaumzucker	0
Vollmilchschokolade	60

Literatur

Abdel-Aal, E. S. M.; Hucl, P.; Sosulski, F. W.: Compositional and nutritional characteristics of spring einkorn and spelt wheats. Cereal Chem. 72, 621–624 (1995)

AESAN/BEDCA: Base de Datos Española de Composición de Alimentos v1.0 (2010). http://www.bedca.net/

Agence nationale de sécurité sanitaire de l'alimentation, de l'environnement et du travail (Anses): ANSES-CIQUAL French food composition table version 2017. https://ciqual.anses.fr/ (Stand: April 2019)

Atkinson, F. S.; Foster-Powell K.; Brand-Miller, J. C.: International Tables of Glycemic Index and Glycemic Load Values: 2008. Diab. Care; 31, (2008)

Bognár, A.: Nährstoffverluste bei der haushaltsmäßigen Zubereitung von Lebensmitteln. AID-Verbraucherdienst, Sonderdruck (1984)

Budin, J. T.; Breene, W. M.; Putnam, D. H.: Some compositional properties of camelina (Camelina sativa L. Crantz) seeds and oils. J. Amer. Oil Chem. Soc. 72, 309–315 (1995)

Bundesforschungsanstalt für Ernährung und Lebensmittel (BfEL): Bundeslebensmittelschlüssel, BLS Version 3.02. Karlsruhe (2005–2017)

Callaway, J. C.: Hempseed as a nutritional resource: An overview. Euphytica 140, 65–72 (2004)

Centre d'Étude et de Valorisation des Algues (CEVA): Fiches nutritionnelles. https://www.ceva-algues.com/document/#fiches-nutritionnelles (Stand April 2019)

Deutsche Gesellschaft für Ernährung (DGE): 12. Ernährungsbericht 2012. DGE, Bonn (2012)

Deutsche Gesellschaft für Ernährung (DGE), Österreichische Gesellschaft für Ernährung (ÖGE), Schweizerische Gesellschaft für Ernährung (SGE) (Hrsg.): Referenzwerte für die Nährstoffzufuhr. Neuer Umschau Buchverlag, Neustadt a. d. Weinstraße, 2. Auflage, 4. aktualisierte Ausgabe (2018)

Deutsche Gesellschaft für Ernährungsmedizin: Rationalisierungsschema 2004. Aktuelle Ernährungsmedizin 29, 245–253 (2004)

Ebermann, R.; Elmadfa, I.: Lehrbuch der Lebensmittelchemie und Ernährung, 2. Aufl., Springer, Wien und New York (2011)

Elmadfa, I. u. a.: Österreichischer Ernährungsbericht 2012. 1. Auflage, Wien (2012)

Elmadfa, I.; Bosse, W.: Vitamin E. Wissenschaftliche Verlagsges. mbH, Stuttgart (1985)

Elmadfa, I.; Leitzmann, C.: Ernährung des Menschen. 6. Aufl. UTB Verlag, Stuttgart (2019)

Elmadfa, I.; Meyer, A. L.: Die richtige Ernährung bei Gicht. 1. Aufl. Gräfe und Unzer Verlag, München (2017)

Fødevareinstituttet, Danmarks Tekniske Universitet: Fødevaredata, version 4, (2019) https://frida.fooddata.dk (Stand: April 2019)

Food Standards Australia New Zealand: AUSNUT 2011–13 food nutrient database. http://www.foodstandards.gov.au/science/monitoringnutrients/ausnut/ausnutdatafiles/Pages/foodnutrient.aspx (Stand April 2019)

Fritzsche, D.: Fruktose-Unverträglichkeit. Gräfe und Unzer Verlag, München (2014)

Fritzsche, D.: GU Ernährungs-Kompass Diabetes. Gräfe und Unzer Verlag, München (2017)

Gallego Villa, D. Y.; Russo, L.; Kerbab, K.; Landi, M.; Rastrelli, L.: Chemical and nutritional characterization of *Chenopodium pallidicaule* (cañihua) and *Chenopodium quinoa* (quinoa) seeds. Emir. J. Food Agric. 26, 609–615 (2014)

Gnagnarella, P.; Salvini, S.; Parpinel, M.: Food Composition Database for Epidemiological Studies in Italy. Version 1.2015. http://www.bda-ieo.it/

Gohari-Ardabili, A.; Farhoosh, R.; Haddad-Khodaparast, M.: Chemical composition and physicochemical properties of pumpkin seeds (Cucurbita pepo subsp. pepo var. styriaka) grown in Iran. J. Agr. Sci. Tech. 13, 1053–1063 (2011)

Hallier, A.; Serot, T.; Prost, C.: Influence of rearing conditions and feed on the biochemical composition of fillets of the European catfish *(Silurus glanis)*. Food Chem. 103, 808–815 (2007)

Hemp Oil Canada: http://www.hempoilcan.com

Herrmann, K.: Exotische Lebensmittel. Springer, Berlin – Heidelberg – New York (1987)

Jakob, E.; Elmadfa, I.: Application of a simplified HPLC assay for the determination of phylloquinone (Vitamin K1) in animal and plant food items. Food chemistry 56, 87–91 (1996)

James, D. P.: Nicotinic acid, pantothenic acid and biotin in fruits, vegetables and nuts. Br. J. Nutr. 6, 341–356 (1952)

Kamut International: Kamut Khorasan Wheat. Average Nutritional Values. https://www.kamut.com/files/download/cc4693bce5748f6 (Stand April 2019)

Kaspar, H.: Ernährungsmedizin und Diätetik. Urban & Fischer, München (2009)

Klapec, T.; Mandić, M. L.; Grgić, J.; Primorac, Lj.; Perl, A.; Krstanović, V.: Selenium in selected foods grown or purchased in eastern Croatia. Food Chem. 85, 445–452 (2004)

Kölling, I.; Montag, A.: Puringehalte in Bieren. Aktuelle Ernährungsmedizin 16, 14–17 (1991)

Kornsteiner, M.; Wagner, K. H.; Elmadfa, I.: Tocopherols and total phenolics in 10 different nut types. Food Chemistry 98 (2): 381–387 (2006)

Kriese, U.; Schumann, E.; Weber, W. E.; Beyer, M.; Brühl, M.; Matthäus, B.: Oil content, tocopherol composition and fatty acid patterns of the seeds of 51 Cannabis sativa L. genotypes. Euphytica 137, 339–351 (2004)

Lister, C. E.; Morrison, S. C.; Kerkhofs, N. S.; Wright, K. M.: The nutritional composition and health benefits of New Zealand tamarillos. Crop & Food Research Confidential Report No. 1281 (2005)

Majchrzak, D.; Elmadfa, I.: Carotinoide und Vitamin A-Aktivität in Hühnereiern. Fett/Lipid 99, 365–368 (1997)

Matthäus, B.: Leindotteröl – ein altes Pflanzenöl mit neuer Zukunft? Ernährungs-Umschau 51, 12–16 (2004)

McCance, R. A.; Widdowson, E. M.; Institute of Food Research, Public Health England, Royal Society of Chemistry: McCance and Widdowson's composition of foods integrated dataset. Cambridge: Royal Society of Chemistry, 2015. https://www.gov.uk/government/publications/composition-of-foods-integrated-dataset-cofid

Montag, A.: Zur Kenntnis des Purinbasengehaltes in Lebensmitteln. Aktuelle Ernährungsmedizin 14, 243–247 (1989)

Müller, H.: Neubestimmung und Bewertung der Folsäuregehalte von Lebensmitteln pflanzlicher und tierischer Herkunft. Ernährungsumschau 42, Heft 5 (1995)

National Institute for Health and Welfare, Nutrition Unit: Fineli. Finnish food composition database. Release 19. Helsinki (2018). https://fineli.fi/fineli/en/index (Stand: April 2019)

Ostermeyer, U.; Schmidt, T.: Vitamin D and provitamin D in fish. Eur Food Res Technol 222, 403–413 (2006)

Pôle AQUIMER: Nutritional contents of aquatic products project. www.nutraqua.com

Renner, E.; Renz-Schauen, A.; Drathen, M.: Nährwerttabellen für Milch und Milchprodukte. Verlag M. Drathen, Gießen (1996)

Repo-Carrasco-Valencia, R.; Acevedo de La Cruz, A.; Icochea Alvarez, J. C.; Kallio, H.: Chemical and functional characterization of kañiwa *(Chenopodium pallidicaule)* grain, extrudate and bran. Plant Foods Hum. Nutr. 64, 94–101 (2009)

Schumacher, W.; Toeller, M.: KH-Tabelle für Diabetiker. 8. Aufl., Kirchheim-Verlag, Mainz (2006)

Slovak Food Composition Data Bank, VUP Food Research Institute: Compiled Online Food Composition Database. Bratislava, 2008–2013. www.pbd-online.sk (Stand April 2019)

Souci, S. W.; Fachmann, W.; Kraut, H.: Die Zusammensetzung der Lebensmittel. Nährwert-Tabellen, 8. Auflage, medpharm, Stuttgart (2016)

Strålsjö, L.; Åhlin, H.; Witthöft, C. M.; Jastrebova, J.: Folate determination in Swedish berries by radioprotein-binding assay (RPBA) and high performance liquid chromatography (HPLC). Eur. Food Res. Technol. 216, 264–269 (2003)

Suchowilska, E.; Wiwart, M.; Kandler, W.; Krska, R.: A comparison of macro- and microelement concentrations in the whole grain of four *Triticum* species. Plant Soil Environ. 58, 141–147 (2012)

Szlósarczyk, M.; Piech, R.; Paśko, P.; Opoka, W.; Krzek, J.: Voltammetric determination of zinc, copper, and selenium in selected raw plant material. Anal. Lett. 44, 2347–2356 (2011)

Tabkhia, M. M.: Total and free oxalates, calcium, magnesium and iron contents of some fresh vegetables. Deutsche Lebensmittel-Rundschau 76, 280–282 (1980)

TürKomp. Turkish Food Composition Database. http://www.turkomp.gov.tr/main (Stand April 2019)

U. S. Department of Agriculture, Agricultural Research Service: USDA National Nutrient Database for Standard Reference, Legacy (2018). Nutrient Data Laboratory Home Page, https://ndb.nal.usda.gov/ndb (Stand April 2019)

Wolfram, G.: Differenzierte Angaben zum Puringehalt in Lebensmitteln. Henning, Berlin (1996)

Zespri International Europe: Nährwerttabelle für Zespri Green, Zespri Gold und Zespri SunGold Kiwis. https://www.zespri.eu/de/glucklich-und-gesund/nahrstoffreich-kiwi (Stand April 2019)

Zimmermann, S.; Elmadfa, I.: Bestimmung des unverwertbaren Anteils in ausgewählten Speiseölen und Phytosterin-Untersuchung mittels HPLC- und UV-Detektoren. Ernährung/Nutrition 21, 205–207 (1997)

Zubr, J.; Matthäus, B.: Effects of growth conditions on fatty acids and tocopherols in Camelina sativa oil. Indust. Crops Prod. 15, 155–162 (2002)

Lebensmittelregister

Aufgeführt sind die Fundstellen der Lebensmittel in den Tabellen, nicht im Fließtext.
Fett gesetzte Seitenzahlen verweisen auf die Haupttabelle Seite 6 bis 57.
Der **Stern** (*) kennzeichnet die energiereduzierten Produkte von Seite 62 und 63.

Impressum

Überarbeitete und erweiterte Neuausgabe der GROSSEN GU NÄHRWERT-KALORIEN-TABELLE

GRÄFE UND UNZER VERLAG GmbH 1991, ISBN 3-7742-1355-0

Projektleitung: Nadine Widl

Lektorat und Satz der Neuausgabe: Knipping Werbung GmbH, Berg bei Starnberg

Herstellung: Mendy Willerich

Einbandgestaltung: independent Medien-Design Horst Moser, München

Bildnachweis: FotografiaBasica/Getty Images, Image by Jack Scott/Getty Images, Science Photo Library/Getty Images

Illustration S. 69: Detlef Seidensticker

Druck und Bindung: Dimograf

ISBN 978-3-8338-7121-4
1. Auflage 2019

GRÄFE UND UNZER

Ein Unternehmen der
GANSKE VERLAGSGRUPPE